D. Terhorst
BASICS Dermatologie

Dorothea Terhorst

BASICS
Dermatologie

2., überarbeitete Auflage

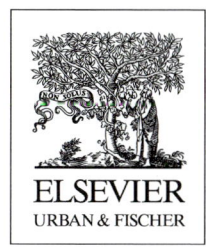

URBAN & FISCHER München

Zuschriften und Kritik bitte an:
Elsevier GmbH, Urban & Fischer Verlag, Lektorat Medizinstudium, Hackerbrücke 6, 80335 München
medizinstudium@elsevier.de

Wichtiger Hinweis für den Benutzer
Die Erkenntnisse in der Medizin unterliegen laufendem Wandel durch Forschung und klinische Erfahrungen. Herausgeber und Autoren dieses Werkes haben große Sorgfalt darauf verwendet, dass die in diesem Werk gemachten therapeutischen Angaben (insbesondere hinsichtlich Indikation, Dosierung und unerwünschter Wirkungen) dem derzeitigen Wissensstand entsprechen. Das entbindet den Nutzer dieses Werkes aber nicht von der Verpflichtung, anhand der Beipackzettel zu verschreibender Präparate zu überprüfen, ob die dort gemachten Angaben von denen in diesem Buch abweichen, und seine Verordnung in eigener Verantwortung zu treffen.

Bibliografische Information der Deutschen Nationalbibliothek
Die Deutsche Nationalbibliothek verzeichnet diese Publikation in der Deutschen Nationalbibliografie; detaillierte bibliografische Daten sind im Internet unter http://dnb.ddb.de abrufbar.

Alle Rechte vorbehalten
2., überarbeitete Auflage 2009
© Elsevier GmbH, München
Der Urban & Fischer Verlag ist ein Imprint der Elsevier GmbH.

09 10 11 12 13   5 4 3 2 1

Für Copyright in Bezug auf das verwendete Bildmaterial siehe Abbildungsnachweis.
Der Verlag hat sich bemüht, sämtliche Rechteinhaber von Abbildungen zu ermitteln. Sollte dem Verlag gegenüber dennoch der Nachweis der Rechtsinhaberschaft geführt werden, wird das branchenübliche Honorar gezahlt.

Das Werk einschließlich aller seiner Teile ist urheberrechtlich geschützt. Jede Verwertung außerhalb der engen Grenzen des Urheberrechtsgesetzes ist ohne Zustimmung des Verlages unzulässig und strafbar. Das gilt insbesondere für Vervielfältigungen, Übersetzungen, Mikroverfilmungen und die Einspeicherung und Verarbeitung in elektronischen Systemen.

Programmleitung: Dr. Dorothea Hennessen
Planung: Christina Nußbaum
Lektorat: Inga Dopatka
Redaktion + Register: Text + Design Jutta Cram, Augsburg, www.textplusdesign.de
Herstellung: Rainald Schwarz, Elisabeth Märtz
Satz: Kösel, Krugzell
Druck und Bindung: L.E.G.O. S.p.A., Lavis, Italien
Umschlaggestaltung: SpieszDesign, Neu-Ulm
Titelfotografie: © DigitalVision/GettyImages, München

Printed in Italy
ISBN 978-3-437-42137-2

Aktuelle Informationen finden Sie im Internet unter **www.elsevier.de** und **www.elsevier.com**

Vorwort

Liebe Studentinnen und Studenten!

Dieses studentennahe Buch soll Ihnen einen Zugang zur Dermatologie ermöglichen und Ihnen einen Überblick über die Vielseitigkeit dieses einzigartigen Fachs vermitteln. Die nunmehr schon notwendige zweite Auflage erforderte eine komplette Aktualisierung und Überarbeitung, die mir viel Freude bereitet hat.

Ein Thema wird auf jeweils einer oder mehreren Doppelseiten dargestellt, sodass sich das Wichtigste schnell erfassen lässt. Besonders die Dermatologie als visuelles Fach profitiert von der reichen Ausstattung der Reihe BASICS – viele Fotos, Grafiken und Tabellen bringen das Wesentliche anschaulich auf den Punkt.

Ich hoffe, dass Ihnen das Lesen dieses Buches Spaß macht und Lust auf mehr – mehr „Derma". Denn die Dermatologie ist ein faszinierendes, begeisterndes Fachgebiet mit einem herausragenden Stellenwert in der interdisziplinären Kooperation.

Ich möchte mich bei allen Lesern der ersten Auflage für Korrekturen und Verbesserungsvorschläge bedanken und bitte auch weiterhin, dem Verlag kritische Bemerkungen mitzuteilen. Viele Anregungen erhalte ich auch von den von mir betreuten Studierenden der Untersuchungskurse der Klinik für Dermatologie, Charité Universitätsmedizin Berlin.

Bedanken möchte ich mich ganz besonders bei meinen Kollegen Dres. Astner, Beyer, Blumeyer, Hartmann, Mestel, Patzelt, Soost und Weller der Klinik für Dermatologie, Charité Universitätsmedizin Berlin (Direktor: Prof. Dr. Sterry), für ihre tatkräftige Unterstützung und Hilfe. Auch möchte ich mich bei Dr. Belloni und PD Dr. Mempel der Klinik für Dermatologie, TU München (Direktor: Prof. Dr. Dr. Ring), für wertvolle Denkanstöße und konstruktive Kritik bedanken. Für die freundliche Unterstützung bei der Realisation der 2. Auflage danke ich Frau Dopatka und Frau Nußbaum vom Elsevier Verlag.

Berlin, im Frühjahr 2009
Dr. med. Dorothea Terhorst

Inhalt

A Allgemeiner Teil 2–21

Grundlagen 2–11
- Anatomie und Physiologie der Haut I 2
- Anatomie und Physiologie der Haut II 4
- Hautanhangsgebilde 6
- Immunologie der Haut 8
- Effloreszenzen 10

Diagnostik 12–15
- Anamnese und Untersuchung 12
- Immunologische Tests 14

Therapie 16–21
- Dermatologische Lokaltherapie I 16
- Dermatologische Lokaltherapie II 18
- Systemische und operative Therapie 20

B Spezieller Teil 22–137

Infektionen 24–45
- Bakterielle Infektionen I 24
- Bakterielle Infektionen II 26
- Bakterielle Infektionen III 28
- Bakterielle Infektionen IV 30
- Virusinfektionen I 32
- Virusinfektionen II 34
- HIV-Infektion und AIDS 36
- Mykosen der Haut I 38
- Mykosen der Haut II 40
- Parasitäre Hautkrankheiten 42
- Tropische Infektionen und Infestationen ... 44

Entzündliche erythematosquamöse Dermatosen 46–53
- Psoriasis I 46
- Psoriasis II 48
- Erythematosquamöse Hauterkrankungen und Erythrodermie 50
- Papulöse lichenoide Dermatosen 52

Intoleranzreaktionen 54–67
- Ekzeme I 54
- Ekzeme II 56
- Ekzeme III 58
- Urtikaria 60
- Angioödem und Allergien 62
- Arzneimittelreaktionen I 64
- Arzneimittelreaktionen II 66

Autoimmunkrankheiten 68–75
- Blasenbildende Autoimmunerkrankungen I 68
- Blasenbildende Autoimmunerkrankungen II ... 70
- Kollagenosen I 72
- Kollagenosen II 74

Physikalisch und chemisch bedingte Hautveränderungen 76–81
- UV-Strahlung 76
- Fotodermatosen 78
- Physikalische und chemische Hautschäden ... 80

Hereditäre Hautkrankheiten 82–87
- Keratinisierungsstörungen I 82
- Keratinisierungsstörungen II und hereditäre Epidermolysen 84
- Neurokutane Erkrankungen und andere Syndrome 86

Tumoren 88–111
- Benigne Tumoren 88
- Gutartige Blutgefäßproliferationen und -fehlbildungen 90
- Nävi 92
- Nävuszellnävi 94
- In-situ-Karzinome, weitere Karzinome 96
- Malignes Melanom I 98
- Malignes Melanom II 100
- Basalzellkarzinom 102
- Plattenepithelkarzinom 104
- Mesenchymale maligne Tumoren 106
- Lymphome und ähnliche Erkrankungen I 108
- Lymphome und ähnliche Erkrankungen II 110

Gewebs- und regionsspezifische Krankheiten der Haut 112–121
- Krankheiten der Talgdrüsen 112
- Erkrankungen der Haare 114
- Nagelveränderungen 116
- Pigmentstörungen der Haut 118
- Veränderungen der Mundschleimhaut/ Proktologie 120

Venerologie 122–125
- Venerologie I 122
- Venerologie II 124

Hautbeteiligung bei anderen Krankheiten 126–131

- Hautveränderungen bei systemischen Erkrankungen I 126
- Hautveränderungen bei systemischen Erkrankungen II 128
- Ablagerungskrankheiten 130

Gefäßerkrankungen 132–135

- Gefäßerkrankungen I 132
- Gefäßerkrankungen II 134

Andrologie 136–137

- Andrologie 136

C Fallbeispiele 138–149

- Fallbeispiel 1: Erythrodermie 140
- Fallbeispiel 2: Flächige Gesichtsrötung 142
- Fallbeispiel 3: Erythematosquamöses Exanthem am Rumpf 144
- Fallbeispiel 4: Hautfarbener Herd im Gesicht ... 146
- Fallbeispiel 5: Dunkel pigmentierte Läsion 148

D Anhang 150–155

E Register 156–162

Abkürzungsverzeichnis

A., Aa.	Arteria, Arteriae
ACA	Anti-Zentromer-Antikörper
ACE	angiotensinkonvertierendes Enzym
ACR	American College of Rheumatology
ACTH	adrenocorticotropes Hormon
ADI	autosomal-dominante Ichthyosis vulgaris
Ag	Antigen
AIDS	acquired immunodeficiency syndrome
AJCC	American Joint Committee on Cancer
AK	Antikörper
allerg.	allergisch
ALM	akrolentiginöses Melanom
AML	akute myeloische Leukämie
ANA	antinukleäre Antikörper
ARC	AIDS-related complex
ASS	Acetylsalicylsäure
atop.	atopisch
ATP	Adenosintriphosphat
ATPase	ATP-Synthase
aut.-dom.	autosomal-dominant
aut.-rez.	autosomal-rezessiv
AVK	arterielle Verschlusskrankheit
AZ	Allgemeinzustand
BCC	Basalzellkarzinom
BCG	Bazillus Calmette-Guérin
bds.	beidseits
BEA	bazilläre epitheloide Angiomatose
BSG	Blutkörperchensenkungsgeschwindigkeit
C1-INH	C1-Esterase-Inhibitor
Ca	Karzinom
CBCL	kutanes B-Zell-Lymphom
CDLE	chronisch-diskoider Lupus erythematodes
CK	Kreatinkinase
CIN	zervikale intraepitheliale Neoplasie
CREST	Calcinosis, Raynaud-Syndrom, Ösophagitis, Sklerodaktylie, Teleangiektasie
CRP	C-reaktives Protein
CTCL	kutanes T-Zell-Lymphom
d	Tag (dies)
DCP	Diphenylcyclopropenon
DD	Differentialdiagnose(n)
Diab. mell.	Diabetes mellitus
DFSP	Dermatofibrosarcoma protuberans
DIF	direkte Immunfluoreszenz
EBA	Epidermolysis bullosa acquisita
EBD	Epidermolysis bullosa hereditaria dystrophica
EBJ	Epidermolysis bullosa junctionalis
EBS	Epidermolysis bullosa simplex
EBV	Epstein-Barr-Viren
EEM	Erythema exsudativum multiforme
ELISA	enzyme-linked immunsorbent assay
FACS	fluorescence-activated cell sorter
FAMM-Syndrom	familiäres atypisches Nävus- und Melanom-Syndrom
FSME	Frühsommermeningoenzephalitis
FTA-Abs-Test	Fluoreszenz-Treponema-pallidum-Antikörper-Absorptionstest
GnRH	Gonadotropin-Releasing-Hormon
GvHD	Graft versus Host Disease
HAE	hereditäres Angioödem
HCG	humanes Choriongonadotropin
HHV	humanes Herpes-Virus
Histo	Histologie
HLA	human leucocyte antigen
HMG	humanes Menopausengonadotropin
HPV	humanes Papilloma-Virus
HSV	Herpes-simplex-Virus
ICSI	intrazytoplasmatische Spermatozoeninjektion
IFT	Immunfluoreszenztest
Ig	Immunglobulin
IIF	indirekte Immunfluoreszenz
IL	Interleukin
ILVEN	inflammatorischer linearer verruköser epidermaler Nävus
i.m.	intramuskulär
Ind.	Indikation
INF	Interferon
i.v.	intravenös
JÜR	Jahresüberlebensrate
KI	Kontraindikation
KHK	koronare Herzkrankheit
KOF	Körperoberfläche
KPS	kutanes paraneoplastisches Syndrom
KS	Kaposi-Sarkom
KSHV	Kaposi-Sarkom-assoziiertes Herpesvirus
L.	Lepra, Leishmania
LA	Lokalanästhesie
LAS	Lymphadenopathiesyndrom
LDH	Laktatdehydrogenase
LE	Lupus erythematodes
LJ	Lebensjahr
LK	Lymphknoten
LMM	Lentigo-maligna-Melanom
LSA	Lichen sclerosus et atrophicus
M.	Morbus, Mycobacterium
M., Mm.	Musculus, Musculi
MAR-Test	mixed antiglobulin reaction test
MCTD	Mixed connective tissue disease
MED	minimale Erythemdosis
Med.	Medikamente

MF	Mycosis fungoides	s.c.	subkutan
MIA	Melanoma inhibitory activity	SCLE	subakut kutaner Lupus erythematodes
Mio.	Million	SCORAD	Severity Scoring of Atopic Dermatitis
MKC	mikrografisch kontrollierte Chirurgie	SIT	spezifische Immuntherapie
MM	malignes Melanom	SJS	Stevens-Johnson-Syndrom
MRI	magnetic resonance imaging (Kernspintomografie)	SLE	systemischer Lupus erythematodes
		SSM	superfiziell spreitende Melanome
MSH	melanozytenstimulierendes Hormon	SSSS	Staphylococcal scaled skin syndrome
MTX	Methotrexat	St.	Stadium
		Staph.	Staphylococcus
N., Nn.	Nervus, Nervi	STD	sexually transmitted diseases
NGU	nicht gonorrhoische Urethritis	Str.	Stratum
NMM	noduläres malignes Melanom	SUP	selektive UV-Phototherapie
NSAID	nonsteroidal antiinflammatory drugs	Syn.	Synonym
NSAR	nicht steroidales Antirheumatikum	system.	systemisch
NW	Nebenwirkung(en)		
NZN	Nävuszellnävus	Tbc	Tuberkulose
		TEN	toxische epidermale Nekrolyse
OCA	okulokutaner Albinismus	Ther.	Therapie
		TNF	Tumor-Nekrose-Faktor
PASI	Psoriasis Area and Severity Index	TNM	Tumor, Nodes, Metastasen
Pat.	Patient(en)	top.	topisch
PCR	polymerase chain reaction	TPHA-Test	Treponema-pallidum-Hämagglutinationstest
PE	Probeexzision	TSS	toxisches Schocksyndrom
PET	Positronenemissionstomografie	TU	Tumor
PLC	Pityriasis lichenoides chronica		
PLEVA	Pityriasis lichenoides et varioliformis acuta	V., Vv.	Vena, Venae
PNS	peripheres Nervensystem	VDRL-Test	Veneral disease research laboratory test
p.o.	per os	VZV	Varicella-Zoster-Virus
PPK	Palmoplantarkeratose		
Ps.	Psoriasis	Wo	Woche(n)
PSS	progressive systemische Sklerodermie		
PUVA	Psoralen + UVA-Licht	XRI	X-chromosomale Ichthyose
RAST	Radioallergosorbenttest	YAG	Yttrium-Aluminium-Garnet
rez.	rezidivierend		
		ZNS	zentrales Nervensystem

Grundlagen

2 Anatomie und Physiologie der Haut I
4 Anatomie und Physiologie der Haut II
6 Hautanhangsgebilde
8 Immunologie der Haut
10 Effloreszenzen

Diagnostik

12 Anamnese und Untersuchung
14 Immunologische Tests

Therapie

16 Dermatologische Lokaltherapie I
18 Dermatologische Lokaltherapie II
20 Systemische und operative Therapie

A Allgemeiner Teil

Anatomie und Physiologie der Haut I

Die Haut (Kutis) hat eine Gesamtfläche von 1,5–2 m², ein Gewicht von 3,5–10 kg und eine Dicke von 1,5–4 mm. Die Hautoberfläche zeigt ein individuell unterschiedliches, genetisch festgelegtes Relief. Palmoplantar findet sich die unbehaarte **Leistenhaut,** wo die Epidermis durch den Papillarleistenverlauf unterteilt ist. Die restliche Hautoberfläche ist durch Furchen, in denen die Haare stehen, in unregelmäßige, polygonale Felder unterteilt **(Felderhaut).** Die Haut ist segmentär gegliedert in **Dermatome,** die den Zonen der radikulären Innervation entsprechen (Abb. 1).

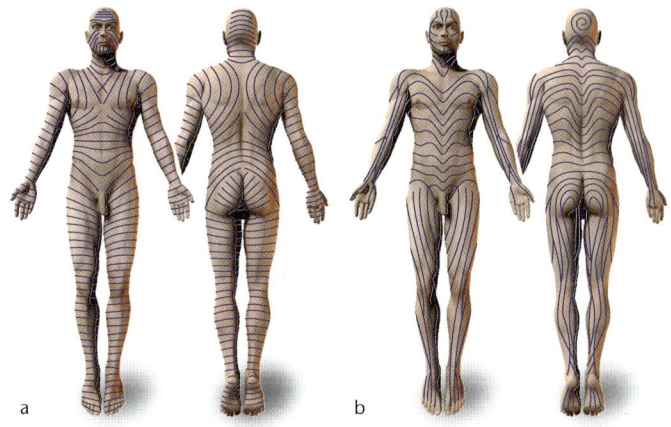

Abb. 2: Makroskopische Struktur der Haut, Hautspaltlinien (a) und Blaschko-Linien (b). [2]

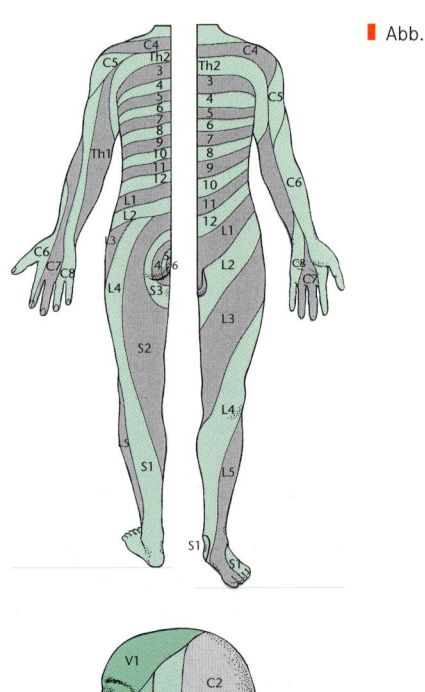

Abb. 1: Dermatome. [1]

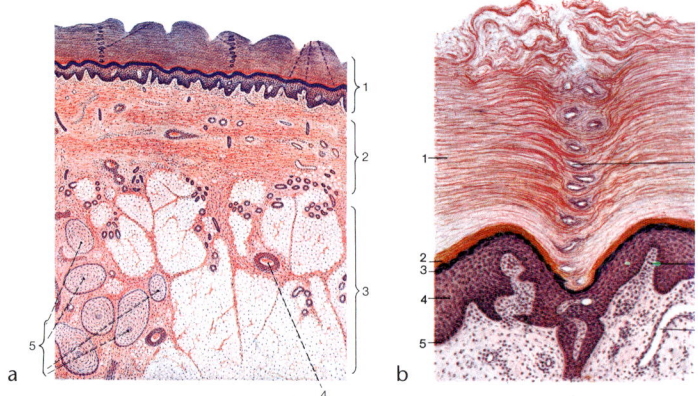

Abb. 3: Regionale Variationen der normalen Haut. a) Fingerbeere: 1 = Epidermis, 2 = Dermis, 3 = Subkutis, 4 = Blutgefäß, 5 = Lamellenkörperchen. b) Haut mit dicker Hornschicht: 1 = Stratum corneum, 2 = Stratum lucidum, 3 = Stratum granulosum, 4 = Stratum spinosum, 5 = Stratum basale. [3]

Die Schnittführung bei Operationen sollte längs der biomechanisch bedingten **Langer-Spaltlinien** verlaufen, da die Wunden dann weniger klaffen und diskretere Narben entstehen. Die **Blaschko-Linien** sind Ausbreitungswege von Zellen während der Embryogenese, ihnen folgen oft segmentäre Dermatosen (Abb. 2).

Zusammensetzung der Haut

Epidermis
Die Epidermis ist ein mehrschichtiges, verhorntes Plattenepithel mit einer Dicke von 30–300 µm, das als Proliferationsgewebe einer dauernden Erneuerung unterliegt. Die Epidermis besitzt viele Nerven, jedoch keine eigenen Blutgefäße, sondern wird durch Diffusion aus der Dermis versorgt.

Aufbau und Zellen der Epidermis
Von innen nach außen finden sich folgende Schichten (Abb. 3 und S. 4, Abb. 5a):

▶ **Stratum basale:** Schicht kubischer Keratinozyten mit großen Kernen und wenig Zytoplasma (Basalzellen)
▶ **Stratum spinosum:** Keratinozyten sind durch „stachelartige" Interzellularbrücken (Desmosomen) verbunden, weshalb sie „Stachelzellen" heißen.
▶ **Stratum granulosum:** Keratinozyten enthalten basophile Keratohyalingranula („Körnerzellen") und sind abgeflacht.
▶ **Stratum lucidum:** unterste Zelllage des Stratum corneum; Zellen erscheinen optisch dichter, palmoplantar besonders ausgeprägt
▶ **Stratum corneum:** flache, fest gepackte, kernlose Hornzellen

Grundlagen

Grundbegriff	Definition	Beispiele
Akantholyse	Auflösung der Verbindung der Epidermiszellen untereinander, Bildung von Einzelzellen und intraepidermaler Spaltbildung. Ursache: ▶ Verlust der Zellverbindung (z. B. Pemphigus) ▶ Verlust von Epithelzellen (z. B. Viruserkrankung)	Pemphiguserkrankung, Viruserkrankung (Herpesinfektion), Tumoren (z. B. Spinaliom)
Akanthose	Verbreiterung des Str. spinosum	Psoriasis
Atrophie	Substanzverlust von Epidermis und/oder Dermis	senile Atrophie
Ballonierende Degeneration	Ballonartige Schwellung der Epithelzellen mit nachfolgender Ausbildung einer intraepidermalen Blase	Blasenbildung bei HSV-Infektion
Dyskeratose	Verfrühte Einzelzellverhornung, stark geschrumpfte Zellen	M. Darier, Spinaliom
Epidermotropismus	Einwanderung von Entzündungszellen in die Epidermis	Kutanes T-Zell-Lymphom, Ekzem
Hypergranulose	Verbreiterung des Str. granulosum	Lichen ruber
Hyperkeratose	Verbreiterung des Str. corneum	Verruca vulgaris
Koilozyten	Epithelzellen mit zytopathogenem Effekt durch HPV, große perinukleäre Vakuolen, oft Doppelkernigkeit	Alle HPV-bedingten Läsionen
Munro-Mikroabszess	Intraepidermale Ansammlung neutrophiler Granulozyten	Psoriasis vulgaris
Orthokeratose	Regelrechte Verhornung, bei der ein kernloses Str. corneum entsteht	Normalbefund
Papillomatose	Proliferation der Reteleisten und dermalen Papillen	Psoriasis, chronische Ekzeme
Parakeratose	Verhornungsstörung der Epidermis mit Zellkernresten im Str. corneum	Psoriasis
Pautrier-Mikroabszess	Ansammlung atypischer Lymphozyten in der Epidermis	Kutanes T-Zell-Lymphom
Spongiose	Auseinanderweichen der Epithelzellen durch interzelluläres Ödem mit nachfolgender intraepidermaler Blasenbildung	Akutes Ekzem

Tab. 1: Wichtige dermatohistopathologische Grundbegriffe.

Str. basale und Str. lucidum bestehen im Gegensatz zu den anderen Schichten nur aus einer Zelllage. Tab. 1 erklärt die wichtigsten Veränderungen des Aufbaus der Haut, die dermatohistopathologischen Grundbegriffe.

Die **Keratinozyten** bilden den Hauptanteil der Epidermis und wandern unter Veränderung ihrer Struktur (**Basalzelle → Stachelzelle → Körnerzelle → Hornzelle**) zur Hautoberfläche, wo sie als **Hornschuppen** abgeschilfert werden. Die Turn-over-Zeit vom Stratum basale bis zum Stratum granulosum beträgt normalerweise 2–3 Wochen, vom Stratum granulosum bis zur Hornschuppe nochmals zwei Wochen. Die basalen Keratinozyten sind kuboid, klein und basal mit Hemidesmosomen an der Basalmembran verankert. Mitosen erfolgen normalerweise nur im Stratum basale. Bereits hier sind Keratine in Form von Tonofilamenten vorhanden, die an den Desmosomen, den interzellulären Haftstellen (Abb. 4), verankert sind. Tonofilamente und Desmosomen sind wesentlich an der Widerstandsfähigkeit der Epidermis beteiligt. Die Keratinozyten oberhalb des Stratum basale unterliegen der terminalen epidermalen

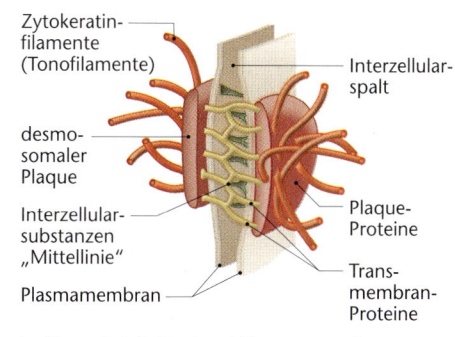

Abb. 4: Schematische Darstellung eines Desmosoms. [2]

Differenzierung, d. h. die Teilung wird beendet, die Zellen werden spindelförmig. So treten die typischen epidermalen Differenzierungsprodukte auf: Tonofilamente, Keratinosomen, bei weiterer Differenzierung Keratohyalingranula.

Die **Melanozyten** wandern in der Fetogenese von der Neuralleiste in die Basalschicht der Epidermis und die Haarfollikel ein. Die großen, hellen dendritischen Zellen enthalten Melanosomen, in denen Melanin synthetisiert und gespeichert wird, und geben diese wiederum an die benachbarten Keratinozyten ab.

Die **Langerhans-Zellen** (s. S. 8) sind dendritische Zellen, die suprabasal in der Epidermis und in der äußeren Wurzelscheide des Haarfollikels liegen. Sie werden durch Birbeck-Granula charakterisiert, entstammen dem Knochenmark und spielen eine wesentliche Rolle bei der Entstehung von allergischen Typ-IV-Reaktionen (z. B. allergisches Kontaktekzem).

Zu den Zellen mit immunologischer Funktion zählen außerdem die **T-Lymphozyten**, die vereinzelt in der Epidermis, vor allem aber perivaskulär im Stratum papillare der Dermis liegen und mit den Langerhans-Zellen kooperieren.

Anatomie und Physiologie der Haut II

Aufbau und Zellen der Epidermis (Fortsetzung)

Die aus der Neuralleiste abgeleiteten **Merkel-Zellen** finden sich in der Basalschicht und der äußeren Wurzelscheide und sind charakterisiert durch typische, neurosekretorische Granula. Sie sind teils mit Neuriten synapsenartig assoziiert und vermitteln Tastempfindung.

Dermoepidermale Junktionszone

Epidermale Reteleisten ragen in die Dermis, dazwischen liegen bindegewebige, dermale Papillen. Die beiden Schichten der Kutis sind also eng miteinander verzahnt. Eine **Basalmembran** kontrolliert den Austausch von Zellen und Molekülen und ist in zwei Schichten unterteilt (Abb. 5 b). Die **Lamina densa** ist durch Verankerungsfibrillen mit der Dermis verbunden. Die **Lamina lucida** ist durch Verankerungsfilamente mit der Plasmamembran der Basalzellen verbunden. Die Basalmembran, die dermoepidermale Junktionszone, besteht aus den beiden Laminae, Fibrillen, dermalen feinen Kollagenfasern und der Matrix. Hier findet die subepidermale Blasenbildung statt. Häufig ist diese durch autoimmunologische Prozesse gegen die Hauptkomponenten bedingt, wobei die biochemischen Hauptkomponenten, die Bullöses-Pemphigoid-Antigene AG1 und AG2, Laminine, Integrine und Kollagen VII, als Antigene wirken.

Dermis

Der zweite Teil der Kutis, die Dermis (Corium, Lederhaut), ist das Bindegewebe unter der Epidermis und erstreckt sich in die Tiefe bis zum subkutanen Fett. Das schmale **Stratum papillare** liegt oberflächlich und erstreckt sich in die Räume (Dermispapillen) zwischen den epidermalen Reteleisten. Es ist zell- und gefäßreich und hat ein lockeres Fasergeflecht mit Verbindung zur Basalmembran. Das **Stratum reticulare** besteht aus einem zellarmen, straffen, dichten Fasergeflecht, das eine mechanische Funktion hat. Im tiefen Str. reticulare entspringen die Haarfollikel und Schweißdrüsen.

Zellen der Dermis

Fibroblasten, welche Fasern und amorphe Matrix synthetisieren, bilden den Hauptteil. **Histiozyten**, aktive Makrophagen, phagozytieren und sind immunologisch aktiv. **Mastzellen** enthalten Histamin, Serotonin und Heparin und vermitteln allergische und entzündliche Reaktionen. Außerdem finden sich v. a. im Str. reticulare vereinzelte **Melanozyten** und **T-Lymphozyten**.

Dermale Fasern

Die Hauptstrukturproteine des Bindegewebes sind **Kollagenfasern**, die ein Netzwerk parallel zur Hautoberfläche bilden. Die Kollagenfasern bedingen wesentlich die mechanische Stabilität der Dermis. **Elastische Fasern** findet man in der gesamten Dermis, subepidermal bilden sie ein feines Netz, den Elastikaplexus, in der tieferen Dermis bilden sie gewellt verlaufende Bänder. Besonders zahlreich vorhanden sind sie im Gesicht und im Nacken. Sie sind für Festigkeit und Elastizität der Dermis wesentlich verantwortlich, ihre Reduktion ab dem 30. LJ bedingt die schlaffere Altershaut. **Retikulinfasern** sind sehr zart und umgeben die Hautanhangsgebilde und die Basalmembran. **Verankerungsfibrillen** ziehen von der Lamina densa der Basalmembran zu den Kollagenfasern in der obersten Dermis.

Dermale Matrix

Zellen und Fasern sind eingebettet in ein poröses Gel, das sich aus vielen Komponenten zusammensetzt. Das Gerüst bilden Proteoglykane, fadenartige Makromoleküle mit polysaccharidhaltigen Seitenketten. Außerdem finden sich Wasser, Proteine, Kohlenhydrate, anorganische Ionen, Histamin und Sero-

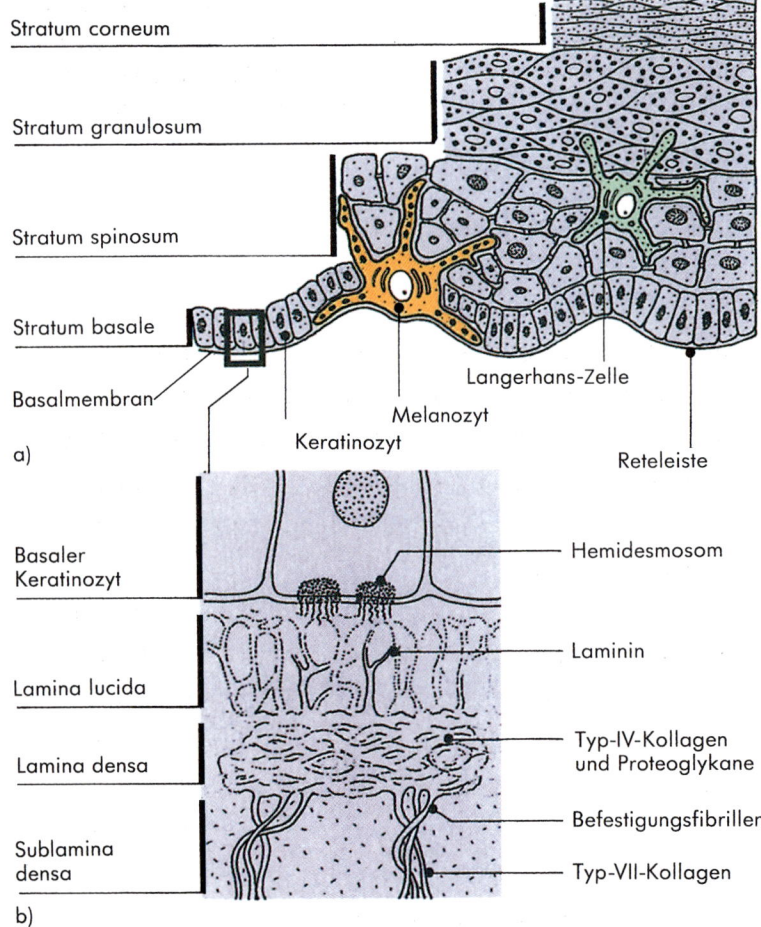

Abb. 5: Anatomischer Querschnitt der Haut: a) Epidermisschichten und andere Strukturen, b) Detailansicht der Basalmembranzone an der dermoepidermalen Junktionszone. [4]

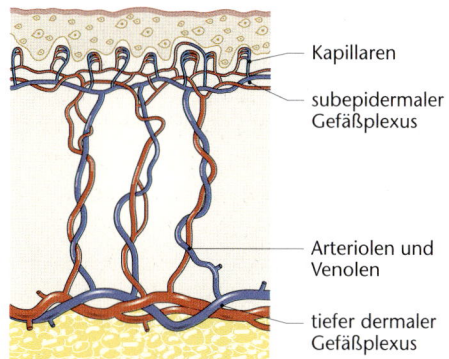
Abb. 6: Schema der Gefäßplexus. [2]
- Kapillaren
- subepidermaler Gefäßplexus
- Arteriolen und Venolen
- tiefer dermaler Gefäßplexus

tonin. Parallel zur Hautoberfläche sind zwei **Gefäßplexus** in der Dermis vorhanden (Abb. 6): ein tiefer dermaler an der Grenze zur Subkutis und ein oberflächlicher subpapillärer Plexus. Sie dienen der metabolischen Versorgung der Haut, der Temperatur- und der Blutdruckregulation des Körpers. In Epidermis und Dermis sind sensible und vegetative **Nerven** weitverzweigt vorhanden.

Subkutis
Dieses „Unterhautgewebe" schließt an das Stratum reticulare des Coriums an und besteht aus lockerem Binde- und dem subkutanen Fettgewebe.

Funktionen der Haut

Schutz- und Abwehrfunktionen
▶ Zugfestigkeit, Dehnbarkeit und Elastizität der Haut bieten Schutz vor mechanischen Einwirkungen.
▶ Der spezielle Aufbau des Str. corneum und der Hautoberflächenfilm (z. B. Fettgehalt, pH 5,7, sog. Säureschutzmantel) bilden eine Penetrationsbarriere für chemische Noxen und mikrobielle Eindringlinge. Wenn doch Erreger oder Moleküle in die Haut eindringen, lösen sie immunologische Abwehrmechanismen aus.
▶ Schutz vor Austrocknung: Die Wasserverdunstung bei einem Menschen ohne Epidermis würde 20 l pro Tag betragen.
▶ Die Haut reflektiert und absorbiert Licht und schützt so gegen Strahlennoxen. Weitere Schutzmechanismen sind Melaninsynthese, Reparatur der lichtbedingten DNS-Schäden, Akanthose und Hyperkeratose der Epidermis.
▶ Haben Noxen die Schutzbarrieren überwunden, kann die Haut Immunreaktionen einleiten: zuerst die angeborene, unspezifische Abwehrreaktion mit Aktivierung der Makrophagen und Granulozyten als Entzündungseinleitung, dann die adaptive, spezifische Abwehrreaktion von T- und B-Lymphozyten durch Antigenpräsentation der Langerhans-Zellen.
▶ Eine reaktive Temperaturregulation erfolgt durch Durchblutung (aus den dilatierten Blutgefäßen diffundiert Wasser an die Hautoberfläche) und durch Schweißbildung.

Reizaufnahme
In der Epidermis finden sich die oben beschriebenen **Merkel-Zellen** als Mechanorezeptoren für Berührung. In der Dermis liegen zahlreiche Nerven und Nervenendigungen. Freie Nervenendigungen (markhaltige und marklose Fasern) leiten Schmerz (Nozizeptoren), Juckreiz und Temperatur. Es gibt Kälte- und Wärmerezeptoren. In der behaarten Körperhaut kommen außerdem **Pinkus-Haarscheiben** als Mechanorezeptoren vor, in den Dermispapillen der unbehaarten Leistenhaut **Meißner-Tastkörperchen**, mit Nervenfasern assoziierte, birnenförmige Tast- und Druckrezeptoren.
Vater-Pacini-Lamellenkörperchen sind Mechanorezeptoren für Beschleunigung und Vibration, sie finden sich tief in der Dermis oder im palmoplantaren tiefen Fettgewebe.

> ### Zusammenfassung
> ✱ **Epidermis** besteht aus vier Schichten (von innen nach außen): Str. basale, Str. spinosum, Str. granulosum, Str. corneum; Hauptbestandteil sind Keratinozyten, weitere Zellen sind Melanozyten, Langerhans- und Merkel-Zellen.
> ✱ **Dermoepidermale Junktionszone**: Verzahnung von Papillen der Dermis und Reteleisten der Epidermis. In diesem Bereich der Basalmembran findet sich autoimmunologische Blasenbildung.
> ✱ **Dermis**: besteht (von innen nach außen) aus Str. reticulare und Str. papillare. Dermale Zellen sind v. a. Fibroblasten, dazu Histiozyten, Mastzellen, Melanozyten und T-Lymphozyten. Diese sind mit Kollagenfasern (Hauptbestandteil der Dermis), Retikulinfasern und elastischen Fasern in eine gelartige Matrix eingebettet.
> ✱ **Funktion**: Schutz vor chemischen und mikrobiellen Einflüssen, Strahlennoxen, mechanischen Einwirkungen, Austrocknung, außerdem Temperaturregulation und Einleitung von Immunreaktionen; des Weiteren Reizaufnahme von Druck, Schmerz, Juckreiz und Temperatur

Hautanhangsgebilde

Haar und Haarfollikel

Das Haar steckt in einer Invagination der Epidermis, dem Haarfollikel. Die Haarfollikel entwickeln sich im frühen Fetalstadium aus Epidermiszapfen, die in die Dermis einsprossen, und aus mesenchymalen Verdichtungen, welche die dermale Haarpapille ergeben. Nach der Geburt entstehen keine neuen Haarfollikel mehr. Die Gesamtzahl der Haare wird auf durchschnittlich ca. 5 Millionen geschätzt, davon ca. 100 000 Kopfhaare, die Haardichte beträgt 40–800/cm^2. Die fetalen **Lanugohaare** werden nach der Geburt durch pigmentarme und marklose **Vellushaare** ersetzt. Vor allem im Bereich des Kapillitiums, der Augenbrauen und Wimpern finden sich die dickeren und markhaltigen **Terminalhaare.** Im Laufe der Pubertät kommt es hormonabhängig im Bereich der Axillae und der Genitalregion zur Umwandlung der Vellushaare in Terminalhaare. Bei Männern betrifft das zusätzlich noch die Gesichtsbehaarung (Bart) und teilweise auch die Körperbehaarung.

Im Alter kann das Terminalhaar v. a. im Bereich des Kapillitiums hormonabhängig durch Miniaturisierung der Haarfollikel zum Vellushaar werden (androgenetische Alopezie). Aus der Haarmatrix entsteht durch Verhornung der sich etwa einmal pro Tag teilenden Zellen das Haar. Durch eingelagerte Melanozyten wird Pigment an das Haar abgegeben. Ein sekundärer Melaninschwund bewirkt das Ergrauen. Das Haarwachstum unterliegt genetischen Faktoren (Haarfarbe, ethnische, familiäre Behaarungsmuster) und hormonellen Einflüssen (Androgene).

Aufbau des Haarfollikels

Der Haarfollikel besteht aus einer Einstülpung der Haut (**Haarwurzel**), aus der das äußerlich sichtbare Haar (**Haarschaft**) herauswächst (▮ Abb. 1). An der tiefsten Stelle der Kutiseinstülpung befinden sich ein epithelialer **Haarbulbus** und die bindegewebige, dermale **Papille**. Am Haarbulbus befinden sich die Matrix, die den Haarschaft bildet, und die Melanozyten, die durch Menge und Art der produzierten Melaninpigmente dem Haar die jeweils charakteristische Farbe geben. Ein gerader Follikelkanal formt gerades Haar, ein gewundener Follikelkanal formt lockiges Haar. Am Haarbalg greift der M. arrector pili an. Der Haarschaft ist dreischichtig aufgebaut (Mark, Rinde, Kutikula-Schutzschicht) und besteht aus zystinreichem Haarkeratin.

Die in den Follikel einmündende Talgdrüse fettet durch ihr Sekret Haar- und Hautoberfläche. Oberhalb der Talgdrüsenmündung verhornt das Plattenepithel des Follikelkanals zum Infundibulum, unterhalb folgen Isthmus und epitheliale Wurzelscheide. In bestimmten Körperregionen (z. B. axial, genitoanal) münden apokrine Schweißdrüsen in das Infundibulum.

Haarzyklus

Haare sind Mausergewebe, die sich asynchron in zyklischen Aktivitätsphasen (▮ Abb. 2) bewegen, der physiologische Haarverlust beträgt bis zu 100/d. Die **Anagenphase** ist die Wachstumsphase, in der sich 80–90 % der Follikel befinden und die meist Jahre anhält. Die Wachstumsgeschwindigkeit ist regional und individuell unterschiedlich und beträgt ca. 0,34 mm/d. Die **Katagenphase** (Umwandlungsphase) dauert ca. zwei Wochen. Die **Telogenphase** (Ruhephase) dauert – regional unterschiedlich – 3–8 Monate. Hier löst sich das Haar aus dem Haarfollikel und fällt aus. Gleichzeitig beginnt eine neue Anagenphase.

> Der Haarzyklus gliedert sich in drei Phasen:
> ▶ Anagenphase (Wachstumsphase)
> ▶ Katagenphase (Umwandlungsphase)
> ▶ Telogenphase (Ruhephase)

Nägel

Vereinfacht sieht der Nagelaufbau wie folgt aus: Die Haut ist taschenartig eingestülpt, die Hornschicht zur Nagelplatte (hartes Nagelkeratin) umdifferenziert. Die Nagelplatte schiebt sich auf dem Nagelbett mit einer Geschwindigkeit von ca. 1 mm/10 d vor. Den näheren Aufbau beschreibt ▮ Abb. 3. Die Nagelplatte wird von der Nagelmatrix gebildet und wächst aus der Nageltasche heraus. Die Nagelmatrix scheint als halbmondförmige helle Zone (Lunula) unterhalb der Nagelplatte hervor. Das Nagelbett

▮ Abb. 1: Schematischer Aufbau einer Haarwurzel mit Talg- und Schweißdrüse: Epidermis (1), Haarschaft (2), Haarfollikel (3), Talgdrüse (4), M. arrector pili (5), ekkrine Schweißdrüse: Drüsenausführungsgang (6), Drüsenacini (7). [3]

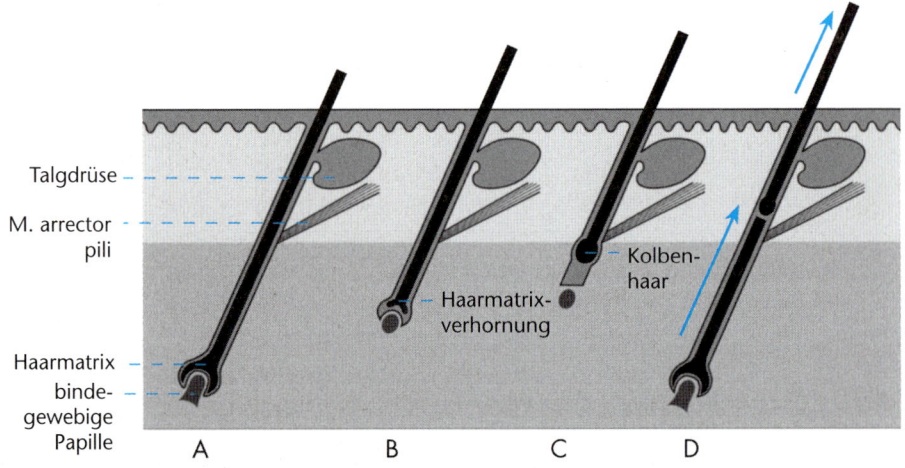

▮ Abb. 2: Haarzyklus: Anagenphase (A), Katagenphase (B), Telogenphase (C), neue Anagenphase (D). [5]

Grundlagen

■ Abb. 3: Aufbau und Anatomie des Nagels und des Nagelbetts. [2]

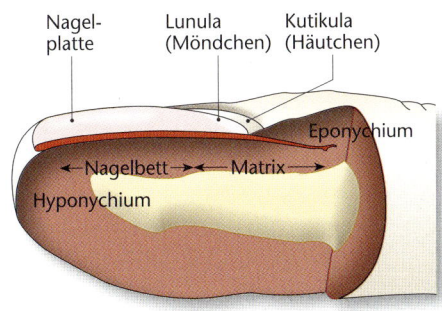

schließt sich der Nagelmatrix nach distal an, es ist mit der Unterseite der Nagelplatte fest verhaftet. Die Nagelplatte wird proximal und lateral von einer Hautfalte (Syn.: Nagelfalz, Nagelwall, Perionychium, Paronychium) begrenzt. Der Spalt zwischen proximalem Nagelfalz und Nagelplatte wird durch das Nagelhäutchen (Eponychium, Kutikula) abgedichtet, der Spalt zwischen Fingerbeere und distalem Ende der Nagelplatte durch die Hornschicht des Hyponychiums, den dorsalen Epidermisbereich zwischen Fingerbeere und Nagelbett.

Drüsen der Haut

> Talg- und apokrine Drüsen sind meist mit den Haarfollikeln verbunden, ekkrine Schweißdrüsen davon unabhängig.

Talgdrüsen

Talgdrüsen sind lobulär aufgebaute Drüsen ohne Lumen, die holokrin sezernieren und in den Haarfollikelkanal einmünden. Sie finden sich am gesamten Integument, am aktivsten und größten sind sie im Gesicht und am oberen Thorax. Der Talg, ein Gemisch aus Lipiden, Triglyzeriden, Wachsestern und Squalen, dient der Einfettung der Hautoberfläche und der Haare. Bei verminderter Talgproduktion (Sebostase) trocknen Haare und Haut aus. Vermehrte Talgproduktion heißt Seborrhö und führt zu fettigem Aussehen von Haut und Haaren. Androgene erhöhen die Talgproduktion. Es gibt auch ektopische Talgdrüsen, die nicht an Follikel gebunden sind (■ Abb. 4).

Apokrine Drüsen

Apokrine Drüsen gehören auch zum Follikelapparat, kommen allerdings nur in bestimmten Körperregionen vor: genitoanal, axillar, perimamillar, um den Nabel und im Gehörgang (■ Abb. 4). Die knäuelartig geformten Drüsen sitzen in der tiefen Dermis und sezernieren hormonell abhängig ein fettiges Sekret in das Infundibulum des Haarfollikels. Das Sekret ist geruchlos, der typische apokrine Schweißgeruch entsteht erst durch bakterielle Zersetzung an der Hautoberfläche.

Ekkrine Schweißdrüsen

Ekkrine Schweißdrüsen kommen am gesamten Integument vor, besonders zahlreich an Palmae und Plantae. Sie haben keine Beziehung zu Haarfollikeln. Die stark geknäuelten Endstücke liegen in der tiefen Dermis. Ekkrine Schweißdrüsen sezernieren den Schweiß, eine wässrige Natriumchloridlösung (■ Abb. 1). Das saure Sekret (pH 4,5) bildet den „Säureschutzmantel" und hemmt so das Bakterienwachstum auf der Haut. Sie dienen der Thermoregulation, werden aber auch durch emotionale Reize aktiviert.

> Talgdrüsen kommen an der gesamten Körperoberfläche vor, sie sind am aktivsten im Gesicht und am oberen Thorax. Ekkrine Schweißdrüsen kommen ebenfalls überall vor, vermehrt palmoplantar. Apokrine Drüsen finden sich nur genitoanal, axillar, perimamillar, um den Nabel und im Gehörgang.

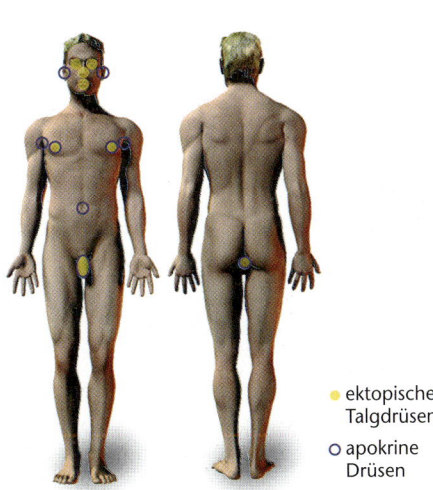

● ektopische Talgdrüsen
○ apokrine Drüsen

■ Abb. 4: Verteilung der ektopischen Talgdrüsen und der apokrinen Drüsen. [2]

Zusammenfassung

✖ **Haar und Haarfollikel:** Der Haarfollikel besteht aus einer Einstülpung der Haut, aus welcher der Haarschaft herauswächst und in welche die Talgdrüse mündet. Auch der M. arrector pili greift dort an. Die Haare befinden sich asynchron in einem Haarzyklus, bestehend aus Anagenphase, Katagenphase und Telogenphase.

✖ **Nagel:** besteht aus Nagelmatrix, Nagelplatte und umgebender Haut (Nagelfalz, Nagelbett). Die Nagelplatte wird von der Nagelmatrix gebildet und wächst kontinuierlich aus der Nageltasche entlang dem Nagelbett heraus.

✖ **Talgdrüsen:** sezernieren holokrin und münden in Haarfollikel. Sie finden sich am gesamten Integument, besonders aktiv sind sie im Gesicht und am oberen Thorax.

✖ **Apokrine Drüsen:** münden in Haarfollikel bestimmter Hautregionen (z. B. axillar, genitoanal). Die bakterielle Zersetzung ihres Sekrets führt zum typischen Schweißgeruch.

✖ **Ekkrine Schweißdrüsen:** münden unabhängig von Haarfollikeln an die Hautoberfläche. Ihre Aufgabe ist u. a. die Thermoregulation.

Immunologie der Haut

In der Dermis kommen alle Zellpopulationen des Abwehrsystems – teils in großer Zahl – vor. Dazu gehören B- und T-Lymphozyten sowie Langerhans-Zellen, Histiozyten und Mastzellen. Dadurch ist die Haut in der Lage, von der Oberfläche eingedrungene schädigende Stoffe abzuwehren. Andererseits reagiert die Haut auch auf Stoffe, die ihr über das Blut zugeführt werden. Unter „Immunität" versteht man die Fähigkeit des Organismus, zwischen Fremd und Selbst zu unterscheiden. Fremdmaterial wird angegriffen, eigenes Gewebe toleriert. Diese Fähigkeit muss vom Immunsystem erlernt werden. Immunzellen, die bei Kontakt mit körpereigenen Substanzen oder Umweltstoffen eine Immunreaktion provozieren, werden früh in der Entwicklung eines Organismus aussortiert. Funktioniert dies nicht, kann es zu Autoimmun- oder allergischen Erkrankungen kommen. Immunzellen, die gegen Krankheiten schützen, können durch Impfungen stimuliert und zu Wachstum und Zellteilung angeregt werden.

Allgemeine immunologische Begriffe im Überblick

Man unterscheidet einen zellulären und einen humoralen Zweig des Immunsystems. Die humorale Immunantwort wirkt über die Produktion und Ausschüttung von Antikörpern/Immunglobulinen (IgM, IgG, IgA, IgE, IgD) durch B-Zellen. Die zelluläre Immunantwort erfolgt zum einen durch den direkten Effekt zytotoxischer T- und natürlicher Killerzellen (NK-Zellen), zum anderen setzen T-Helferzellen Mediatoren zur Aktivierung anderer Immunzellen frei.

▶ **Antigene (Ag):** Stoffe, die eine spezifische Immunantwort auslösen und mit gegen sie gerichteten Antikörpern (AK) oder T-Lymphozyten reagieren

▶ **Toleranz:** das Ausbleiben einer Immunreaktion nach Gabe eines bestimmten Antigens. So wird durch komplizierte, ineinandergreifende Mechanismen die spezifische Nichtreaktivität des Immunsystems gegenüber einem körpereigenen Ag erreicht.

▶ **Autoimmunität:** Wenn diese Selbsttoleranz durchbrochen wird, kommt es möglicherweise zu einer Autoimmunerkrankung. Man weiß, dass autoreaktive T-Helferzellen durch einen Defekt der antigenspezifischen Suppressorzellen getriggert werden können. Häufig scheint Autoimmunität durch Infekte oder Traumata ausgelöst zu werden. Auffällig ist auch die Assoziation von Autoimmunerkrankungen mit bestimmten HLA-Mustern (z. B. HLA-B8, HLA-DR3).

▶ **Langerhans-Zellen:** Zellen mit dendritisch verzweigten Fortläufen. Sie liegen v. a. im tieferen Str. spinosum und sind mit Goldimprägnationen und immunfluoreszenzmikroskopisch gut darstellbar (▌ Abb. 1). Es handelt sich um Zellen des Immunsystems, die aus dem Knochenmark eingewandert sind. Sie nehmen Antigene auf und wandern zu den regionären Lymphknoten. Dort präsentieren sie den T-Lymphozyten die durch Haut und Schleimhäute eingedrungenen Antigene. Gleichzeitig sezernieren sie Interleukin 1 (IL-1), das T-Helferzellen aktiviert. Langerhans-Zellen kommen in gesunder Haut nur in kleiner Zahl vor. Bei vielen chronisch-entzündlichen Hautveränderungen, besonders solchen mit allergischer oder immunologischer Ätiologie, sind sie vermehrt und haben auch mehr und komplexere Fortsätze. Sie spielen sowohl bei Immunreaktionen vom Soforttyp (Typ-I-Reaktionen) als auch bei zellvermittelten, verzögerten Immunreaktionen (Typ-IV-Reaktionen) wie der Sensibilisierung gegenüber Kontaktallergenen eine besondere Rolle.

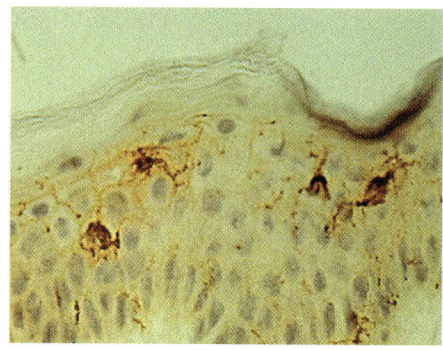

▌ Abb. 1: Langerhans-Zellen, gefärbt mit einem monoklonalen HLA-DR-AK. [4]

▶ **Immunantwort:** Bei Erstkontakt mit einem Antigen kommt es mit einer gewissen Verzögerung (5–14 Tage) zur klonalen Proliferation sensibilisierter Lymphozyten und Plasmazellen. Ist das Fremdantigen beseitigt, so fehlt der Proliferationsstimulus für die Vermehrung der spezifischen Lymphozyten, die Mehrzahl der gebildeten Lymphozyten geht zugrunde, wenige bleiben als Gedächtniszellen zurück. Bei Zweitkontakt mit dem gleichen Antigen setzt die Immunantwort wesentlich schneller ein: nach Minuten (IgE), Stunden (IgG) und 1–2 Tagen (sensibilisierte T-Lymphozyten). Die wesentlich schnellere Reaktion bei Zweitkontakt wird auch als **Booster-Effekt** bezeichnet.

Hypersensitivitätsreaktionen der Haut

▶ **Allergen:** Antigen, das Überempfindlichkeitsreaktionen sowohl vom Soforttyp als auch vom verzögerten Typ auslösen kann

▶ **Allergie:** erworbene, immunologisch durch spezifische AK oder T-Lymphozyten vermittelte Überempfindlichkeitsreaktion auf exogene Substanzen, die eine asymptomatische Sensibilisierungsphase voraussetzt. Erst beim Zweitkontakt treten Symptome mit Krankheitswert auf. Allergien sind Immunreaktionen, die keinen Schutz, sondern Schaden hervorrufen. Die besondere Empfindlichkeit gegenüber Allergenen ist streng spezifisch und wird durch den Prozess der Sensibilisierung erworben. Ca. 80 % aller Allergien spielen sich an der Haut und den angrenzenden Schleimhäuten ab.

▶ **Pseudoallergie:** nicht immunologisch ausgelöste Unverträglichkeitsreaktion ohne Sensibilisierungsphase, bei der es schon beim Erstkontakt zur Reaktion kommt. Klinisch entsprechen Pseudoallergien Typ-I-Allergien, meist zeigen sich Urtikaria, Angioödeme, seltener Erytheme. Pathogenetisch sind direkte Mediatorfreisetzung (z. B. Histamin), aber auch direkte Aktivierung von Komplement, der Fibrinolyse und des Kininsystems von Bedeutung. Auslöser sind z. B. Muskelrelaxanzien, Röntgenkontrastmittel, Opiate, Lokalanästhetika, Nahrungsmittel und -zusatzstoffe.

Grundlagen

Klassifikation pathogener Immunreaktionen

Die Überempfindlichkeitsreaktionen sind 1963 von Coombs und Gell klassifiziert worden (Tab. 1, Abb. 2). Es lassen sich drei **Frühtypen** (humoral vermittelte Allergien) und ein **Spättyp** (zellvermittelte Allergie) abgrenzen. Der Spättyp wird nach dem Reaktionsort nochmals in zwei Typen unterschieden: Beim **Ekzemtyp** läuft die allergische Reaktion in der Epidermis ab, beim **Tuberkulintyp** in der Dermis (in Anlehnung an die dort stattfindende Tuberkulinreaktion).

	Frühtyp			Spättyp
	Typ I anaphylaktisch, Reaktion vom Soforttyp	**Typ II** Zytotoxisch	**Typ III** Immunkomplexreaktion	**Typ IV** (Tuberkulintyp bzw. Ekzemtyp) zellvermittelte, verzögerte Immunreaktion
Antigene (Ag)	Medikamente, Pollen, Bienen-, Wespengift, Nahrungsmittel bzw. -zusätze, Fremdproteine	Medikamente, die an Zelloberflächen von Leuko-, Erythro- oder Thrombozyten fixiert sind	Medikamente, besonders Depotpräparate, mikrobielle Ag, Fremdproteine	Kontaktallergene, z. B. Medikamente, Metalle, Kosmetika, Salbengrundlagen, Berufsstoffe; mikrobielle Ag, Fremdgewebe
Antikörper bzw. beteiligte Zellen	IgE (Reagin), fixiert auf Mastzellen; Überbrückung von mind. 2 IgE-Molekülen durch ein Ag führt zur Degranulation der Mastzellen	IgG; IgM	IgG, IgM, IgA, die mit ihrem Ag lösliche Immunkomplexe bilden; Ablagerung an Blutgefäßen oder anderen Membranen	Spezifisch sensible T-Lymphozyten; Ag-Präsentation durch epidermale Langerhans-Zellen
Mediatoren	Histamin, Serotonin, Bradykinin u. a.; freigesetzt aus Mastzellen	Aktivierte Komplementfaktoren (besonders C5)	Aktivierte Komplementfaktoren (bes. C3a und C5a); Aktivierung induziert durch Immunkomplexe	Zytokine aus Th-Lymphozyten
Gewebsreaktion	Vor allem als Histamineffekt, Vasodilatation (Erythem), Serumaustritt (Ödem), Kontraktion glatter Muskulatur (Bronchospasmus), Hypersekretion der Schleimhäute, Juckreiz	Zerstörung (Zytolyse) der Zellen, auf denen das Ag sitzt, durch neutrophile Granulozyten und Makrophagen	Anlockung (Chemotaxis) von neutrophilen Granulozyten, Gewebeschädigung durch freigesetzte lysosomale Enzyme	Lymphohistiozytäre Entzündung in der Epidermis beim Ekzemtyp; in der Dermis beim Tuberkulintyp
Reaktionszeit beim Sensibilisierten	Sekunden, meist Minuten, evtl. bis Stunden	Einige Stunden	Minuten bis Stunden, max. Reaktion nach 6–8 h	12–72 h
Klinische Beispiele	Allerg. Rhinitis, allerg. Asthma bronchiale, Urtikaria, Nahrungsmittel- und Insektengiftallergie, anaphylakt. Schock	Agranulozytose, (medikamentös induzierte) hämolytische Anämie, thrombopenische Purpura, wahrscheinlich auch bei LE, Pemphigus vulgaris etc. beteiligt	Vasculitis allergica, Serumkrankheit, hämolytische Anämie	Allergisches Kontaktekzem, multiforme Eryheme, Arzneimittelexanthem, Virusexanthem, Lepra-Reaktion, Transplantatabstoßung

Tab. 1: Einteilung der Immunreaktionen.

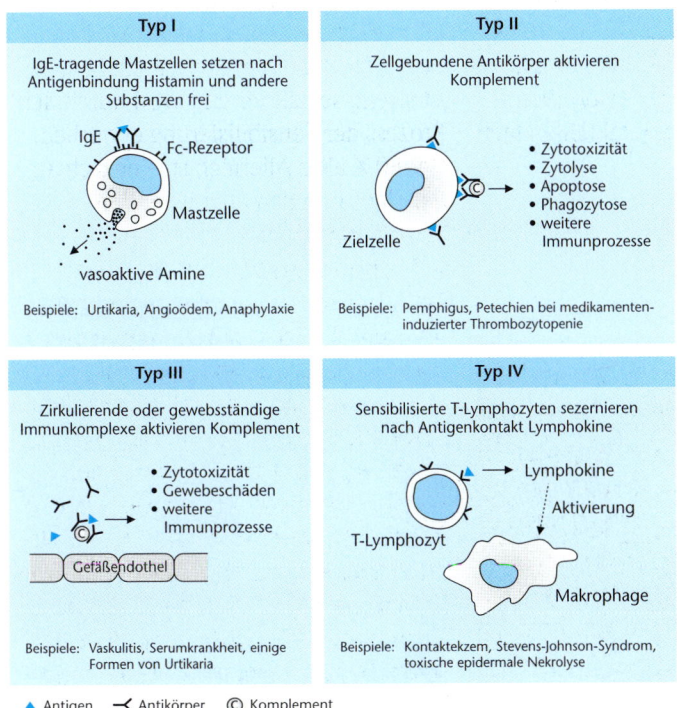

Abb. 2: Schema der 4 Typen der Immunreaktion (nach Coombs und Gell). [6]

Zusammenfassung

✘ Unter **Immunität** versteht man die Fähigkeit des Organismus, zwischen Fremd und Selbst zu unterscheiden. Funktioniert dieser Mechanismus nicht, kann es zu Autoimmun- oder allergischen Erkrankungen kommen.

✘ Alle **vier Überempfindlichkeitsreaktionen nach Coombs und Gell** können in der Haut ablaufen. Es lassen sich drei Frühtypen (humoral vermittelte Allergie) und ein Spättyp (zellvermittelte Allergie) abgrenzen.

Effloreszenzen

Die Zahl der krankhaften Veränderungen der Haut ist begrenzt und definierbar. Diese Hautveränderungen werden als **Effloreszenzen** bezeichnet.

Primäreffloreszenzen

> Primäreffloreszenzen sind Hautveränderungen, die unmittelbar durch eine Krankheit hervorgerufen werden.

▶ **Makula (Fleck):** umschriebene, nicht tastbare Farbveränderung (Abb. 1)
▶ **Papula (Knötchen, Papel):** kleine, umschriebene Erhabenheit, kann sich zu plattenartigen, größeren Gebilden (Plaques) ausdehnen (Abb. 2)
▶ **Nodus (Knoten):** umschriebene Substanzvermehrung in oder unter der Haut, größer als eine Papel (größer als erbsengroß, ≥ 0,5 cm)
▶ **Urtica (Quaddel, Nessel):** flüchtige, unscharf begrenzte, flache Erhabenheit (juckend; Abb. 3)
▶ **Vesicula (Bläschen):** mit Flüssigkeit gefüllter epidermaler Hohlraum (Abb. 4)
▶ **Bulla (Blase):** auch mit Flüssigkeit gefüllte, in der Regel erhabene Effloreszenz größerer Art, entsteht oft aus Bläschen, ≥ 0,5 cm
▶ **Pustula (Pustel):** sterile, gelbliche Leukozytenansammlung im epidermalen Hohlraum (Abb. 5)

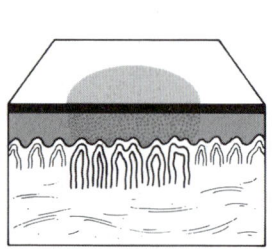 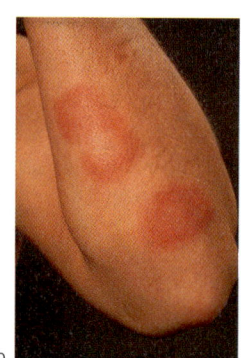

Abb. 1: a) Effloreszenz: Makula, b) klinisches Beispiel, Diagnose: Erysipeloid. [5]

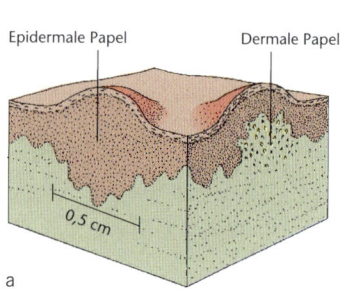 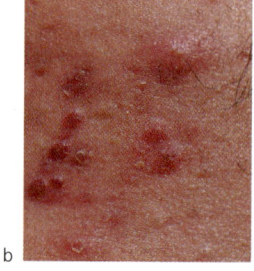

Abb. 2: a) Effloreszenzen: epidermale und dermale Papel, b) klinisches Beispiel, Diagnose: Acne vulgaris. [1]

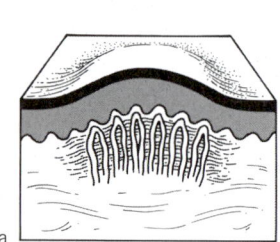 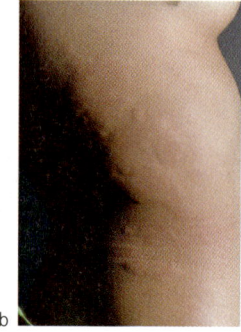

Abb. 3: a) Effloreszenz: Urtica, b) klinisches Beispiel, Diagnose: Urtikaria. [5]

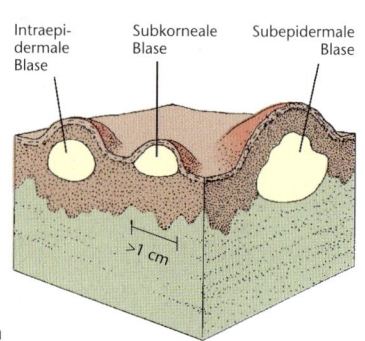 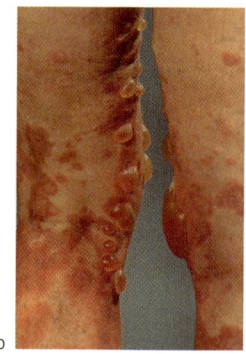

Abb. 4: a) Effloreszenzen: intraepidermale, subkorneale und subepidermale Blase, b) klinisches Beispiel, Diagnose: bullöses Pemphigoid mit subepidermaler Blasenbildung. [1, 4]

Grundlagen

Sekundäreffloreszenzen

> Sekundäreffloreszenzen entstehen entweder aus einer Primäreffloreszenz oder durch äußere Schädigung der Haut.

▶ **Squama (Schuppe):** verstärkte Ansammlung von Hornlamellen (Abb. 6)
▶ **Crusta (Kruste):** Auflagerung von eingetrocknetem Sekret (Abb. 7)
▶ **Cicatrix (Narbe):** Defektheilung, teils mit Atrophie, teils mit Hypertrophie der Haut (Abb. 7)
▶ **Rhagade (Schrunde):** spaltförmiger, bis in die Dermis reichender Riss, an nicht verhornten Haut-/Schleimhautregionen als „Fissur" bezeichnet (Abb. 7)
▶ **Erosion (Abschürfung):** oberflächlicher Substanzdefekt, heilt narbenlos (Abb. 8)
▶ **Excoriatio (Exkoriation):** Substanzverlust bis in die Dermis, heilt meist narbenlos (Abb. 8)
▶ **Ulkus (Geschwulst):** tiefer reichender Substanzdefekt, heilt mit Narbe (Abb. 8)
▶ **Atrophie:** Gewebsschwund ohne vorherigen Substanzdefekt
▶ **Pustula (Pustel):** Ansammlung von Leukozyten durch bakterielle Infektion (Abb. 5)

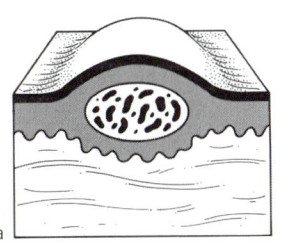
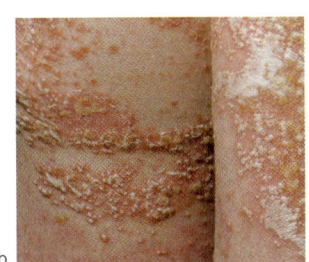

Abb. 5: a) Effloreszenz: Pustula, b) klinisches Beispiel, Diagnose: Psoriasis pustulosa mit subkornealer Pustelbildung. [5]

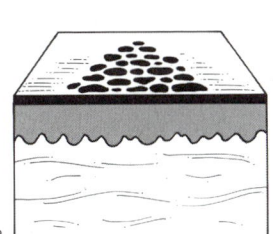
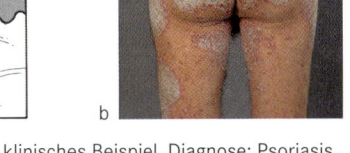

Abb. 6: a) Effloreszenz: Squama, b) klinisches Beispiel, Diagnose: Psoriasis vulgaris. [5]

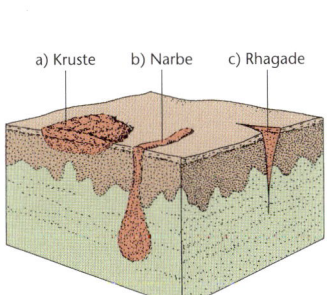
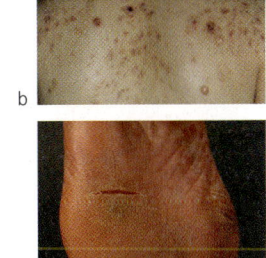

Abb. 7: Effloreszenzen: a) Kruste, b) Narbe, c) Rhagade; klinische Beispiele, Diagnosen: a) Impetigo, b) Akne, c) Fußekzem. [1, 5]

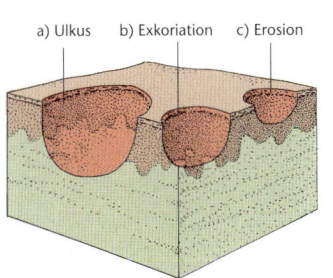
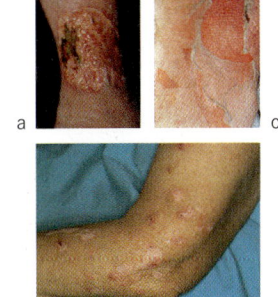

Abb. 8: Effloreszenzen: a) Ulkus, b) Exkoriation, c) Erosion; klinische Beispiele, Diagnosen: a) Ulcus cruris, b) Prurigo, c) toxische epidermale Nekrolyse. [1, 4, 5]

Anamnese und Untersuchung

Anamnese

Die Anamneseerhebung in der Dermatologie sollte immer folgende Punkte umfassen:

▶ **Derzeitige Symptome:** Wann, wo und wie begannen sie? Wie sahen die primären Läsionen aus und wie entwickelten sie sich? Subjektive Beschwerden: Juckreiz, Schmerzen, Hitze-/Kältegefühl? Mögliche Ursachen, begünstigende Faktoren, z. B. Ansteckung (Umgebungsfälle), erbliche Disposition, Einfluss von Jahreszeit, Stress, Beruf?

▶ **Frühere/weitere Erkrankungen:** Vorangegangene Hauterkrankungen? Atopiesymptome? Medikamenten- und Nahrungsmittelallergien? Innere Erkrankungen? Diese können die Haut mit einbeziehen oder mit bestimmten Hauterkrankungen assoziiert sein.

▶ **Medikamentenanamnese:** sehr ausführlich, auch selbst verordnete Arzneimittel, Kosmetika und Feuchtigkeitscremes

▶ **Soziale und Familienanamnese:** Besondere Umweltfaktoren (z. B. bei Kontaktekzem)? Berufliche Faktoren (Besserung in den Ferien?)? Hobbys mit Umgang mit z. B. Chemikalien? Sonnenbestrahlung? Reisen in tropische, subtropische Regionen (Infektionsgefahr, Sonneneinstrahlung)? Familienanamnese: Hautkrankheiten bei anderen Familienmitgliedern, bes. Psoriasis, Atopie? Bei infektiösen Krankheiten: sexuelle Kontakte, ähnliche Symptomatik in der Familie?

▶ **Psychosoziale Anamnese:** Probleme der Krankheitsverarbeitung, soziale bzw. berufliche Probleme?

Untersuchung

Die Untersuchung umfasst die gesamte Haut, Nägel, Haare und angrenzende Schleimhäute und sollte auch bei scheinbar lokalisierten Dermatosen oder isolierten Tumoren durchgeführt werden. Die Inspektion wird möglichst mit Tageslichtbeleuchtung durchgeführt.

▶ **Palpation:** Beurteilung der Konsistenz, der Dicke, des Tiefensitzes, von Empfindlichkeitsstörungen und Berührungsschmerz

▶ **Reiben:** Beurteilung der Reaktion der Blutgefäße (Dermografismus) und der Erektibilität von Effloreszenzen

▶ **Glasspateldruck:** Beurteilung der Eigenfarbe der Effloreszenz, nachdem die Blutgefäße leer gedrückt sind

▶ **Knopfsonde:** Prüfung der Verletzlichkeit der Hautoberfläche und der Empfindlichkeit (Sondenphänomen)

▶ **Kratzen:** z. B. mit der Brocq-Kürette: Prüfung der Beschaffenheit, Haftung der Schuppung, Verletzlichkeit der Epidermis

▶ **Allgemeinuntersuchung:** Neben einer orientierenden kardiovaskulären, pulmonalen und neurologischen Untersuchung sollte besonderer Wert auf folgende Punkte gelegt werden: Lymphknoten bei Hautmalignomen, Palpation der Beinpulse bei Ulcus cruris.

Spezielle Techniken

▶ **Lupenuntersuchung:** Auflichtmikroskopie (bes. zur Melanomfrüherkennung); kapillarmikroskopische Untersuchung der Hautkapillaren, z. B. Nagelfalz (bes. zur Frühdiagnostik von Kollagenosen)

▶ **Hautbiopsie:** Stanzbiopsie in Lokalanästhesie zur histologischen Abklärung von Hautveränderungen

▶ **UVA-Strahlung der Wood-Lampe:** Die Lampe erzeugt eine farbige Fluoreszenz der Haare und der Haut bei bestimmten Hautveränderungen: Mikrosporie (rot), Erythrasma (rot), tuberöse Sklerose (hypopigmentierte „Eschenlaubflecke")

▶ **Erregernachweis:** Mikroskopie, Kultur, serologische Tests, PCR etc.

▶ **Fotografie:** zur Dokumentation von Veränderungen

▶ **Hautfunktionstest:** bedeutsam zur Bewertung der intakten Schutzfunktion gegenüber chemischen Noxen, z. B. beim kumulativ-subtoxischen Handekzem

– **Alkaliresistenztest:** Reaktion auf Exposition mit 0,5 N NaOH?

– **Nitrazingelbtest:** Farbumschlag nach Auftragen der Nitrazingelb-Indikatorlösung?

▶ **Urtikariadiagnostik:** Druck-, Temperatur-, Schwitztest (testen Auslösbarkeit physikalisch bedingter Urtikaria)

▶ **Dermografismus:** An der Rückenhaut z. B. mit Holzspatel fest entlangstreichen:

– **Dermografismus ruber:** hellroter Streifen durch Vasomotorenlähmung (Normalreaktion)

– **Dermografismus albus:** weißer Streifen durch Vasokonstriktion als Hinweis auf ein atopisches Ekzem

– **Urtikarieller Dermografismus:** Rötung und Quaddelbildung ohne Juckreiz, auf Kratzstelle beschränkt nach 5–10 min

▶ **Nikolski-Phänomene** weisen Neigung zur Blasenbildung nach:

– **Nikolski 1:** Blasen lassen sich durch Schiebedruck auf gesunder Haut auslösen.

– **Nikolski 2:** Stehende Blasen lassen sich durch seitlichen Druck verschieben.

▶ **Tzanck-Test:** Vom Blasengrund wird nach Eröffnen einer frischen Blase Gewebsmaterial entnommen (exfoliative Zytologie). Beim Pemphigus vulgaris finden sich die typischen akantholytischen Epidermiszellen (Tzanck-Zellen): Tzanck-Test positiv. Ballonierend degenerierende Zellen finden sich bei einer Virusgenese der Blasenbildung.

▶ **Allergologisch-immunologische Diagnostik:** Hauttestungen, Provokationstestungen, Immunfluoreszenz, Rast (Radioallergosorbenttest: Nachweis von spezifischem IgE aus Patientenserum gegenüber einer Vielzahl von Allergenen)

▶ **Lichtdiagnostik:** s. Kapitel „UV-Strahlung", S. 77

▶ **Ultraschalluntersuchung:** Dickebeurteilung von Hautherden, Dignitätsbeurteilung

Hautbefund

Orientierender, allgemeiner Haut-Körper-Befund

▶ **Oberfläche** (trocken, fettig, feucht, glatt, faltig)

▶ **Farbe, Durchblutungszustand** (z. B. Anämie, Hyperämie)

▶ **Pigmentierungs-/Lichttyp** (s. Kapitel „UV-Strahlung", S. 76)

▶ **Konsistenz** (straff, derb, weich, schlaff, ödematös, exsikkiert)

Diagnostik

Kriterium	Beispiel	Erläuterung
Größe		2 × 1,3 cm
Form	1	1 regelmäßig
	2	2 unregelmäßig
Begrenzung	1	1 scharf
	2	2 unscharf
Anordnung	1	1 disseminiert (ausgesät)
	2	2 gruppiert
	3	3 konfluierend
Ausdehnung	1	1 lokalisiert, regionär
	2	2 generalisiert, universell

■ Abb. 1: Kriterien des Hautbefunds. [5]

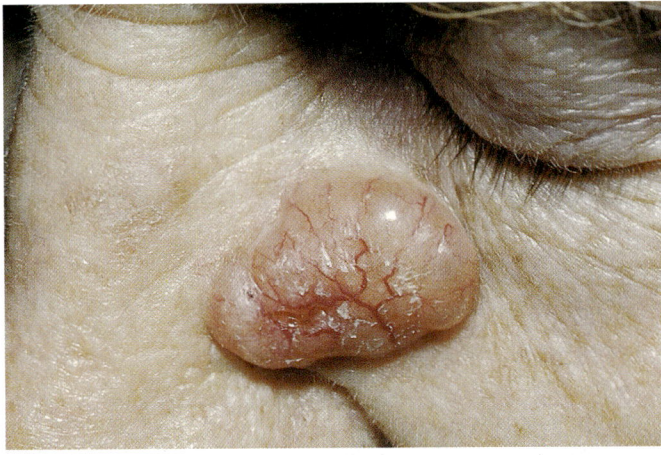

■ Abb. 2: Beispiel für Hautbefund 1: Etwa 1 cm unterhalb des linken Augeninnenwinkels findet sich ein solitärer, derber Tumor, der sich aus einzelnen, perlartig glänzenden Knötchen zusammensetzt. Er ist hautfarben, mit Teleangiektasien überzogen und zeigt zentral Schuppung und beginnende Ulzeration. Größe ca. 2,0 × 1,5 × 0,5 cm. Beschwerden: keine; Diagnose: Verdacht auf Basalzellkarzinom. [5]

▶ **Temperatur** (warm, kalt)
▶ **Behaarungsmuster**
▶ **Allgemeiner Körperbefund** (Ernährungs-, Kräftezustand)

Spezieller Hautbefund
Siehe dazu auch ■ Abb. 1 und die Beispiele in ■ Abb. 2 und 3.

▶ **Lokalisation** (Körperregion)
▶ **Zahl** (solitärer Herd; einzelne, mehrere oder zahlreiche Herde)
▶ **Morphologie der Einzelherde** (Effloreszenzenlehre, Farbe, Größe, Form, Begrenzung; monomorph oder pleomorph; auch sekundäre Veränderungen)
▶ **Verteilung bzw. Anordnung der Läsionen:** lokale Anordnung der Läsionen: linear, gruppiert, disseminiert (ausgesät), konfluierend? Generalisierte Formen: symmetrisch? Peripher oder zentral lokalisiert? Erkrankung der Beugen oder Streckseiten? Beschränkung auf sonnenlichtexponierte Areale? Besteht Linearität? An Dermatom gebunden?
▶ **Ausdehnung** (wird gemessen oder vergleichend angegeben); die Gesamtausdehnung mehrerer Herde kann häufig nur orientierend erfasst werden (zirkumskript, regionär, generalisiert, universell).
▶ **Begrenzung und Farbe einer Hautveränderung:**
Die **Begrenzung** einer Effloreszenz ist bei oberflächlichem Sitz relativ scharf und wird deutlich unschärfer bei tieferer Lokalisation. Sitzt eine Effloreszenz im subkutanen Fettgewebe oder tiefer, so ist die Haut darüber verschieblich. Entzündliche Effloreszenzen der oberen Dermis sind relativ scharf begrenzt und hellrot, solche der tieferen Hautschichten eher unscharf begrenzt und blaurot.

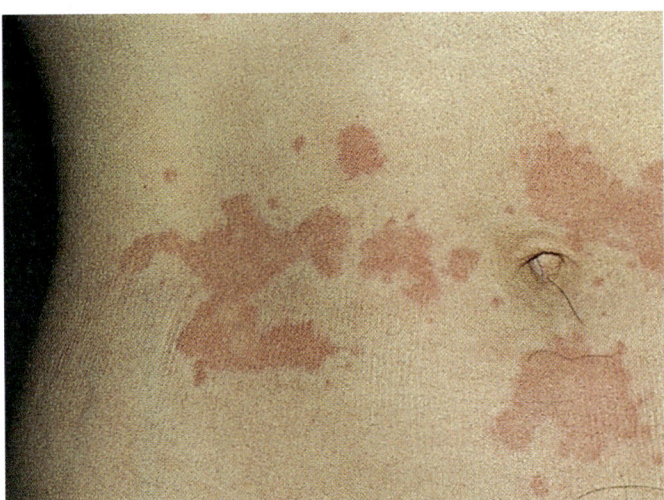

■ Abb. 3: Beispiel für Hautbefund 2: runde, teils konfluierende Quaddeln, die generalisiert am ganzen Körper unter Bevorzugung von Unterbauch, Gesäß und Oberschenkeln auftreten, teils einzeln stehen. Beschwerden: starker Juckreiz; Anamnese: Penizillineinnahme seit 1 Wo. wegen Grippe; Diagnose: Verdacht auf Urtikaria. [5]

Zusammenfassung

✴ **Anamnese:** Sie zeigt die Entstehung und den Verlauf einer Hautveränderung und deckt Umstände der sozialen oder Familiengeschichte auf, die möglicherweise Bedeutung für die Krankheit haben. Außerdem sollen alle verwendeten Arznei- und Pflegemittel erfasst werden.

✴ **Untersuchung:** Die gesamte Hautoberfläche wird unter guter Beleuchtung untersucht, evtl. mit Dermatoskop und Palpation. Das Verteilungsmuster und die Morphologie der Läsionen sind besonders wichtig.

Immunologische Tests

Klinische und Laboruntersuchungen immunologischer Art werden in der Diagnostik einer ganzen Reihe von Hautkrankheiten eingesetzt. Epikutantests dienen der Aufdeckung eines Kontaktekzems, Prick-Tests und Intrakutantests der Abklärung von Urtikaria und atopischem Ekzem. Immunfluoreszenzuntersuchungen an Hautbiopsien (oder Serum) sind für die Erkennung bullöser Dermatosen und anderer Krankheitsgruppen wie der Kollagenosen und Vaskulitiden unverzichtbar.

> Mit dem Epikutantest werden Typ-IV-Immunreaktionen erfasst, mit dem Prick- und dem Intrakutantest Typ-I-Immunreaktionen.

Der optimale Untersuchungszeitpunkt für Typ-I-Diagnostik liegt ca. zwei Wochen bis drei Monate nach der allergischen Reaktion. Nach den Allergietestungen muss der Patient mindestens 30 min überwacht werden, ggf. länger, angepasst an das Ausmaß früherer allergischer Reaktionen und an die getesteten Substanzen.
Kontraindikationen gegen eine Hauttestung sind schwere Systemerkrankungen, akute allergische Symptomatik, infektiöse Hauterkrankungen, schwere Dermatitiden, Urticaria factitia und Schwangerschaft (wegen Gefahr einer systemischen Reaktion).

> Bei Allergietestungen mit hohem Risiko für systemische Reaktionen muss Notfallbereitschaft herrschen.

Prick-Test
Der Prick-Test ist ein Kutantest zum Nachweis von Typ-I-Sofortallergien. Die Haut wird nach dem Auftragen des gelösten Antigens auf die Unterarmbeugeseite durch den Tropfen hindurch angeritzt, sodass die Allergenlösung mit den papillären Gefäßen Kontakt hat (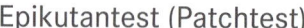 Abb. 1). Nach 20 Minuten wird der Test auf Rötung, Quaddelbildung und Pseudopodien abgelesen und mit einer gleichzeitig provozierten Positiv- (Histamin) und Negativkontrolle (z. B. Kochsalz) verglichen (Abb. 2). Testsubstanzen sind diverse kommerzielle Allergenextrakte, z. B. Pollen, Tierepithelien, Hausstaubmilben, Schimmelpilze, Nahrungsmittel. Arzneimittel wie Antihistaminika können die Hautreaktivität supprimieren, dann ist auch die Histaminkontrolle beeinträchtigt.

Intrakutantest
Der Intrakutantest dient ergänzend zum Prick-Test der Diagnostik von Typ-I-Sensibilisierung. Er ist sensitiver als der Prick-Test, zeigt aber häufiger falsch positive Ergebnisse.
Die Allergenlösung wird streng intrakutan mit einer Tuberkulinspritze appliziert; als Testsubstanzen werden z. B. Insektengifte, Penizillin, Lokalanästhetika und Heparine benutzt. Ablesen nach 20 min, ggf. nach ca. 6 h (Typ-III-Reaktion oder späte Phase der Typ-I-Reaktion) und nach 24, 48, 72 h (zellulär vermittelte Spätreaktion).

Epikutantest (Patchtest)
Indikationen für den Epikutantest sind Diagnose bzw. Ausschluss von Typ-IV-Sensibilisierung, v. a. allergische Kontaktdermatitis und Sonderformen, auch andere Ekzemformen, fotoallergische/fototoxische Reaktionen, fixe und makulopapulöse Arzneimittelexantheme und Kontakturtikaria.
Getestet wird immer eine Standardreihe der häufigsten Allergene (ca. 25), hinzu kommen weitere Spezialteststreifen je nach Fragestellung (z. B. berufliche Stoffe, Kosmetika, bestimmte Substanzgruppen). Diese Substanzen werden in nicht toxischen Konzentrationen mithilfe eines Spezialpflasters auf den Rücken aufgebracht (Abb. 3 a–c). Für die Zeit des Tests muss auf Duschen/Baden, Sport und UV-Bestrahlungen verzichtet werden. Das Testpflaster verbleibt 48 h, dann erfolgt die erste Ablesung, eine weitere 72 h nach Aufkleben des Pflasters. Der Test ist positiv für die Substanz, bei der sich eine umschriebene Ekzemreaktion findet (Abb. 3 d–e). Dem Patienten wird ein Allergiepass über seine entsprechenden Sensibilisierungen ausgestellt.

Immunfluoreszenz
Direkte Immunfluoreszenz (DIF)
Die DIF dient dem Nachweis von Autoantikörpern oder Komplementfaktoren, die in der Haut abgelagert sind. Ein Gewebeschnitt einer Hautbiopsie wird auf einem Objektträger mit einer Lösung inkubiert, die einen definierten sekundären Antikörper gegen menschliches Immunglobulin oder Komplementfaktoren enthält. Dieser zugegebene sekundäre Antikörper ist mit einem fluoreszierenden Farbstoff gekoppelt (Abb. 4a). Sind also z. B. bei einem Patienten mit Pemphigus vulgaris Autoantikörper in den interzellulären Räumen vorhanden, so bindet der zugegebene tierische Antikörper daran. Sichtbar wird diese Reaktion (= Nachweis von abgelagerten Autoantikörpern) im Fluoreszenzmikroskop (Abb. 5).

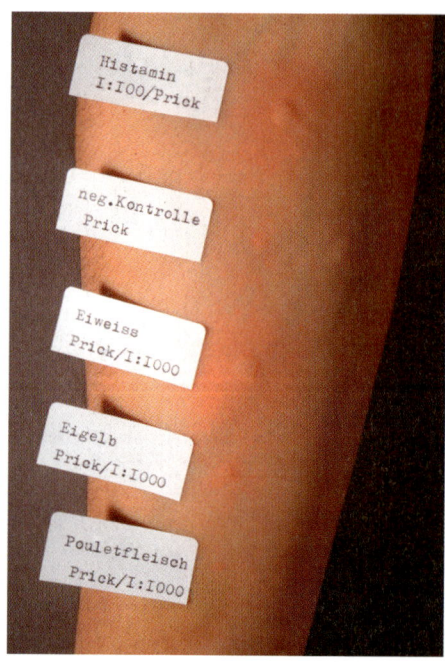

Abb. 2: Prick-Test mit positiven Ergebnissen auf verschiedene Nahrungsmittel. Beachte auch die Positivkontrolle mit Histamin und die Negativkontrolle mit NaCl. [13]

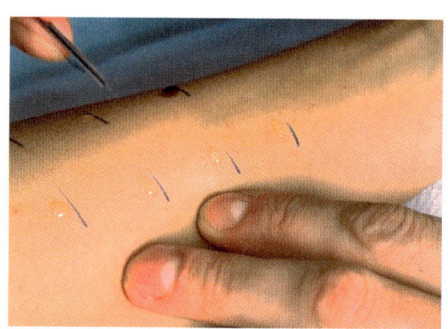

Abb. 1: Durchführung des Prick-Tests. [7]

Diagnostik

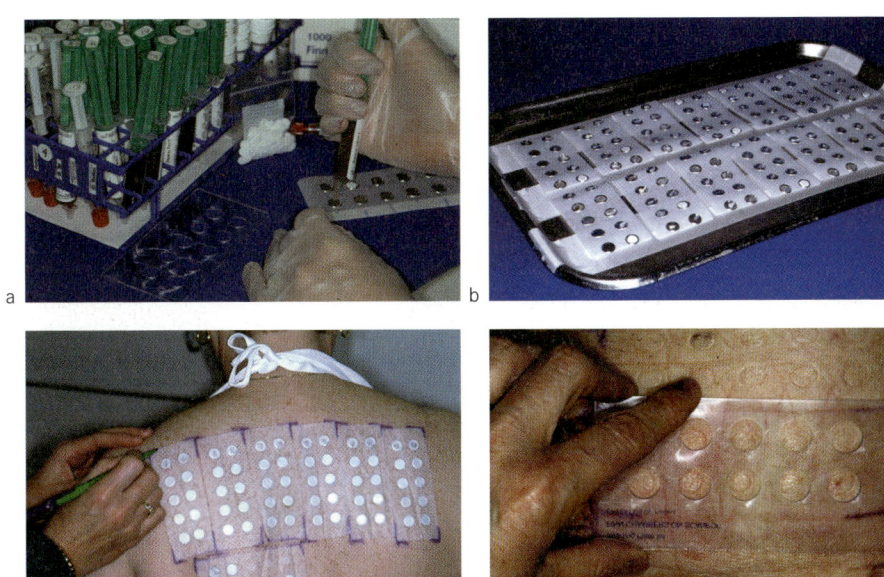
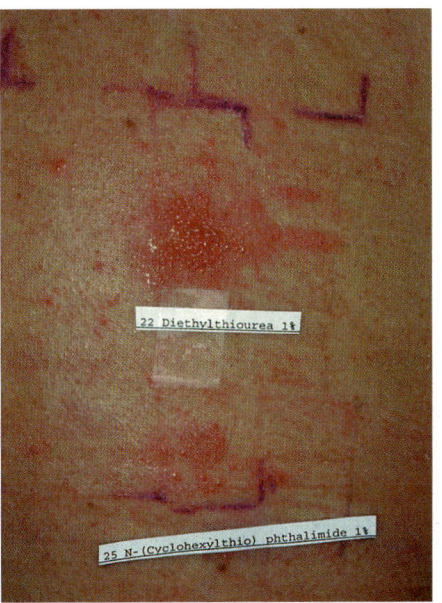

Abb. 3: Epikutantest. a) Übertragung der Allergenzubereitungen auf runde Metallteller. b) 140 zu testende Allergene in Zehnereinheiten auf einem Tablett. c) Aufbringen der Allergenserie auf den Rücken des Patienten. d) Entfernen der Pflaster und Metallteller nach 48 Stunden. Im Anschluss Beurteilung der Hautreaktion. Hilfreich ist hierbei der Einsatz einer Plastikschablone (leichteres Zuordnen von Hautreaktion und Allergen). e) Positive Testung auf Diethylthiourea 1% (+++) und N-(Cyclohexylthio-)Phthalimid (++) 48 h nach Anbringen des Kontaktallergens. Eine zweite Beurteilung erfolgt nach 72 h. [13]

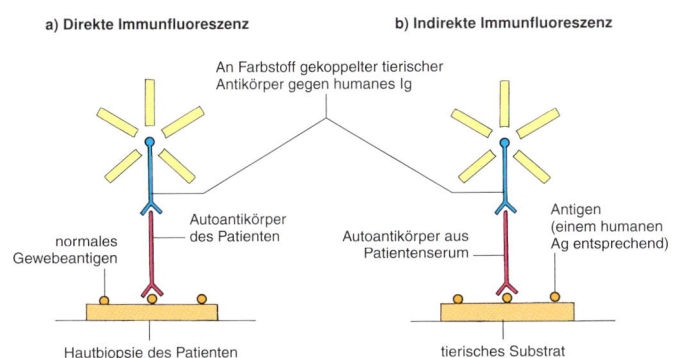
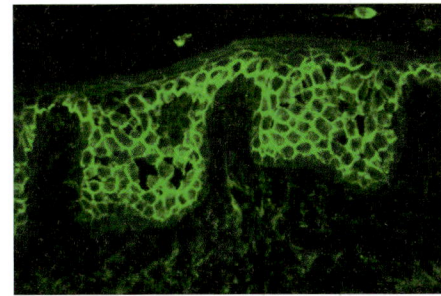

Abb. 4: Immunfluoreszenz. [4]

Abb. 5: Pemphigus vulgaris: DIF mit Anti-IgG. Zwischenzelluläre Ablagerungen von Autoantikörpern in der Epidermis. [13]

Indirekte Immunfluoreszenz (IIF)

Die IIF wird benutzt, um im Patientenserum Auto-AK gegen bestimmte Gewebestrukturen oder Zellkerne nachzuweisen (Abb. 4b). Zunächst wird ein Gewebeschnitt meist von bestimmtem tierischen Material mit Patientenserum inkubiert. In einem zweiten Schritt werden die nun gebundenen Autoantikörper aus dem Patientenserum wie bei der DIF durch Zugabe eines fluoreszenzmarkierten (tierischen) AK sichtbar gemacht.

Zusammenfassung

- Mit dem **Epikutantest** werden Typ-IV-Immunreaktionen erfasst, mit dem **Prick- und dem Intrakutantest** Typ-I-Immunreaktionen.
- Die **direkte Immunfluoreszenz** weist Autoantikörper und Komplementfaktoren in der Haut nach. Die **indirekte Immunfluoreszenz** verwendet ein tierisches Substrat zum Nachweis von Autoantikörpern im Serum.

Dermatologische Lokaltherapie I

Die dermatologische Lokaltherapie ermöglicht die gezielte Behandlung erkrankter Hautpartien unter Schonung anderer Organe. Diese Externa bestehen aus einer Grundlage, in die verschiedene differente Wirkstoffe und weitere Hilfsstoffe (Konservierungsmittel, Emulgatoren) eingearbeitet werden können. Die Grundlagen haben auch wichtige eigenständige Wirkungen im Rahmen der Pflegebehandlung (indifferente bzw. blande Lokaltherapie). Die Zubereitungsformen von Lokaltherapeutika basieren auf Grundstoffen der drei Zustände flüssig, fett und fest bzw. deren Mischungen (Abb. 1). Die Auswahl ist abhängig von Körperregion, Krankheitssymptomatik und Hauttyp (Tab. 1).

Grundlagen

Puder
Es gibt reine Wirkstoffpuder oder Gemische mit mehreren Hilfsstoffen (z. B. Talkum, Zinkoxid). Puder wirkt je nach Zusammensetzung kühlend, trocknend, adsorbierend oder adstringierend.
Indikation: Dermatosen in intertriginösen Arealen sowie bei Epithelverlusten
Kontraindikation: nässende Dermatosen

Schüttelmixtur
(Lotio, Trockenpinselung)
Suspension von unlöslichem Puder (ca. 40 %) in einer Flüssigkeit (meist Wasser, Glyzerin oder Äthanol). Das Verdunsten der Flüssigkeit hat einen kühlenden, entzündungshemmenden Effekt und der Puder bleibt als Schutzschicht über der Haut mit aufsaugender, juckreizstillender und abdeckender Wirkung zurück.
Indikation: nicht nässende, erythematöse und pruriginöse Krankheiten (z. B. Sonnenbrand, Urtikaria), Hautschutz

Lösung
Wässrige Lösungen haben, als feuchter Umschlag appliziert, antientzündliche, austrocknende, kühlende sowie krustenlösende Wirkungen, die allerdings wegen der Verdunstung nicht lange andauern.
Indikation: feuchte Umschläge bei akut entzündlichen, nässenden oder ulzerösen Erkrankungen; Spülung und Reinigung von Wunden
Lösungen mit Alkohol werden **Tinkturen** genannt; sie wirken kühlend, entfettend, austrocknend und desinfizierend.

Creme
Cremes sind Öl-in-Wasser-Emulsionen, in denen eine kleine Menge Fett in der wässrigen, äußeren Phase emulgiert. Für den Fettbestandteil gibt es eine große Auswahl pflanzlicher (z. B. Kakaobutter), tierischer bzw. halbsynthetischer (z. B. Wollwachs [cave! zunehmende Sensibilisierung]) und mineralischer (z. B. Paraffin, Vaseline) Fette. Cremes haben einen anfänglich kühlenden (Verdunsten des Wassers), dann gering fettenden Effekt, sie sind leicht entfernbar und ziehen schnell ein. Wegen des hohen Wassergehalts haben sie eine quellende Wirkung auf die Hornschicht und führen so zum schnelleren Austrocknen. Durchsichtige Gele mit höherem Wasseranteil und milchartige Emulsionen haben eine ähnliche Wirkung.
Indikation: Cremes sind vielseitige Grundlagen für nahezu alle Hautsymptome und Lokalisationen.

Salbe
Salben sind Wasser-in-Öl-Emulsionen. Fettsalben sind wasserfrei, andere Salben gering wasserhaltig. Das von der Haut gebildete Exsudat wird aufgenommen, so wird die Krustenbildung verhindert. Außerdem hemmen Salben die Wärme- und Feuchtigkeitsabgabe der Haut. Je wässriger die Salbe ist, desto stärker ist auch der Kühleffekt durch Abdunstung der wässrigen Phase. Salben bilden einen Schutzfilm über der Haut, wodurch es zu einer Proliferationssteigerung der Epidermis und einer Schmerzlinderung und somit zu einer schnelleren Wundheilung kommt.
Indikation: schuppende, keratotische Dermatosen, Verletzung der Integrität der Haut
Kontraindikation: akut-entzündliche oder nässende Dermatosen
Fettsalben sind wasserabstoßend, sehr stark fettend und von der Haut nur schwer entfernbar. Durch die behinderte Schweißabdunstung sammelt sich die Feuchtigkeit in der Hornschicht, die aufquillt. So werden Keratosen und Schuppen sehr wirksam abgelöst. Fettsalben können also Austrocknung, Sprödigkeit und auch trockene Schuppenbildung zumindest teilweise beheben.

Hauttyp	Grundlage
Trocken, nicht spröde	Trocken
Trocken und spröde	Fett
Nässend	Feucht
Chronische Läsionen, weder nässend noch sehr trocken	Salben
Behaarte Bereiche	Lösungen oder auswaschbare Salben
Intertrigines	Pasten, Puder oder austrocknende Lösungen

Tab. 1: Galenische Grundsätze phasengerechter Behandlung. Beispiel: akutes Stadium eines Ekzems → Umschläge, Lotionen, Cremes; subakutes Stadium → Salben; chronisches Stadium → Fettsalben.

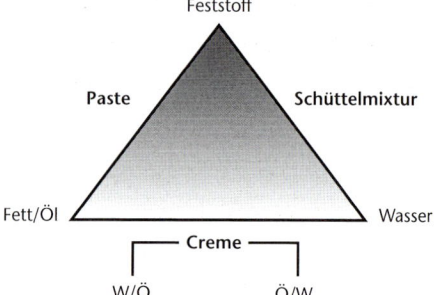

Abb. 1: Phasendreieck der Grundlagen zur lokalen Hautbehandlung. [2]

Therapie

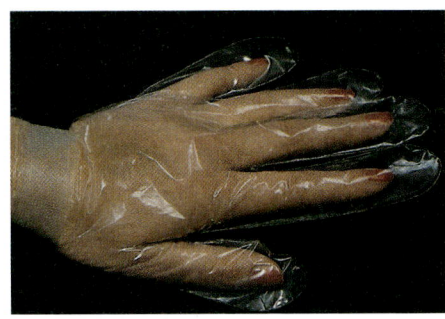

Abb. 2: Okklusivverband. [8]

Indikation: chronische, trockene Dermatosen, Hautschutz

Pasten

Pasten bestehen aus festen Stoffen (meist Zinkoxid) und fettenden Grundstoffen (meist Vaseline), ziehen nicht richtig in die Haut ein und sind nicht abwaschbar. In harten Pasten überwiegt der feste Anteil, sie wirken abdeckend, wasserabweisend und hautschützend. Sie haften der Hautoberfläche als wasserundurchlässiger Film an und schützen die Körperstellen so vor irritierenden Flüssigkeiten (z. B. Windeldermatitis). Weiche Pasten (20–30 % fester Bestandteil) haben kühlende, sekretaufnehmende, aber auch fettende Wirkung.

Indikation: subakut-chron. Entzündungen, Intertrigines, Ulkusumgebung

Dermatologische Verbände

Verbände haben die Aufgabe, die geschädigte Haut zu schützen, den Kontakt der behandelten Haut mit den Externa zu gewährleisten und ein günstiges Milieu für die Wundheilung herzustellen.

Okklusivverbände

Behandelte Hautstellen werden mit einer Okklusivfolie umwickelt und dann mit einem Deckverband festgehalten (Abb. 2), bei den Händen mit Folienhandschuhen. Das warme und feuchte Milieu führt zu einer Aufquellung der Hornschicht und zu einer Penetrationssteigerung (Tab. 2). Okklusivverbände sollten 12 bis maximal 24 h angewandt werden. Die Haut erscheint anschließend mazeriert und ist besonders anfällig für Superinfektionen.

Kompressionsverbände

Kompressionsstrümpfe und -binden werden insbesondere bei chronisch-venöser Insuffizienz und Lymphödemen eingesetzt. Sie können auch über behandelte Stellen und über Deckverbände angelegt werden. Distal sollte die Kompression höher sein als proximal.

Wundverbände

Für die moderne Feuchtbehandlung stehen eine Reihe von Wundauflagen wie Hydrokolloide, Hydrogele und Alginate zur Verfügung. Wundheilungsfördernde Eigenschaften sind Feuchtigkeitserhalt, Wundschutz, Exsudatabsorption und Sauerstoffdurchlässigkeit.

Art des Verbands	Verstärkung
Unbedecktes Auftragen	1
Mit Deckverband	2–4
Mit Okklusivverband	30–50

Tab. 2: Verstärkung des Wirkstoffeffekts durch die Verbandart (Bsp.: antiphlogistischer Effekt eines Lokalsteroids).

Wirkstoffe

Topische Glukokortikoide

Glukokortikoide sind Steroide, die antiinflammatorisch, vasokonstriktiv, antiproliferativ und immunsuppressiv wirken. Nach der Initialtherapie mit einem potenten Kortikoid wird ein ausschleichender, schrittweiser Übergang auf weniger potente Wirkstoffe (**Stufentherapie**) angestrebt. Durch das **Ausschleichen** statt eines plötzlichen Absetzens wird das **Rebound-Phänomen** verhindert, also ein überschießendes Wiederaufflammen einer Dermatose nach dem abrupten Absetzen der Medikamente. Alternative ist die **Intervalltherapie** mit wirkstofffreien Tagen, deren Anzahl schrittweise gesteigert wird.

Zusammenfassung

✖ **Grundlagen:** In der dermatologischen Lokaltherapie werden die Wirkstoffe in bestimmte Trägersubstanzen (Grundlagen) eingearbeitet. Die Zubereitungsformen von Lokaltherapeutika basieren auf den Grundstoffen der drei Zustände flüssig (Lösung, Tinktur), fett (Öl) und fest (Puder) bzw. deren Mischungen. Die Verwendung ist abhängig von Körperregion, Krankheitssymptomatik und Hauttyp.

✖ **Verbände** haben die Aufgabe, die Haut zu schützen, den Kontakt mit den Externa zu gewährleisten und ein günstiges Milieu für die Wundheilung herzustellen.

Dermatologische Lokaltherapie II

In der intakten Hornschicht kann sich ein Wirkstoffdepot bilden, aus dem langsam und stetig absorbiert und resorbiert wird. Ist die Hornschicht aber gestört oder dünn, kommt es zu einer beschleunigten Absorption und Resorption und damit auch zu einem schnelleren Auftreten von Nebenwirkungen. Deshalb müssen, wenn überhaupt, Kortikoide auf dünner Haut (Säuglinge, Kinder, Ältere, Gesicht, Intertrigines, Genitalien) sehr vorsichtig angewandt werden. Je höher die Haarfollikel- und Schweißdrüsendichte und je dünner die Hornschicht bei ausreichender Hydration sind, desto besser ist die Penetration und damit die Wirkung der Kortikoide. Durch einen Okklusivverband kann die Penetration gesteigert werden (s. Tab. 2, S. 17). Auch hornschichterweichende Stoffe wie Harnstoff und Salicylsäure verbessern das Eindringvermögen der Steroide.

Die **Nebenwirkungen** sind abhängig von der Stärke des Präparats, dem Ort und der Dauer der Anwendung. Mit der Anwendung muss aufgehört werden, wenn die Erkrankungen persistieren und/oder steroidinduzierte Hautveränderungen auftreten.

▶ **Lokal:** Hautatrophie mit Teleangiektasien, Purpura-Neigung durch erhöhte Gefäßzerbrechlichkeit (Abb. 3), Striae (Abb. 4), Hypertrichose, Begünstigung und Maskierung von Infektionen, Dauererythem (bes. bei Anwendung im Gesicht), verzögerte Wundheilung, Provokation anderer Dermatosen: periorale Dermatitis, Steroidakne; Rebound-Phänomen (v. a. bei Psoriasis)
▶ **Systemisch:** Hemmung der Nebennierenrinde (nur bei großflächiger, lang dauernder Intensivbehandlung oder verstärkter Resorption bei potenten Kortikoiden)

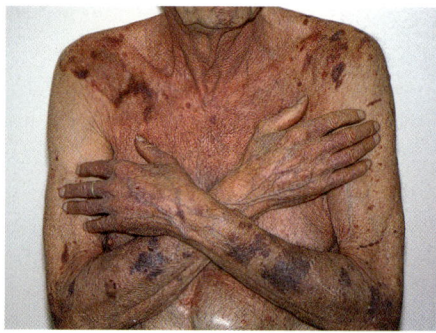

Abb. 3: Erscheinungsbild mit Purpura bei chronischem Gebrauch topischer Steroide. [9]

Indikation: entzündliche, hyperproliferative Hautveränderungen (z. B. Ekzeme, Psoriasis)
Kontraindikation: Hautinfektionen, Atrophie, Ulzera, periorale Dermatitis

Lokale Glukokortikoide werden entsprechend der antientzündlichen Wirkung in vier Gruppen eingeteilt (Tab. 3), Gruppen 2–4 wirken auch antiproliferativ.

Calcineurin-Inhibitoren

Tacrolimus und Pimecrolimus hemmen durch die Inhibition von Calcineurin die Transkription von T-Zell- und proinflammatorischen Zytokinen und wirken so immunsuppressiv. Sie stellen in der Therapie des atopischen Ekzems eine echte Alternative zu den Glukokortikoiden ohne die steroidtypischen Nebenwirkungen und die Gefahr der Resorption dar.
Am Anfang brennt und juckt es oft beim Auftragen, was aber im Lauf der Behandlung abnimmt. Pimecrolimus wird weniger systemisch absorbiert und eignet sich deshalb auch zur Behandlung von Säuglingen und Kleinkindern sowie des Gesichts.

Antimikrobielle Substanzen

Sie dienen der flächigen Desinfektion bei bakteriell, mykotisch oder viral bedingten oder superinfizierten Hauterkrankungen. Sie haben eine schwächere Wirkung als Antibiotika, sind aber Mittel der ersten Wahl bei oberflächlichen bakteriellen Hautinfektionen:

▶ **Farbstoffe**, in 0,25–1,0%iger, wässriger Lösung: Eosin, Gentianaviolett, Brillantgrün; erschweren Beurteilung des Lokalstatus, potenziell irritierend
▶ **Chloramin- oder Wasserstoffsuperoxid-Lösungen** (Spülung oder Umschläge): desinfizierend, auch wirksam gegen gramnegative Keime
▶ **Oxychinolinderivate** (Vioform©): wirken ausgezeichnet, erschweren aber durch ihre gelbe Eigenfarbe evtl. die Beurteilung der Haut
▶ **Weitere Desinfizienzien:** Phenolderivate (Hexachlorophen), Polyvidon-Iod, Chinosol, Clioquinol, Kaliumpermanganat, Silbernitrat (auch gegen gramnegative Keime)

Lokale Antimykotika

Bei oberflächlichen Mykosen werden verschiedene Stoffgruppen eingesetzt. Speziell gegen Dermatophyten wirkt z. B. Tolnaftat, gegen Hefen z. B. Amphotericin B und Nystatin und als Breitspektrumantimykotika wirken z. B. Azole.

Lokale Antibiotika

Antibiotika sollten wegen möglicher Kontaktsensibilisierungen und zur Verhinderung unnötiger Resistenzentwicklung nur dann topisch verwendet werden, wenn sie zur systemischen Gabe ungeeignet sind, z. B. Bacitracin, Mupirocin. Einige Anwendungsgebiete:

▶ Impetigo, Pyodermien, Superinfektionen → Bacitracin, Gramicidin, Erythromycin, Clindamycin, Fusidinsäure
▶ Follikuläres Überwuchern durch obligate Hautoberflächenkeime (Akne, Follikulitis) → Erythromycin, Clindamycin, Tetrazykline
▶ Gramnegative Infekte (gramnegative Follikulitis, gramnegativer Fußinfekt) → Neomycin

	Gruppe 1	Gruppe 2	Gruppe 3	Gruppe 4
Wirkungsstärke	Schwach	Mittel	Stark	Sehr stark
Beispiele	Hydrokortison, Prednisolon	Triamcinolonacetonid, Prednicarbat	Betamethasonpropional, Fluocortolon	Clobetasolpropionat, Diflucortolonvalerat

Tab. 3: Einteilung von lokalen Glukokortikoiden nach Wirkungsstärkegruppen.

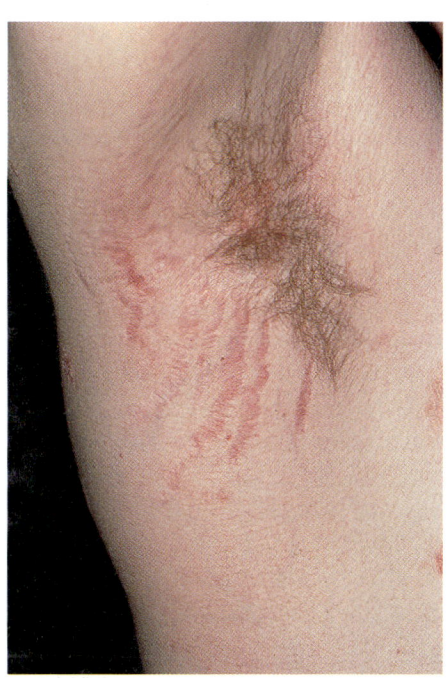

Abb. 4: Striae cutis distensae, steroidinduziert. [9]

Ektoparasitizide
Permethrin als Therapeutikum bei Pediculosis capitis und Scabies, Benzylbenzoat als Alternative bei Schwangeren und Stillenden.

Lokale Virustatika
Unter den vielfältigen Behandlungsmöglichkeiten für Viruswarzen finden sich auch salicylsäure- und fluorouracilhaltige Externa. Bei den ersten Anzeichen einer HSV-Infektion sollte bereits mit einer Therapie mit Aciclovir begonnen werden.

Imiquimod
Imiquimod ist ein Immunmodulator, der eine Entzündungsreaktion provoziert. Lokal aktivierte Immunzellen greifen dann pathologisches Gewebe an und können den Krankheitsprozess zum Abklingen bringen. Das Mittel wird v. a. zur Therapie von Condylomata acuminata, aktischen Keratosen und superfizielle Basalzellkarzinomen verwendet.

Salicylsäure
Salicylsäure ist stark keratolytisch, schwach entzündlich und antimikrobiell. Es entschuppt bei Psoriasis vulgaris (2–10%) und bei palmoplantaren Hyperkeratosen (5–20%)

Harnstoff
Harnstoff wirkt wasserbindend, keratolytisch, penetrationsfördernd, antipruriginös und ist eines der wichtigsten topischen Dermatika. Im Akutstadium von entzündlichen Dermatosen solle er allerdings nur vorsichtig zum Einsatz kommen.

(Stein- oder Holzkohlen-)Teerpräparate
Teer in verschiedenen Grundlagen ist eine antientzündliche, antiproliferative und juckreizstillende Behandlung bei chronischen Ekzemen und Prurigo. Teer wirkt fotosensibilisierend, hat jedoch auch **Nebenwirkungen** wie Hautreizung, Schmutz, Geruch und evtl. Resorption.

Antipsoriatika
Antipsoriatika sind Substanzen mit antiproliferativer und/oder immunmodulierender Wirkung, teils kombiniert mit Keratolytika, also Mitteln zur Erweichung und Ablösung von Keratosen und Schuppen.

▶ **Dithranol:** Dieses klassische, antiphlogistische Lokalantipsoriatikum eliminiert gezielt Immunzellen aus entzündlichen Plaques und bewirkt so oft relativ lange Remissionszeiten. Es wird mit steigender Dosierung bis zur lokalen Verträglichkeitsgrenze angewandt. Eine besondere Behandlungsform ist die Kurzzeit-(Minuten-)Therapie mit Steigerung der begrenzten Einwirkzeit und Konzentration. **Nebenwirkungen:** lokale Hautirritation (cave! Psoriasisprovokation), Verfärbung

▶ **Vit D3:** hemmt die Proliferation läsionaler Haut und fördert die Differenzierung. Gute Compliance bei ambulanter Therapie. Applikation von Calcipotriol auf max. 30% der KOF

Aknetherapie
▶ Retinoide

▶ Vitamin-A-Säure greift in den epidermalen Verhornungsmechanismus ein. Eingesetzt wird sie bei Acne vulgaris, Verhornungsstörungen (z. B. M. Darier), Prophylaxe und Therapie UV-bedingter Hautalterung. KI im 1. Trimenon.

▶ Benzoylperoxid

Die Talgdrüsen werden verkleinert, weiterhin hilft ein antimikrobieller Effekt in der Therapie der entzündlichen Formen der Acne vulgaris.

Balneotherapie
Bäder sind ein wesentlicher Bestandteil der dermatologischen Lokaltherapie. Wirkstoffe können mit Voll- oder Teilbädern rasch ans Integument aufgebracht werden. Der Einsatz von 3–5% Natriumchlorid oder Natriumbicarbonat im Badewasser wirkt keratolytisch, der Zusatz von Bolus alba (weiße Tonerde) entzündungshemmend und antipruriginös. Tannine sind bei dyshidrotischen Hand-/Fußekzemen indiziert.

Zusammenfassung

✖ **Lokale Steroide:** werden in vier Wirkungsklassen eingeteilt, wegen zahlreicher Nebenwirkungen ist ein vorsichtiger Gebrauch indiziert

✖ **Imiquimod:** induziert in der aufgetragenen Hautstelle eine Entzündung, wird u. a. in der Therapie von Condylomata acuminata und aktinischen Keratosen verwendet

✖ **Antimikrobielle Substanzen:** Dafür sollten vornehmlich Desinfizienzien verwendet werden, Antibiotika nur dann, wenn die Wirkstoffe systemisch keine Anwendung finden.

✖ **Klassische Antipsoriatika:** Dazu gehören keratolytische Substanzen wie Salicylsäure und Harnsäure, Antiphlogistika wie Dithranol sowie Teerpräparate.

Systemische und operative Therapie

Bei nicht suffizienter Lokaltherapie ist neben der systemischen medikamentösen Behandlung bei manchen Krankheitsbildern alternativ oder zusätzlich eine Lichttherapie (siehe S. 77) oder eine operative Therapie angezeigt.

Systemische medikamentöse Therapie

Retinoide
Die Derivate der Vitamin-A-Säure wirken antikeratinisierend, antiseborrhoisch, antifibrosierend, antineoplastisch und chemotaxishemmend. Sie sind ein wichtiger Baustein der Therapie bei Verhornungsstörungen und Acne vulgaris und werden auch in der Tumorprophylaxe (z. B. multiple aktinische Keratosen) und Onkologie verwendet. Wichtigste Nebenwirkung ist die Teratogenität, weswegen bei Frauen im gebärfähigen Alter auf eine rigorose Kontrazeption geachtet werden muss. Weiterhin kann es zu einem Anstieg der Blutfettwerte und zu trockener Schleimhaut und Haut kommen.

▶ **Acitretin** beeinflusst die epidermale Zellproliferation und -reifung und wird bei schwersten, therapieresistenten Formen von Psoriasis vulgaris, Psoriasis pustulosa, Ichthyosis und anderen Verhornungsstörungen eingesetzt.
▶ **Isotretinoin** wirkt stark antiseborrhoisch und ist äußerst wirksam bei Acne vulgaris und Rosazea.
▶ **Bexaroten** wird beim kutanen T-Zell-Lymphom angewandt.

Sulfone
Dapson wird u. a. bei Dermatitis herpetiformis Duhring und Pyoderma gangraenosum eingesetzt. Es inhibiert neutrophile Granulozyten und ist u. a. bei Dermatosen wirksam, die durch Neutrophile verursacht werden. Nebenwirkungen sind Hämolyse (bes. bei Pat. mit G-6-PDH-Mangel), Methämoglobinämie, Agranulozytose und Hypersensitivitätssyndrome.

Glukokortikoide
Systemische Glukokortikoide haben eine starke entzündungshemmende und immunsuppressive Wirkung. Meist werden Prednison/Prednisolon oral verwendet. Die Initialdosierung ist hoch (über 100 mg/d), mittel (ca. 50 mg/d) oder niedrig (20–30 mg/d) bis zum Wirkungseintritt. Dann wird frühestmöglich mittels Dosisreduktion mit dem Ausschleichen begonnen, bis die Erhaltungsdosis erreicht ist (möglichst Nulldosis). Bei kurzfristiger Anwendung (bis 3 Wochen; Stoßtherapie) sind Nebenwirkungen selten.

Die **Indikation** kann bei selbstlimitierten akuten Zuständen (z. B. akute, schwere Kontaktdermatitis) großzügig gestellt werden. Bei Autoimmunerkrankungen (z. B. LE) ist die langfristige Dauertherapie nötig, bei der es durch die langfristige Unterdrückung der Hypophysen-Hypothalamus-Achse zu beachtlichen Nebenwirkungen (siehe S. 126) kommt. Die Kontraindikationen müssen genau betrachtet werden. Durch Kombination mit anderen Antiphlogistika und Immunsuppressiva können Steroide eingespart werden. **Kontraindikationen** sind Magen-Darm-Ulzera, schwere Osteoporose, psychiatrische Erkrankungen, Glaukom, Rosazea, Hypertonie, Diabetes, begleitende Infektionskrankheiten etc.

Weitere Immunsuppressiva
Hauptindikationen für Immunsuppressiva sind Autoimmundermatosen (z. B. Kollagenosen, bullöse Erkrankungen), Systemvaskulitiden und Psoriasis. Sie bewirken teils eine Dauerheilung, bei anderen zumindest das Einsparen von Steroiden. Hier einige Beispiele für den Einsatz:

▶ **Azathioprin** → bullöse Autoimmundermatosen, Kollagenosen
▶ **Methotrexat** → schwere, therapieresistente Psoriasis, bullöses Pemphigoid
▶ **Cyclophosphamid** → Systemvaskulitiden, Kollagenosen, Pemphigus vulgaris
▶ **Ciclosporin** → schwere, therapieresistente Psoriasis, atop. Ekzem
▶ **Mycophenolatmofetil** → bullöses Pemphigoid, Psoriasis vulgaris, atop. Ekzem

Immunmodulatoren
▶ **Chloroquin** ist ein Aminochinolin (Antimalariamittel), das auch antiinflammatorisch, immunmodulatorisch und replikations- und transkriptionshemmend wirkt. Es wird z. B. bei LE, Antiphospholipidsyndrom und polymorpher Lichtdermatose verwendet. Gefürchtet sind neben der Leukopenie auch ophthalmologische Nebenwirkungen.
▶ **Biologicals:** Die TNF-α-Inhibitoren Infliximab, Etanercept und Adalimumab stellen einen erfolgreichen Therapieansatz bei der Psoriasis dar, Ustekinumab, ein Interleukin 12/23-AK ist in Deutschland seit Januar 2009 zur Therapie der Psoriasis vulgaris zugelassen. Rituximab, ein CD20-AK, ergänzt die Therapiemöglichkeiten beim kutanen B-Zell-Lymphom, SLE und Pemphigus vulgaris.

Antihistaminika
Die in der Dermatologie verwendeten H1-Antagonisten sind indiziert bei allergischen Erkrankungen (Urtikaria, atop. Ekzem, Akutbehandlung anaphylaktischer Reaktionen) und anderen juckenden Dermatosen. Beachtet werden müssen Altersbeschränkungen bei Kindern und Wechselwirkungen mit anderen Medikamenten (z. B. potenzielle Kardiotoxizität).
Die **klassischen Antihistaminika** (der 1. Generation) aktivieren auch cholinerge, serotoninerge und α-adrenerge Rezeptoren und haben so auch zentralnervös sedierende, antiemetische und anxiolytische Wirkung. Durch ihre parenterale Verabreichbarkeit werden sie bei akuten anaphylaktische Reaktionen (mit Steroiden und Adrenalin) eingesetzt.
Die **Antihistaminika der 2. Generation** wirken nur peripher, also nicht sedierend, hemmen aber viele weitere Entzündungsmediatoren. Sie werden nicht parenteral verabreicht.

Antibiotika
Antibiotika werden möglichst gezielt nach Erreger- und Resistenzbestimmung bei schweren bakteriell bedingten Hauterkrankungen z. T. auch wegen ihrer antiphlogistischen Wirkung (z. B. Tetrazykline) eingesetzt.

Therapie

Indikationen:

▶ **Akne/Rosazea:** Tetrazykline (Doxycyclin, Minocyclin)
▶ **Grampositive Infektionen:** Penizilline ggf. in Kombination
▶ **Gramnegative Infektionen:** kulturell gezielte Behandlung; Gyrasehemmer
▶ **Foudroyant verlaufende tiefe Infektionen:** Clindamycin Mittel der Wahl

Antimykotika

Systemische Antimykotika werden bei schweren Mykosen verwendet. Gegen Dermatophyten wirkt z. B. Griseofulvin, gegen Hefen z. B. Nystatin, Breitspektrumantimykotika sind z. B. Azole und Amphotericin B.

Virustatika

Aciclovir und verwandte Virustatika (Ganciclovir, Famciclovir) werden bei HSV 1 und 2 und VZV eingesetzt.

Operative Therapie

Als Lokalanästhesie wird in der Regel eine 1 %ige Lidocain-(Xylocain®-)Lösung, ggf. mit Adrenalin, verwendet.

▶ **Probeexzision:** Entnahme von Hautproben in Lokalanästhesie mit Stanze (Inzisionsbiopsie) oder Skalpell (Exzisionsbiopsien) bei unklaren Dermatosen, tumorverdächtigen Läsionen und z. B. bei der Hodenbiopsie (▌Abb. 1)
▶ **Kürettage (Exkochleation):** oberflächliche Entfernung kleiner Hautherde mit dem scharfen Löffel (▌Abb. 2)
▶ **Exzision:** Hautherde werden meist mit dem Skalpell exzidiert, anschließend primärer Wundverschluss oder Defektdeckung (Lappenplastik, Transplantat).
▶ **Dermabrasion:** Entfernung oberflächlicher Haut mittels hochtouriger Fräse oder Bürste in Lokalanästhesie, z. B. bei ausgedehnten Narben, epidermalen oder ausgedehnten melanozytären Nävi
▶ **Kryotherapie:** schmerzhafte, bei richtiger Anwendung aber sehr effektive Zerstörung krankhafter Hautherde durch Einfrieren mit flüssigem Stickstoff, z. B. Warzen, Papillome, Keloide, Präkanzerosen, Hauttumoren
▶ **Laser:** Eine Auswahl sind CO_2-Laser (Vaporisation oberflächlicher Hautherde, z. B. bei Tätowierungen), Neodym-YAG-Laser (z. B. zur Koagulation knotiger Hautherde), Argon-Laser und Farbstoff-Laser (z. B. Naevus flammeus).
▶ **Mikrografisch kontrollierte Chirurgie (MKC):** Operationsverfahren beim Basalzellkarzinom (siehe S. 102) und anderen Formen des Hautkrebses (schlecht differenziertes Spinaliom, Dermatofibrosarcoma protuberans), die wurzelartige Ausläufer unter der Hautoberfläche besitzen. Es zeichnet sich durch eine sparsame chirurgische Exzision des Tumors aus und wird deshalb auch als „lückenlose Randschnitthistologie" bezeichnet. Nach der chirurgischen Entfernung werden die Randflächen des Tumors farbig markiert und anschließend lückenlos mikroskopisch untersucht. Ist der Tumor randbildend, kann lokalisiert an eben dieser Stelle nachgeschnitten werden. So wird gerade so viel Gewebe exzidiert, um alle Schnittränder und die Tiefe von Tumorgewebe zu befreien.

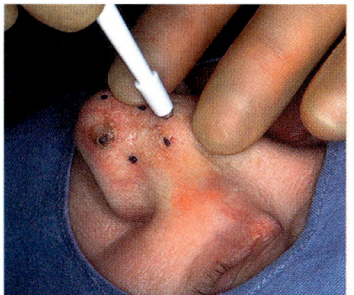 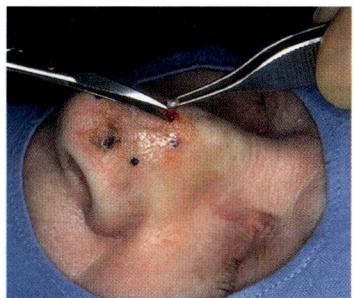 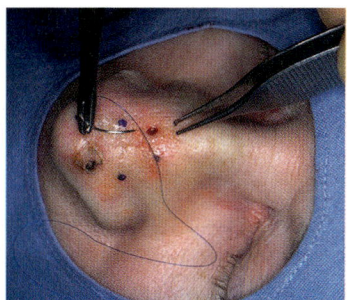

▌ Abb. 1: Probebiopsie mit Stanze. [1]

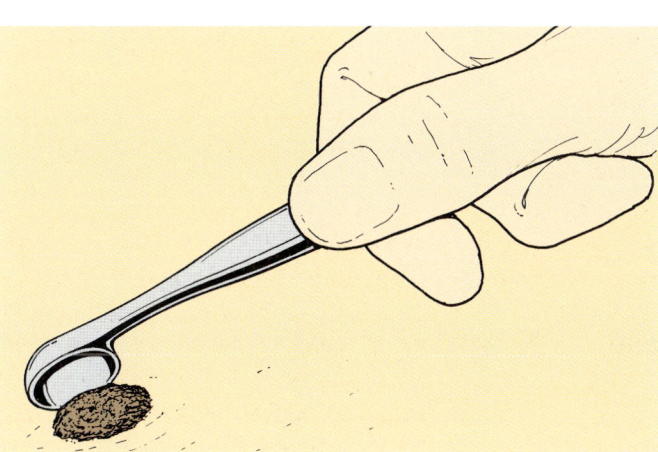

▌ Abb. 2: Kürettage mit dem scharfen Löffel. [4]

Zusammenfassung

✗ Zur **systemischen medikamentösen Therapie** stehen verschiedenste Wirkstoffe bereit: Retinoide (Psoriasis und Aknetherapie); Steroide (kurzfristig z. B. akute, schwere Kontaktdermatitis, toxische Exantheme, langfristig Autoimmunerkrankungen); Antihistaminika (allergische Krankheiten, Pruritus) u. a. m.

✗ Zur **Dermatochirurgie** gehören Exzisionen, Dermabrasionen, Kryotherapie, Laser und Kürettage.

Infektionen

24 Bakterielle Infektionen I
26 Bakterielle Infektionen II
28 Bakterielle Infektionen III
30 Bakterielle Infektionen IV
32 Virusinfektionen I
34 Virusinfektionen II
36 HIV-Infektion und AIDS
38 Mykosen der Haut I
40 Mykosen der Haut II
42 Parasitäre Hautkrankheiten
44 Tropische Infektionen und Infestationen

Entzündliche erythematosquamöse Dermatosen

46 Psoriasis I
48 Psoriasis II
50 Erythematosquamöse Hauterkrankungen und Erythrodermie
52 Papulöse lichenoide Dermatosen

Intoleranzreaktionen

54 Ekzeme I
56 Ekzeme II
58 Ekzeme III
60 Urtikaria
62 Angioödem und Allergien
64 Arzneimittelreaktionen I
66 Arzneimittelreaktionen II

Autoimmunkrankheiten

68 Blasenbildende Autoimmunerkrankungen I
70 Blasenbildende Autoimmunerkrankungen II
72 Kollagenosen I
74 Kollagenosen II

Physikalisch und chemisch bedingte Hautveränderungen

76 UV-Strahlung
78 Fotodermatosen
80 Physikalische und chemische Hautschäden

Hereditäre Hautkrankheiten

82 Keratinisierungsstörungen I
84 Keratinisierungsstörungen II und hereditäre Epidermolysen
86 Neurokutane Erkrankungen und andere Syndrome

Tumoren

88 Benigne Tumoren
90 Gutartige Blutgefäßproliferationen und -fehlbildungen
92 Nävi
94 Nävuszellnävi
96 In-situ-Karzinome, weitere Karzinome
98 Malignes Melanom I
100 Malignes Melanom II
102 Basalzellkarzinom
104 Plattenepithelkarzinom
106 Mesenchymale maligne Tumoren
108 Lymphome und ähnliche Erkrankungen I
110 Lymphome und ähnliche Erkrankungen II

Gewebs- und regionsspezifische Krankheiten der Haut

112 Krankheiten der Talgdrüsen
114 Erkrankungen der Haare
116 Nagelveränderungen
118 Pigmentstörungen der Haut
120 Veränderungen der Mundschleimhaut/ Proktologie

Venerologie

122 Venerologie I
124 Venerologie II

Hautbeteiligung bei anderen Krankheiten

126 Hautveränderungen bei systemischen Erkrankungen I
128 Hautveränderungen bei systemischen Erkrankungen II
130 Ablagerungskrankheiten

Gefäßerkrankungen

132 Gefäßerkrankungen I
134 Gefäßerkrankungen II

Andrologie

136 Andrologie

B Spezieller Teil

Bakterielle Infektionen I

Normale Hautflora

Die Besiedlung der Haut beginnt mit der Geburt. Die Anzahl der Keime liegt zwischen $10^2/cm^2$ in trockenen und $10^6/cm^2$ in talg- und schweißdrüsenreichen Regionen. Schwitzen und Seborrhö fördern ihr Wachstum. Die Keime der **residenten Flora** leben permanent mit dem Organismus im Gleichgewicht, sie sind nicht oder fakultativ pathogen und auf wenige Arten beschränkt. Sie machen die Hautoberfläche weitestgehend unempfindlich gegenüber der Invasion pathogener Keime. Es gibt drei Hauptgruppen, Staphylokokken (koagulasenegativ), koryneforme Bakterien (Korynebakterien, Propionibacterium) sowie Hefepilz Malassezia furfur (früher Pityrosporum ovale/orbiculare), und die zwei kleineren Gruppen der Mikrokokken und gramnegativen Keime. Die Verteilung am Körper ist von Keim zu Keim unterschiedlich, am stärksten sind die Haarfollikel besiedelt. Die **transiente Flora** stellt das Angebot der Umgebung dar, welche die Haut nur für kurze Zeit und als Fremdkörper besiedeln. Trotz einer viel größeren Artenvielfalt apathogener und pathogener Mikroorganismen ist ihre Zahl viel kleiner.

Trichomycosis axillaris

Trichomycosis axillaris (Trichobacteriosis palmellina) bezeichnet die weltweit häufige Inkrustierung der Achselhaare mit Bakterien (v. a. Corynebacterium tenue) bei Hyperhidrose und mangelnder Körperpflege auch bei sonst normaler Hautflora. Die Haare sind von gelbrötlichen (Bakterienpigment) Belägen umgeben, es besteht übler Geruch.
Therapie: antiseptische Seifen, Rasur, Hygiene.

Pitted keratolysis

Die Pitted keratolysis (Syn. grübchenförmige Keratolyse, Keratolysis sulcata plantaris) geht einher mit einem oder mehreren umschriebenen, grübchenförmigen, stark brennenden Hornhautdefekten an den Fußsohlen ohne Entzündungsreaktion, die übel riechen. Sie treten an den belasteten Bereichen wie Ferse oder Großzehenballen auf. Die Proliferation residenter Keime, v. a. der Mikrokokken, wird durch starke Hyperhidrose und Okklusion begünstigt.
Therapie: antiseptische Seifen, Beseitigung der Hyperhidrosis, antimikrobielle Lösungen.

Erythrasma

Oberflächliche, kaum entzündliche, scharf begrenzte, homogen bräunliche Verfärbung von Intertrigostellen, v. a. axillar und inguinal. Die flächigen, symptomlosen Erytheme breiten sich langsam schuppend bei unveränderter Hauttextur aus (Abb. 1). Es sind v. a. Männer betroffen. Die Hautveränderungen werden durch den rasenartigen Bewuchs verschiedener pigmentproduzierender Korynebakterien (Corynebacterium minutissimum) hervorgerufen, deren karminrote Fluoreszenz (durch produziertes Porphyrin) im Wood-Licht nachweisbar ist. **DD:** Epidermomykose und Intertrigo. **Therapie:** lokale Antibiotika und Antiseptika.

Nicht follikuläre Pyodermien

Pyodermien sind häufige, meist durch Streptokokken und Staphylococcus aureus hervorgerufene Hautkrankheiten.

Impetigo contagiosa

Impetigo contagiosa ist eine häufige, ansteckende, oberflächliche Infektion der Haut, die durch Schmierinfektion übertragen wird, v. a. Kinder betrifft und gerade in der warmen Jahreszeit zu kleinen Epidemien führen kann. Früher wurde sowohl Streptococcus pyogenes als auch Staphylococcus aureus eine wichtige Rolle in der Pathogenese beigemessen; heute weiß man, dass Staphylococcus aureus die meisten Fälle verursacht.

Klinik

Die Erkrankung beginnt nach Bagatelltrauma und führt in 70 % bei der kleinblasigen Form zu oberflächlichen, kleinen, dünnwandigen Bläschen mit entzündlichem Halo, die schnell pustulieren, eintrocknen und sich in honiggelbe Krusten umwandeln (Abb. 2). Sie ist meist durch Staphylococcus aureus verursacht, seltener durch Streptococcus pyogenes. Die großblasige Impetigo verläuft ähnlich, nur sind die Blasen im Initialstadium größer. Ursache sind Staphylococcus-aureus-Stämme, die exfoliatives Toxin produzieren. Auf der Höhe des Stratum granulosum bewirkt das Toxin eine Spaltbildung mit Akantholyse und Blasenbildung. Bei Ablösen der Krusten entsteht ein nässendes Ekzem. Die Weiterverbreitung von der Erstläsion erfolgt durch Satellitenläsionen und Autoinokulation (Kratzen). Es treten keine Allgemeinerscheinungen

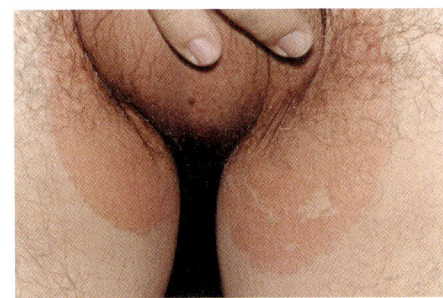

Abb. 1: Erythrasma. [5]

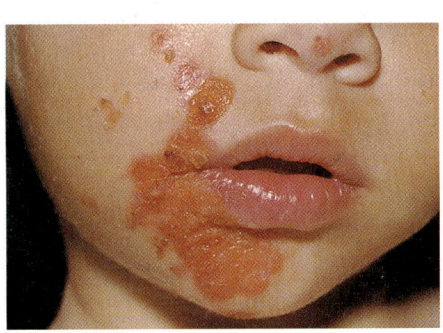

Abb. 2: Impetigo contagiosa. [5]

auf, unbehandelt heilt die Impetigo contagiosa nach einigen Wochen spontan.

Komplikationen
Gefährlichste Komplikation bei Streptokokkeninfektionen ist die akute Glomerulonephritis. Komplikationen bei Staphylokokken sind selten; dazu gehören Lymphangitis und -adenitis, Phlegmone und Sepsis. Eine generalisierte bullöse Impetigo kann zu einem SSSS-ähnlichen Bild führen (s. S. 26).

Therapie
Wichtig ist strikte Hygiene! Die befallenen Hautpartien werden mit Mullgaze abgedeckt, um Autoinokulation durch Kratzen zu vermeiden. Die Krusten können durch Salben aufgeweicht werden. Bei ausgedehnten Herden ist eine systemische Antibiotikatherapie indiziert, z. B. mit penicillinasefesten Antibiotika wie Cephalosporinen der ersten Generation oder Flucloxacillin oder Erythromycin.

Erysipel
Das Erysipel ist eine häufige, akute Infektion in den Lymphspalten der Dermis, häufig durch Streptococcus pyogenes ausgelöst, seltener u. a. durch Staphylococcus aureus und Streptokokken der Gruppen G, B, C und D.

Klinik und Komplikationen
Das Erysipel geht von einem Epitheldefekt aus, häufig einer Interdigitalmykose. Die Infektion beginnt akut mit einer brennenden, erythematösen Schwellung. Innerhalb von Stunden dehnt sie sich mit unregelmäßigen, „flammenartigen" Ausläufern entlang den Lymphgefäßen aus. Es zeigt sich eine scharf abgegrenzte, hellrote, heiße, erhabene Schwellung der gespannten und glänzenden Haut (Abb. 3). Bei Körperregionen mit lockerem Bindegewebe (Gesicht, Skrotum) ist die Abgrenzung unscharf. Prädilektionsstellen sind Unterschenkel, Fuß und Gesicht. Gleichzeitig mit Beginn des Erysipels oder vorauseilend bestehen intensive Allgemeinsymptome wie hohes Fieber, Schüttelfrost, Nausea, regionäre Lymphadenitis. Weiterhin finden sich paraklinische Entzündungszeichen (stark erhöhte BSG und CRP-Erhöhung, evtl. eine Leukozytose).
Bei besonders schwerem Verlauf finden sich Blasen in der Läsion (**bullöses Erysipel**), Einblutungen (**hämorrhagisches Erysipel**) und als schwerste Form das **gangränisierende Erysipel**. Bei chron.-rez. Verlauf kann es zu einer Verlötung der Lymphbahnen und zu einem Lymphödem kommen. Akutkomplikationen sind eine Begleitthrombophlebitis, beim Gesichtserysipel eine Hirnvenenthrombose.

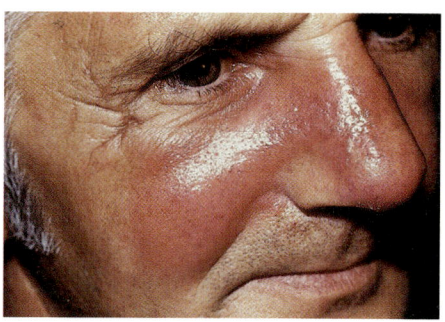

Abb. 3: Erysipel. [5]

Therapie
Die Behandlung erfolgt mit Penizillin i. v. über zehn Tage, bei Penizillinallergie mit Erythromycin, bei Penizillinresistenz z. B. mit Clindamycin oder einem Cephalosporin der dritten Generation. Nach mehreren Rezidiven sollte über mehrere Monate prophylaktisch mit Antibiotika behandelt werden. Weiterhin besteht Bettruhe; bei einem Gesichtserysipel sind flüssige Kost und Sprechverbot indiziert. Zur Lokaltherapie sind antiseptische feuchte Umschläge und eine Sanierung der Eintrittspforte angezeigt.

Nekrotisierende Fasziitis (Streptokokkengangrän)
Meist Mischinfektion, die foudroyant verläuft, mit hochinvasiven und toxogenen A-Streptokokken. Sie breitet sich entlang den tiefen Faszien aus und kann in einen septischen Schock mit Multiorganversagen übergehen.

Klinik und Therapie
Hochakut treten hohes Fieber und v. a. an den Extremitäten gelegene, äußerst schmerzhafte, erysipelähnliche, manchmal bullöse Läsionen auf, die sich innerhalb von Stunden zu hämorrhagischer Nekrose und Gangrän wandeln. Therapeutisch erfolgen ein chirurgisches Débridement der betroffenen Gewebspartien zur Elimination der Keime, die kombinierte Gabe von Proteinsynthesehemmer und Betalaktamen sowie eine Schocktherapie.

Zusammenfassung
✱ Normalflora: Residualflora bis zu $10^6/cm^2$ bestehend aus koagulase-negativen Staphylokokken, koryneformen Bakterien, Hefepilz Malassezia furfur, Mikrokokken, gramnegativen Keimen; die transiente Flora besiedelt die Haut nur für kurze Zeit als Fremdkörper.

✱ Durch pathologische Vermehrung der normalen Hautflora hervorgerufene Hautveränderungen: Trichomycosis axillaris, Pitted keratolysis, Erythrasma

✱ Impetigo contagiosa: häufige, hochkontagiöse, oberflächliche Erkrankung des Kindesalters, meist durch Staphylococcus aureus hervorgerufen

✱ Erysipel: akute, fieberhafte Infektion der Dermis meist mit Streptokokken, scharf begrenztes Erythem, Ödem, Schmerzhaftigkeit

Bakterielle Infektionen II

Nicht follikuläre Pyodermien (Fortsetzung)

Ecthyma
Durch Superinfektion kleiner Verletzungen entstandene, meist an den Beinen lokalisierte, einzelne oder multiple, wie ausgestanzt wirkende, kreisrunde Ulzera mit gerötetem Rand. Erreger ist meist Streptococcus pyogenes. Ecthyma sind oft vergesellschaftet mit reduziertem Allgemeinzustand, mangelnder Hygiene, Immundefekten und anderen Grunderkrankungen.

Therapie
Neben Behandlung der Grunderkrankung systemische Antibiotikatherapie und Lokaltherapie mit feuchten Umschlägen und Desinfizienzien.

Phlegmone
Bei Phlegmonen handelt es sich um eine diffus flächig ausgebreitete Infektion der Dermis und Subkutis, häufig entlang den Sehnen, Faszien und der Muskulatur, hervorgerufen durch Staph. aureus, A-Streptokokken oder gramnegative Bakterien. Es zeigt sich ein livides, überwärmtes, flächenhaftes Erythem mit sehr schmerzhafter, teigiger Schwellung von Haut und Subkutis häufig mit Lymphangitis. Begleiter sind Fieber, verschlechterter Allgemeinzustand und paraklinische Infektzeichen. Immunschwache Menschen erkranken häufiger.

Therapie
Hoch dosiertes penicillinasefestes Penizillin i. v. Bei fehlendem Ansprechen breite chirurgische Eröffnung. Betroffene Extremität ruhig stellen, kühlen und hoch lagern.

Panaritium und Paronychie
Das Panaritium ist eine durch Staphylokokken und Streptokokken ausgelöste, eitrige Entzündung in der Umgebung des Nagels, die schmerzhaft an einer Stelle des Paronychiums beginnt und schließlich den ganzen Nagel (Umlauf) und auch das Nagelbett befällt. Eine Paronychie (Panaritium parunguale) ist eine Entzündung im Bereich des Nagelwalls. Als Komplikation kann eine Osteomyelitis, v. a. bei Pseudomonas, auftreten.

Therapie
Zum Einsatz kommen antiseptische Umschläge und orale Antibiotika. Bei ausbleibendem Erfolg ggf. eine Nagelextraktion.

Erkrankungen durch Staphylo- und Streptokokkentoxine

Staphylococcal scalded skin syndrome (SSSS)
Die staphylogene toxische epidermale Nekrolyse (Syn. staphylogenes Lyell-Syndrom, Dermatitis exfoliativa neonatorum Ritter von Rittersheim) ist eine schwere, durch Staphylokokkentoxine ausgelöste, blasige Ablösung der Haut, die unbehandelt häufig zum Tod führt. Die heute selten gewordene Erkrankung betrifft Kinder (Altersgipfel bis 4 Jahre), nur vereinzelt immunologisch geschwächte Erwachsene, oft nach Kontakt mit einer bullösen Impetigo. Eine massive Exfoliatinausschüttung in die Blutbahn führt zu einer universellen, epidermalen Akantholyse. Der Sitz des Kokkeninfekts liegt heute meist im Nasopharyngealbereich.

Klinik
Nach einem Beginn mit hohem Fieber und scharlachartigem Exanthem kommt es zunächst im Gesicht, dann an den großen Beugen und schließlich an der gesamten Haut zu diffuser Rötung und nach 1–2 Tagen zur Bildung von schlaffen Blasen, die schnell zerreißen und zu flachen Erosionen und großflächiger, blasiger Ablösung der Haut („Syndrom der verbrühten Haut") führen (Abb. 4). Als Komplikationen kann es zu Pneumonie, Sepsis und Sekundärinfektionen kommen.

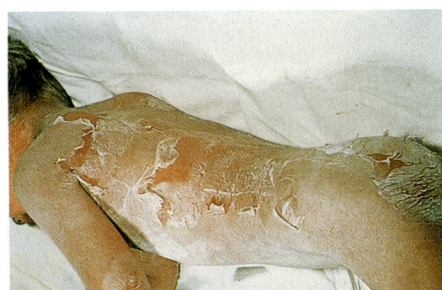

Abb. 4: Staphylococcal scalded skin syndrome. [5]

Diagnostik und DD
Das Nikolski-Phänomen ist positiv, sowohl in den erythematösen als auch in nicht befallenen Hautarealen. Die Schleimhäute sind nicht befallen. Bei der toxischen epidermalen Nekrolyse (TEN, S. 64) sind die hautnahen Schleimhäute mit betroffen. Zur differentialdiagnostischen Abgrenzung kann eine Probeexzision entnommen werden.

> Histologisch findet sich beim SSSS eine intraepidermale Blasenbildung, bei der TEN eine epidermale Nekrolyse.

Therapie
Unter meist intensivmedizinischer Betreuung penicillinaseresistentes Penizillin in hoher Dosierung, Infusionstherapie, antiseptische Lokaltherapie.

Toxisches Schocksyndrom (TSS)
Können penicillinasefeste Staphylokokken in Abszesshöhlen oder Fremdkörpern geschützt proliferieren, kommt es zu einer massiven Ausschüttung des TSS-Toxin-1. Dieses führt als Superantigen zur massiven Immunstimulierung und Zytokinausschüttung und schließlich zum TSS als Multiorganerkrankung mit einer Mortalität von 5 %. Auch Streptokokken können ein TSS auslösen. In 80–90 % der Fälle sind junge Frauen und Mädchen während der Menstruation betroffen, wobei lang liegende Tampons begünstigend wirken.

Klinik und DD
Abrupter Beginn mit Fieber und Hypotonie bis hin zum protrahierten Schock, innerhalb von 1–2 Tagen ein diffuses, fleckiges Exanthem bis zur Erythrodermie, v. a. an Palmar- und Plantarflächen. Begleitende Organsysteme sind ZNS, Niere, Leber und Skelettmuskel. 1–2 Wochen nach Krankheitsbeginn kommt es zur groblamellären Abschuppung der Haut. Differentialdiagnostisch sind Scharlach, Kawasaki-Syndrom und Meningokokkensepsis abzugrenzen.

Therapie
Schocktherapie, hoch dosierte, penicillinasefeste Antibiotika, Fokusbeseitigung, evtl. i. v. Immunglobuline.

Scharlach
β-hämolysierende A-Streptokokken bilden ein erythrogenes Toxin, das als Antigen wirkt und v. a. bei Kindern zum typischen Scharlachexanthem führt. Die Inkubationszeit beträgt 2–5 Tage, Ansteckungsgefahr besteht, wenn unbehandelt, 1–3 Wochen lang, der Schulbesuch sollte bis zur Besserung der klinischen Symptomatik unterbleiben.

Klinik und Therapie
Beginn mit Fieber, Kopfschmerz, Angina, LK-Schwellung, makulopapulösem Exanthem, v. a. der Leisten und Armbeugen, mit scharlachroten, konfluierenden Flecken, periolaler Blässe und Himbeerzunge. Nach lytischem Fieberabfall klingt das Exanthem ab, die Haut schält sich an Händen und Füßen ab. Neben Bettruhe und antipyretischer Therapie sind Penizilline oral angezeigt. Der Entwicklung eines rheumatischen Fiebers beugt eine zehntägige antibiotische Therapie vor.

Folliculäre Pyodermien

Follikulitis
Dies ist eine sehr häufige und oft eitrige Infektion des oberen Teils des Haarfollikels durch Staph. aureus. Prädilektionsstellen sind behaarter Kopf, Gesicht, Rumpf und Gesäß. Im Haarfollikel finden sich auch pathogene Staphylokokken, die unter günstigen Umständen wie einer seborrhoischen Dermatitis, Acne vulgaris, Okklusivverbänden, Schwitzen und Druck besonders gut proliferieren können.

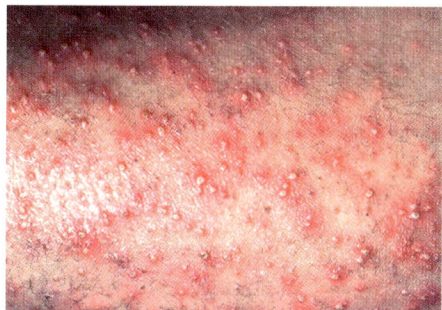

Abb. 5: Follikulitis. [1]

Klinik und Therapie
Es zeigen sich multiple, follikulär gebundene, entzündliche Pusteln (Abb. 5), die häufig intensiv jucken. Es kommen desinfizierende und austrocknende Therapeutika zur Anwendung, z. B. 2 % Erythromycin in alkoholischer Lösung lokal; evtl. Eröffnen der Pusteln.

Furunkel und Karbunkel
Furunkel sind häufige, sehr schmerzhafte, tiefe, abszedierende Entzündungen des gesamten Haarfollikels mit Matrix und umgebendem Gewebe. Disseminierte Furunkel treten bei gestörter Immunabwehr, Diabetes mellitus und Atopikern gehäuft auf. Karbunkel sind gleichzeitig an benachbarten Haarfollikeln auftretende Furunkel, die zu Fisteln neigen. Sie sind größer und schmerzhafter als Furunkel und haben eine größere Sepsisgefahr.

Klinik und Komplikationen
In Umgebung des Follikels kommt es innerhalb weniger Stunden zu einer tiefen Entzündung (Perifollikulitis) und einem druckschmerzhaften, erwärmten Abszess mit Ödem und regionärer Lymphadenitis. Nach einigen Tagen kommt es zur Einschmelzung, Spontanöffnung und Ausstoßung eines zentralen nekrotischen Pfropfs. Furunkel heilen unter Verödung des Haarfollikels aus, was zu einem irreversiblen Haarverlust führt. Begleitende Allgemeinerscheinungen sind Fieber und Leukozytose. Komplikation sind Sepsis, bei Lokalisation an Oberlippe und Nase eine Sinusvenenthrombose.

Therapie
Bei noch nicht eingeschmolzenem Furunkel wird Zugsalbe (Ichthyol®) lokal aufgetragen, bei einem eingeschmolzenen Furunkel eine Stichinzision zur Eiterentleerung durchgeführt. Größere Läsionen und/oder Allgemeinsymptome erfordern systemische Antibiotikatherapie.

Zusammenfassung
- **Phlegmone:** schwere Infektion mit diffuser Ausbreitung in den tiefen Hautschichten
- **SSSS:** epidermale Spaltbildung und großflächige Epidermisablösung durch von Staphylokokken gebildetes Exotoxin
- **Pyodermien:** Follikulitis: akute, meist pustulöse Infektion einer oder vieler Haarfollikel; Furunkel: Abszessbildung benachbarter Haarfollikel; Karbunkel: tiefer Abszess einer Follikelgruppe, der zur schmerzhaften eitrigen Einschmelzung führt

Bakterielle Infektionen III

Seltenere bakterielle Erreger

Lyme-Borreliose

Bei der Infektion (Lyme-Krankheit, Borreliose) mit **Borrelia burgdorferi** handelt es sich um eine durch den Stich einer Zecke (in Mitteleuropa v. a. Ixodes ricinus) übertragene, in Stadien ablaufende Systemkrankheit mit Hauptmanifestation an Haut, Nervensystem, Herz und Gelenken. Die Durchseuchung der Zecken schwankt regional stark. Das Risiko, nach einem Zeckenstich tatsächlich an einer Borreliose zu erkranken, liegt allerdings unter 1 %, in Endemiegebieten bei ca. 5 %.

Die schnelle und sachgerechte Entfernung der Zecke kann die Infektion verhindern, denn der Übertritt der Borrelien erfolgt nur selten innerhalb der ersten 26 Stunden. So ist der Zeckenstich selbst keine Indikation für eine prophylaktische Antibiotikabehandlung. Die im Verlauf einer Borreliose produzierten Antikörper bilden keinen Schutz vor Reinfektion.

Klinik

Die Borreliose hat einen stadienhaften Verlauf mit Ähnlichkeiten zu anderen Spirochätosen (Syphilis), wobei jedoch jedes Stadium ausbleiben bzw. übersprungen werden kann.

Stadium 1 (lokalisiert)

Nach einem Zeckenstich breiten sich die Borrelien zentrifugal in der Dermis aus (Erythema migrans), schon dabei ist eine Borreliämie möglich (grippeähnliche Symptome, disseminierte Erythemata migrantia). Die Symptome des Stadiums 1 klingen unbehandelt nach längerem Bestehen ab.
Erythema (chronicum) migrans ist das häufigste und gleichzeitig Leitsymptom: Tage bis wenige Wochen nach Zeckenstich bildet sich um die Stichstelle ein scheibenförmiges Erythem, meist blass und subjektiv symptomlos (Abb. 6); langsame periphere Ausbreitung, im Zentrum partielle oder gänzliche Rückbildung. Der resultierende Ring kann im Extremfall über den gesamten Körper wandern, manchmal entstehen Rezidive vom Zentrum aus. Fakultativ: regionale LK-Schwellung, AZ evtl. ↓. Manchmal entstehen mehrere, regellos disseminierte Herde.
DD: Erysipel, fixes Arzneimittelexanthem, gyrierte Erytheme.

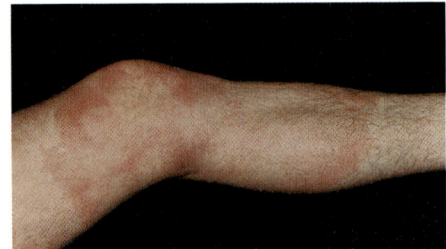

Abb. 6: Erythema migrans. [5]

Stadium 2 (disseminiert/systemisch)

Wochen bis Monate nach dem Zeckenstich kommt es zu hämatogener Aussaat mit charakteristischem Tropismus zu Haut, Nervensystem, Synovia und Herz:

▶ **Lymphadenosis cutis benigna:** frühes ödematöses Stadium mit lymphozytärer Infiltration an Ohrläppchen, Mamillen, Wangen, solide lymphozytäre Tumoren imponieren als rote bis blaulivide, 1,2 cm große, dermale Knoten mit glatter Oberfläche (Abb. 7). **DD:** Spindelzellnävus, Mastozytom, malignes Lymphom

▶ **Meningopolyneuritis Garin-Bujadoux-Bannwarth:** Trias: sensomotorische Radikuloneuritis, Hirnnervenausfälle (Fazialisparese), lymphozytäre Meningitis

▶ Unspez. Exantheme, Wangenenanthem, Erythema nodosum

▶ Arthralgien, Myalgien, Myo-/Perikarditis, rez. Hepatitis, Konjunktivitis, ggf. Panophthalmitis, LK- und Milzschwellung, schweres Krankheitsgefühl

Stadium 3 (persistierend/chronisch)

Jahre nach dem Zeckenstich kann die Erkrankung in ein chronisches Spätstadium übergehen. Betroffen sind Gelenke, Haut und Zentralnervensystem.

▶ **Acrodermatitis chronica atrophicans Herxheimer:** häufig einseitige, meist an der unteren Extremität auftretende, livide, ödematöse Schwellung (Abb. 8). Nach Monaten schlaffe Atrophie von Haut und Weichteilgewebe; Haut zigarettenpapierartig fältelbar, Endstadium ist durch Antibiotikatherapie nicht beeinflussbar. Fakultative Begleitsymptome sind fibromatöse Verdickungen über den Ellbogen und Knien („Akrofibromatose") und pseudosklero-

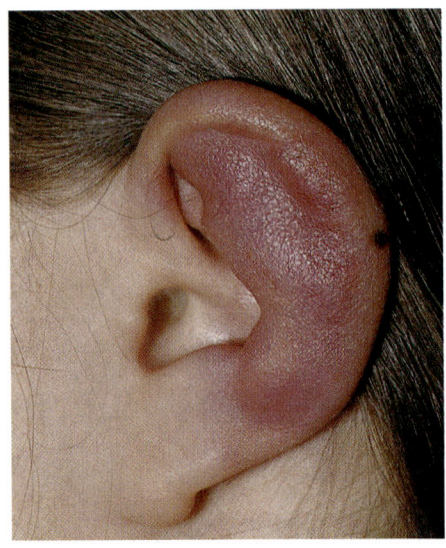

Abb. 7: Lymphadenosis cutis benigna. [5]

Infektionen

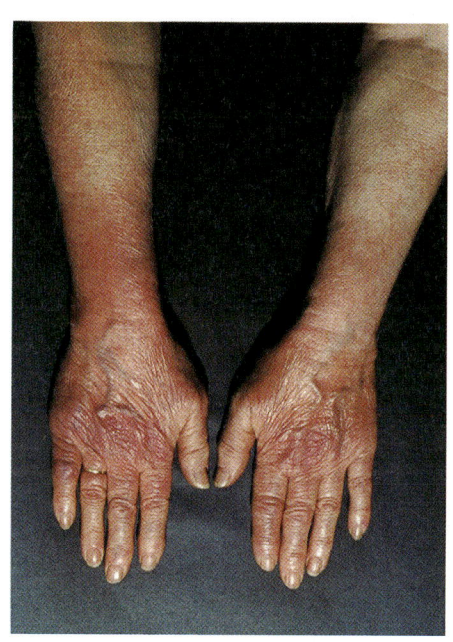

Abb. 8: Acrodermatitis chronica atrophicans Herxheimer. [5]

dermatische Fibrosierung. **DD:** Perniones, chron.-rez. Erysipel
▶ **Lyme-Arthritis:** Oligoarthritis meist eines, manchmal mehrerer großer Gelenke, typischerweise des Kniegelenks
▶ **Progressive Enzephalomyelitis**

Diagnostik
Bei der **Anamnese** sind Fragen nach einem Zeckenstich und Hautveränderungen, die dem Erythema migrans entsprechen, zu stellen. Es folgen dermatologische, ggf. neurologische, kardiologische und ophthalmologische **Untersuchungen.** Serologischer **Nachweis von Antikörpern** mittels ELISA und Western-Blot: 3–4 Wochen nach dem Zeckenstich IgM; 4–6 Wochen nach dem Zeckenstich IgG, Erythema migrans in 50 % seronegativ, Acrodermatitis chronica atrophicans hat in fast 100 % hohe IgG-Titer. **Biopsie:** PCR, (Immun-)Histologie, kulturelle Anzucht.

Therapie und Prognose
Im Stadium 1 wird für 2–3 Wochen Doxycyclin oder Amoxycillin oral gegeben, im Stadium II alternativ Ceftriaxon 2 g i. v. für 14 Tage oder Penizillin G 15–30 IE i. v. für 21 Tage, im Stadium 3 kommt nur noch eine intervenöse Therapie mit Ceftriaxon oder Penizillin G infrage. Bei chron. Organmanifestationen insbes. des ZNS ist hoch dosiert Penizillin i. v. indiziert; bei Gelenk- und ZNS-Befall kommen Steroide und NSAID zum Einsatz. Je früher therapiert wird, desto besser ist die Prognose, mit wenigen Ausnahmen kommt es dann zu einer vollständigen Abheilung.

Erysipeloid (Schweinerotlauf des Menschen)
Erysipelothrix rhusiopathiae befällt bestimmte Tiere, z. B. Schweine, und über diese den Menschen. Betroffen sind v. a. bestimmte Berufsgruppen wie Fleischer und Tierärzte.

Klinik und Komplikationen
Der Schweinerotlauf des Menschen zeigt ein v. a. die Hände betreffendes, von Hautverletzungen ausgehendes, hellrotes, evtl. schmerzhaftes Infiltrat, das sich langsam zentrifugal ausbreitet und schließlich zur flächigen, randbetonten Rötung wird. Das Allgemeinbefinden ist meist gut. Seltene Komplikationen sind Arthritis und Endokarditis.
DD: Erysipel (Entwicklung stürmischer, Fieber), Erythema migrans (Entwicklung langsamer).

Therapie
Die Behandlung erfolgt mit Penizillin und lokalen Umschlägen mit einem Haut-Antiseptikum.

Anthrax (Milzbrand)
Der Milzbrand der Haut ist die häufigste Milzbrandform. Der Erreger Bacillus anthracis befällt Haus- und Wildtiere. Die meldepflichtige Übertragung auf den Menschen erfolgt meist durch Inokulation der sehr widerstandsfähigen Sporen.

Klinik
An der Eintrittsstelle entsteht 2–3 Tage nach Infektion (v. a. Gesicht, Nacken, Hände) die meist schmerzlose Pustula maligna, eine sich schnell ausbreitende, entzündliche Pustel mit derbem Infiltrat und hämorrhagischer Nekrose. Begleitend treten Fieber und toxischer Schock auf. Unbehandelt kann es zu tödlicher Sepsis und Dissemination kommen.

Therapie
Wichtig ist der frühzeitige Beginn. Es wird hoch dosiert Doxycyclin oder Ciprofloxacin gegeben, bei isoliertem Hautbrand alternativ Penizillin. Eine Exzision ist kontraindiziert!

Zusammenfassung
- **Borreliose:** Durch Zeckenstich übertragene Systemkrankheit mit drei typischen Hautsymptomen: Erythema chronica migrans, Lymphadenosis cutis benigna, Acrodermatitis chronica atrophicans
- **Erysipeloid:** Schweinerotlauf des Menschen, Übertragung von Tier auf Mensch durch Hautverletzungen, meist gutartiger Verlauf
- **Anthrax:** Übertragung des Milzbrandes durch Inokulation. Kann unbehandelt tödlich verlaufen. Meldepflichtig!

Bakterielle Infektionen IV

Mykobakterielle Infektionen

Tuberkulose (Tbc)

Die Infektion mit Mycobacterium tuberculosis entsteht durch Einatmung infektiöser Aerosole, die Infektion mit M. bovis (in entwickelten Ländern weitgehend eliminiert) durch Aufnahme kontaminierter Milch. 95 % aller Tbc-Fälle weltweit finden sich in Entwicklungsländern. Nur 10 % aller mit M. tuberculosis infizierten Personen mit normaler Abwehrlage entwickeln eine Tuberkulose, die Haut ist mit < 0,5 % eher selten betroffen. Tbc ist hierzulande eine meldepflichtige, v. a. in sozioökonomisch niederen Schichten in der Inzidenz steigende Krankheit. Immunsupprimierte bilden noch immer die Hauptgruppe.

Diagnostik und Therapie

Anamnese, Klinik, Thorax-Rö. Erregernachweis: säurefeste Stäbchen (z. B. aus Gewebe, Sputum, Harn, Magensaft in Ausstrich o. Histo durch Ziehl-Neelsen- bzw. Auraminfärbung); in Hautbiopsien durch PCR; radiometrische Messung mit BACTEC (7–10 Tage), definitiver Nachweis erst durch Kultur (3–10 Wochen); zur Immunitätsbestimmung gegen M. tuberculosis: Tuberkulintest mit gereinigtem mykobakteriellem Antigen. Wegen drohender Resistenzen konsequente **Kombinationstherapie** über 6–12 Mon. mit Isoniazid, Rifampicin, Pyrazinamid, Ethambutol u. a.

Pathogenese

Am Ort der Infektion (meist Tröpfcheninfektion der Lunge) entwickelt sich eine in > 90 % asymptomatische, exsudative, leukozytenreiche Läsion, von der die Erreger die regionären LK befallen, in die Blutbahn gelangen und durch meist stumme Bakteriämie zahlreiche Organe besiedeln. Nach 2–8 Wochen entwickelt sich eine zelluläre Immunität: Der Tuberkulintest wird positiv, die Infektion wird kontrolliert, die Granulome heilen durch Fibrose und Kalzifikation spontan aus. Die erworbene Immunität besteht aber nur teilweise, bei massiver Exposition ist eine exogene Reinfektion die Regel.
Mykobakterien können in abgeheilten Granulomen oft jahrzehntelang überleben und bei Nachlassen der Wirtsresistenz zur Reaktivierung der Tbc führen – zu über 80 % in der Lunge. Bleibt die Resistenz relativ hoch, entstehen chronische, lokalisierte Krankheitsbilder. Sinkt die Resistenz, können ernste, disseminierte Verläufe resultieren.

Einteilung und Klinik der Hauttuberkulosen

Primäre Hauttuberkulose (tuberkulöser Primärkomplex)

Die meist Kinder betreffende, primäre Infektion der Haut (Inokulations-Tbc) findet sich fast ausschließlich in Ländern der Dritten Welt. An der Infektionsstelle bildet sich eine Papel, die in ein Ulkus übergeht und von einer schmerzlosen regionären LK-Schwellung begleitet ist. Die Spontanheilung dauert bis zu einem Jahr, manchmal kommt es zu Abszedierung bzw. Fistelbildung. Es treten kaum Allgemeinsymptome auf. **Progn.:** gute Immunitätslage nach Infektion, manchmal Reaktivierung und Bildung eines Lupus vulgaris oder Skrofuloderms im Areal des Primäraffekts. Hämatogene Aussaat mit Organtuberkulose oder, bei extrem schlechter Abwehrlage, akuter Miliartuberkulose möglich. **DD:** Primärsyphilis, superinfizierter Herpes genitalis, Pyodermie. **Ther.:** lokal, nur bei fortschreitendem Verlauf systemisch.

Postprimäre Tuberkulose

▶ **Tuberculosis cutis verrucosa:** exogene Reinfektion bei Patienten mit partieller Immunität und guter Abwehrlage, die nicht mit Tbc anderer Organe assoziiert ist. Entzündliche, hyperkeratotische, derbe Papel mit unregelmäßiger Oberfläche, die langsam wächst und bei gewisser Ausdehnung zentral atrophisch abheilt. **DD:** Verrucae vulgares, Lupus vulgaris, atyp. Mykobakterien, Mykosen. **Ther.:** tuberkulostatisch, Exzision kleiner Herde

▶ **Lupus vulgaris** (Tuberculosis cutis luposa): in kalten Ländern häufigste, gynäkotrope Form der Hauttuberkulosen als chron. Infektion der Dermis meist durch endogene Reaktivierung bei mittlerer bis guter Immunitätslage, die keine rasche Progression zulässt. Der Erreger gelangt per continuitatem, lympho- oder hämatogen in die Haut, meist im Gesicht. Lupus vulgaris ist häufig (in 50 %) mit Tuberkulose anderer Organe assoziiert. Die Primäreffloreszenz (Lupusknötchen) ist ein planer bis leicht erhabener, polyzyklisch begrenzter, manchmal schuppender Herd, der ulzeriert und narbig-atrophisch abheilt (▌Abb. 9). Destruktionen des darunterliegenden Binde- und Knorpelgewebes führen zu Mutilationen (Verstümmelung, Lupus!). **Histo:** tuberkuloide, selten verkäsende Granulome im Corium mit epitheloidzelligem Infiltrat und lymphozytärem Saum, Riesenzellen vom Langerhans-Typ, wenige säurefeste Stäbchen. **DD:** LE, tiefe Mykosen, Tertiärsyphilis. **Progn.:** chronischer Verlauf, Lupusherde sind fakultative Präkanzerosen, nach langer Zeit können sich Plattenepithelkarzinome entwickeln.

> **Diagnostische Hilfe:** Drückt man mit einer Sonde auf das Lupusknötchen, bricht man in die im Inneren des Knötchens gelegene Nekrose ein (Sondenphänomen); unter Glasspateldruck zeigt sich eine apfelgeleeartige braune Eigenfarbe. Bei der DD kutane Sarkoidose bricht die Sonde nicht ein und die Eigenfarbe unter Glasspateldruck ist gelbbraun.

▶ **Skrofuloderm** (Tuberculosis cutis colliquativa, tuberkulöse Gumma): extrem chron., durch endogene Ausbreitung einer extrakutanen Tbc entstandene, häufigste Form der Haut-Tbc in den Tropen und Subtropen bei geschwächter Abwehrlage. Von LK ausgehende, derbe, subkutane, knotige Infiltrate, anfangs frei beweglich und teigig weich. Später kommt es zu einer eitrig abszedierenden Entzündung mit Neigung zu

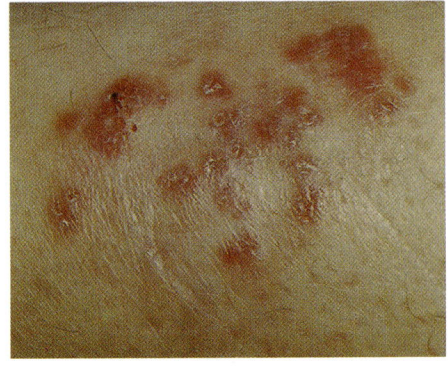

▌ Abb. 9: Lupus vulgaris. [5]

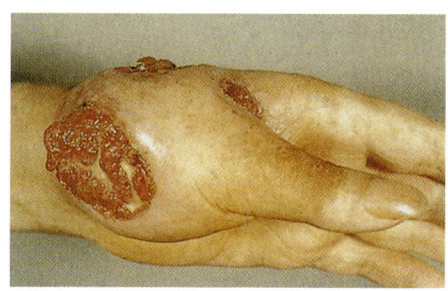

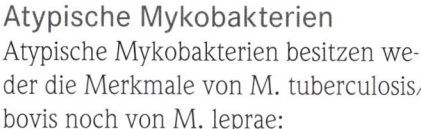

Abb. 10: Skrofuloderm. [2]

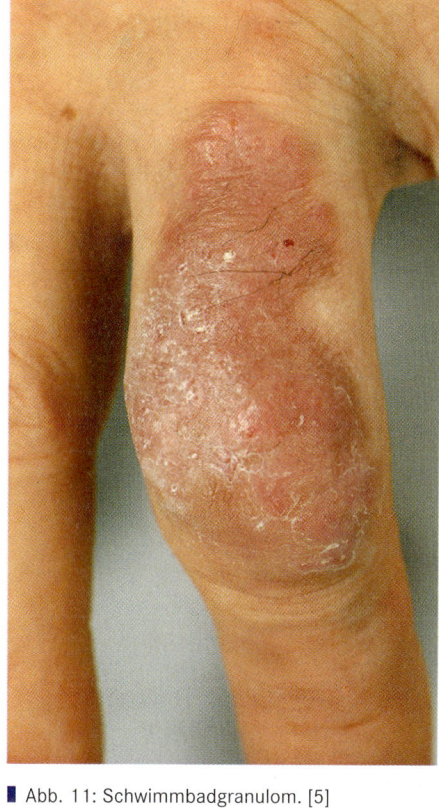

Abb. 11: Schwimmbadgranulom. [5]

Perforationen und Fisteln und charakteristischer Narbenbildung (Abb. 10).
▶ **Periorifizielle Tbc** (T. mucosae et cutis ulcerosa, T. orificialis): seltene Schleimhautbeteiligung bei fortgeschrittener Organ-Tbc und mäßiger bis schlechter Abwehrlage; aus schmerzhaften, periorifiziellen Knoten bilden sich zerfallende Geschwüre.
▶ **Akute Miliartuberkulose** der Haut: seltene Form der Haut-Tbc bei immungeschwächten Säuglingen und Kindern nach endogener Ausbreitung, fast ausschließlich in Entwicklungsländern. Die multiplen, papulösen, zerkratzten Erytheme neigen zur Abszessbildung.

Impftuberkulose: milder tuberkulöser Primärkomplex der Haut
Durch Impfung mit Bazillus Calmette-Guérin (BCG) ausgelöst, entsteht zwei Wochen nach Impfung normalerweise ein dem Primäraffekt der Haut entsprechendes Bild: ulzerierte, langsam narbig abheilende Papel, oft mit milder Lymphadenitis. **Komplikationen:** schwere Lymphadenitis, Lupus vulgaris, noch seltener: Skrofuloderm.

Tuberkulide
Oberbegriff für histologisch granulomatöse, abakterielle Dermatosen, bei denen es sich um immunologische Reaktionen auf mykobakterielle Antigene handeln könnte.

▶ **Lichen scrofulosorum** (Tuberkulid des Kindesalters): in entwickelten Ländern sehr seltene, lichenoide, stammbetonte Eruption, bestehend aus vielen follikulären und nicht follikulären, derben Knötchen
▶ **Papulonekrotisches Tuberkulid** des Kindes- und Jugendalters: mittelgroße, teils zentral nekrotische Papeln, v. a. der Extremitätenstreckseiten
▶ **Erythema induratum,** v. a. bei Frauen mittleren Alters: knotige, z. T. exulzerierende, subkutane Knoten der Waden mit extrem chronischem Verlauf.

Lepra
Siehe S. 44

Atypische Mykobakterien
Atypische Mykobakterien besitzen weder die Merkmale von M. tuberculosis/bovis noch von M. leprae:

▶ **Schwimmbadgranulom:** chron. Infektion mit Mycobacterium marinum, einem Saprophyten, der in natürlichen und künstlichen Gewässern lebt, in Aquarien oder Schwimmbädern. Eintrittspforte sind meist kleine Verletzungen an Händen. Nach ca. drei Wochen treten hyperkeratotische Knoten oder Plaques an Hand- oder Fingerrücken (Abb. 11), selten subkutane Knoten im Verlauf der ableitenden Lymphgefäße auf, die unbehandelt nach 2–3 Jahren narbig abheilen. **Ther.:** Doxicyclin 2 × 100 mg/d für mindestens acht Wochen.
▶ Das von M. ulcerans übertragene **Buruli-Ulkus** tritt in tropischen Regionen auf. Die nahezu therapieresistenten, flächenhaften Ulzerationen mit großer Ausdehnung auch in die Tiefe heilen erst nach Jahrzehnten ab.

Zusammenfassung
✶ Hautmanifestationen der **Tuberkulose:** Lupus vulgaris (häufigste Hautinfektion, rötlich-braune Plaques, meist im Gesicht, hinterlässt Narben und Mutilationen), Skrofuloderm (in Tropen am häufigsten, von Lymphknoten ausgehende derbe Infiltrate), Tuberculosis cutis verrucosa. Tuberkulide sind mit Tbc assoziierte, granulomatöse Dermatosen.

✶ **Atypische Mykobakterien** verursachen u. a. Schwimmbadgranulom und Buruli-Ulkus.

Virusinfektionen I

Vor allem drei Gruppen von Viren sind befähigt, epidermale Zellen zu infizieren und in ihnen zu replizieren: Herpes-, Papilloma- und Pockenviren. Die Infektion der Haut erfolgt über drei Wege: direkte exogene Infektion (z. B. Viruswarzen), Besiedelung aus einem extrakutanen Fokus (z. B. Herpes zoster), hämatogene Dissemination bei Systeminfektionen (z. B. Varizellen). Die meisten Viren können auf allen drei Wegen infizieren. Virale Systeminfekte erzeugen Hautsymptome durch Besiedelung der Endothelien oder Immunreaktionen. Eine Übersicht über die häufigsten exanthematischen Viruserkrankungen findet sich in ▌Tabelle 1.

Pockenviren

Orthopoxviren
Die **echten Pocken** (Pocken-, Vaccinia-, Kuhpockenvirus) sind ausgerottet. Es gibt noch **vakzinale Erkrankungen,** durch Vacciniavirus (Impfvirus) verursachte Impfkomplikationen (Vaccinia inoculata, translata, Eczema vaccinatum bei Ekzematikern).

Parapoxviren
Melkerpocken: Kontaktinfektion, Knötchen an Inokulationsstelle. **Ecthyma contagiosum (Orf):** Übertragung durch Schmierinfektion auf Menschen, rötliche nässende Knoten, harmlos, spontan abheilend.

Poxvirus mollusci
Molluscum contagiosum (Dellwarzen) ist eine durch Schmierinfektionen verbreitete, v. a. Kinder und Immunsupprimierte betreffende, häufige, benigne, streng epidermotrope Virusinfektion. **Klinik:** Die Initialläsion ist eine wenige mm große, hautfarbene, durchscheinende Papel mit glänzender Oberfläche, später zentrale Eindellung (▌Abb. 1). Durch seitlichen Druck lassen sich Molluscumkörperchen (Epidermiszellen voller Viren) exprimieren. Lokalisation: v. a. Gesicht (Augenlider), Rumpf, Beugen, Genitalien. **Ther.:** Exprimieren oder Entfernen mit scharfem Löffel. Durch Autoinokulation Rezidivgefahr, heilt aber immer spontan ab.

Humane Papilloma-Viren (HPV)

Es sind mehr als 100 Typen der HPV beschrieben, die nach ihrem Tropismus zur Haut bzw. Schleimhaut und nach onkogenem Potenzial („Low risk", „High risk") unterteilt werden. Mit der Verleihung des Nobelpreises 2008 wurde der Nachweis der Auslösung des Zervixkarzinoms durch HPV 16 und 18 durch Harald zur Hausen gewürdigt. Die Condylomata acuminata gehören zu den STD (s. S. 122). Infektionen durch HPV sind weltweit verbreitet und die häufigsten Virusläsionen. Es bestehen eine starke Durchseuchung und hohe Manifestationsrate, der Inzidenzgipfel liegt im zweiten Lebensjahrzehnt. Die Infektion erfolgt durch Kontakt mit einem Warzenträger oder über unbelebte Vektoren, die Inkubationszeit beträgt mehrere Wochen bis Jahre.
Eine Spontanregression erfolgt nach unterschiedlich langer Zeit (Wochen bis Jahre) und ist Resultat der zellulären Immunantwort. Danach besteht meist bleibende Immunität. Dispositionsfaktoren (Abwehrschwäche, auch Durchblutungsstörungen) führen zu einem chron.-rez. Verlauf bzw. Wiederauftreten, was von multiplen Warzen bis hin zur Epidermodysplasia verruciformis reicht. Die Viruslatenz nach klinischer Ausheilung einer HPV-Infektion ist die Regel.

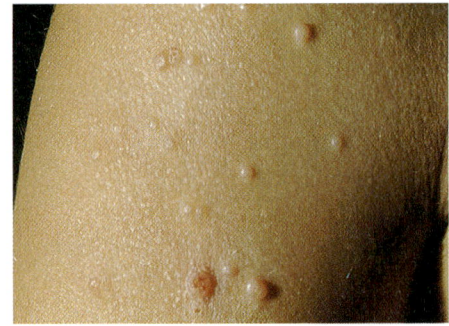

▌Abb. 1: Molluscum contagiosum; der achtjährige Junge leidet auch an einem atopischen Ekzem. [5]

Einteilung und Klinik
Viruswarzen vom Hauttyp
Vulgäre Warzen (Verrucae vulgares): v. a. HPV 1, 2, 3, 4
Bei diesem häufigsten Typ kommt es v. a. an den Dorsalseiten der Finger und Handrücken durch Hyperkeratose und Hyperplasie der Epidermis mit vergrößerten, dermalen Papillen zu umschriebenen, derben, erhabenen, hautfarbenen Effloreszenzen mit rauer, unregelmäßiger Oberfläche (▌Abb. 2), die zuerst einzeln stehen, dann konfluieren können. Durch Autoinokulation entstehen Tochterwarzen („Kissing warts"), oft gruppiert auf der Haut. Beim atopischen Ekzem kommt es durch Autoinokulation zu zahlreichen Warzen am ganzen Körper (Eczema

Erkrankung	Ursache	Klinisches Bild	Verlauf und Therapie
Erythema infectiosum (Ringelröteln)	Parvovirus B19	Girlandenförmiges Erythem über den Schultern, Gesicht, Extremitäten, evtl. Arthralgien	Kleine Endemien bei Kindern von 3–12, Abblassen nach 7–10 d, keine Therapieindikation
Exanthema subitum	HHV 6	Plötzlich hohes Fieber, 2–3 d Exanthem v. a. an Rumpf und Extremitäten	Spontane Abheilung nach einer Woche
Gianotti-Crosti-Syndrom	Hepatitis B, unklar	Kleine, lichenoide Papeln im Gesicht, am Gesäß und an den Extremitäten	Kleine Kinder (Gipfel 1–6 Jahre); Abheilung nach 3 Wo
Hand-Fuß-Mund-Krankheit	Coxsackie A16	Orale Bläschen/Ulzera, Vesikel mit rotem Rand an Händen u. Füßen; mildes Fieber	Epidemisch bei kleinen Kindern, Abklingen innerhalb einer Woche, keine Therapieindikation
Röteln	Toga-Virus	Makulopapulöses Exanthem mit Lymphknotenschwellung	Geringe Kontagiosität
Masern	Paramyxovirus	Konfluierendes, makulopapulöses Exanthem, Koplik-Flecken (weiße Punkte mit rotem Hof, Wangenschleimhaut)	Hochkontagiös, zuerst katarrhalisches Stadium

▌Tab. 1: Exanthematische Viruserkrankungen.

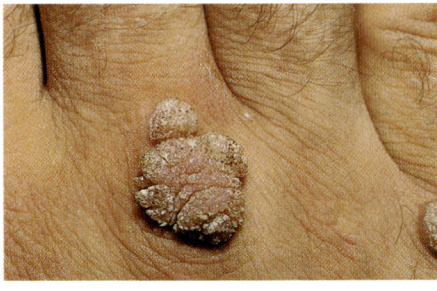

▌Abb. 2: Verruca vulgaris. [5]

verrucatum). Dispositionsfaktoren sind periphere Durchblutungsstörungen und Hyperhidrose.

Fußsohlenwarzen (Verrucae plantares): v. a. HPV 1, 2, 4

Einzeln stehende, endophytische, tiefe (**Dornwarzen**, schmerzhaft) oder oberflächlich und zu Beeten aggregierte Läsionen (**Mosaikwarzen**). Aufgrund äußeren Drucks ist kein exophytisches Wachstum möglich, die Läsionen werden in die Dermis eingedrückt, umgestülpt und dann als knotige Verdickungen tastbar. Oft ist ein zentraler Porus (Umstülpstelle) sichtbar.

Plane juvenile Warzen (Flachwarzen, Verrucae planae juveniles): HPV 3, 10

Multiple, kaum tastbare, flach erhabene, matte Läsionen, die Gesicht und Handrücken befallen und artifiziell verteilt sind (strichförmig durch Autoinokulation beim Kratzen). Eine Sonderform sind **filiforme Warzen**, dünne, zapfenartige, verruköse Gebilde hauptsächlich im Gesicht und am Hals.

Epidermodysplasia verruciformis, Verrucosis generalisata: v. a. HPV 5, 8

Exzessiv generalisierte, therapieresistente, familiär gehäuft auftretende Verrukose. Sämtliche Warzentypen sind an jeder Körperstelle möglich, besonders auffällig sind jedoch plane Warzen im Gesicht und Rumpf, Läsionen von „seborrhoischem" bzw. Pityriasis-versicolor-ähnlichem Aussehen. Häufig ist eine maligne Entartung der Virusläsionen (Plattenepithelkarzinome bis 30 %) lichtexponierter Areale (kokarzinogener Effekt von UV-Licht bei erfolgter Tumorinitiation durch HPV).

Viruswarzen vom Schleimhauttyp
Condylomata acuminata (Feigwarzen, Feuchtwarzen): v. a. HPV 6, 11

Genitoanal und intertriginös an mechanisch beanspruchten Stellen vorkommende, durch extrem rez. Verlauf gekennzeichnete HPV-Infektionen. Es entstehen hautfarbene bis rötliche, multiple, weiche, warzige Gebilde, die sich vermehren und zu größeren, papillomatösen Knoten oder plattenartigen Vegetationen anwachsen können (Abb. 3). Es besteht Neigung zu bakterieller Superinfektion und schmerzhafter Entzündung. Condylomata acuminata gigantea (**Riesenkondylome Buschke-Löwenstein**) sind eine extrem seltene, destruierend wachsende, gefährliche Verlaufsform mit möglichem Übergang in ein wohldifferenziertes Plattenepithel-Ca; High-risk-HPV nicht nachweisbar.

Condylomata plana: HPV 6, 11; in etwa 20 % zusätzlich High-risk-Typen

Sonderform von Condylomata acuminata. Multiple, unscheinbare, flach erhabene Papeln genitoanal, oral, intravaginal und zervikal (zervikale Dysplasie), die histologisch häufiger als Condylomata acuminata Kernatypien zeigen, nach deren Ausmaß die Gradeinteilung erfolgt (zervikale intraepitheliale Dysplasie = CIN 1–3). Sie sind Vorläufer genitoanaler Karzinome. In mehr als 90 % invasiv wachsender Zervixkarzinome können High-risk-HPV nachgewiesen werden. Die maligne Transformation ist allerdings kein frühes Ereignis, da die Inzidenzgipfel von planen Kondylomen und Zervixkarzinomen 20–30 Jahre auseinanderliegen.

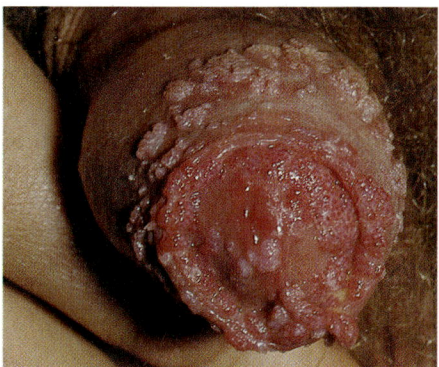

Abb. 3: Condylomata acuminata. [5]

Diagnostik und Therapie

DD der Hautwarzen: seborrhoische Warzen, M. Darier, Cornu cutaneum auf aktinischer Keratose, Lichen ruber verrucosus. Bei Verrucae planae juveniles zusätzlich Lichen ruber planus und Epheliden, bei Fußwarzen Klavus und Spinaliom.

Bei flachen Kondylomen gelingt der Nachweis durch die Essigsäureprobe. Darüber hinaus kommen Histologie, Virusnachweis durch Elektronenmikroskopie, Immunzytochemie und PCR zum Einsatz. Differentialdiagnostisch müssen sie von den Condylomata lata der Syphilis abgegrenzt werden. Ziel der Therapie ist die Warzenentfernung, eine Viruselimination ist nicht erreichbar. Meist sind Warzen benigne und selbstlimitiert, deswegen nur in besonderen Fällen invasiv zu behandeln. **Konservative Therapie:** keratolytisch, Hauthobeln (bes. Plantarwarzen); wirksam bei Condylomata acuminata ist Podophyllin, bei älteren Kondylomen (härter und warziger) Trichloressigsäure, sonst Imiquimod, Cidofovir (antiviral, topisch, für hartnäckige Läsionen). Wichtig ist die Partnermitbehandlung bei genitalen Läsionen. **Invasive Therapie:** Exkochleation, CO_2-Laserablation, flüssiger Stickstoff (viele Rezidive), rezidivreichste Methoden sind elektroakustische Entfernung und Exzision. Als **adjuvante Therapie** sollten Dispositionsfaktoren (z. B. periphere Durchblutungsstörung) und Grundkrankheiten behandelt werden.

Zusammenfassung

✶ **Pockenviren:** Echte Pocken sind ausgerottet; von Tieren oder Menschen durch Schmierinfektionen übertragene Infektionen mit Viren der Pockengruppe sind Melkerpocken, Orf, Dellwarzen.

✶ **HPV:** weltweit verbreitete, häufigste Virusinfektionen. Hautwarzen verschwinden oft spontan, Schleimhautwarzen müssen immer behandelt werden (Podophyllin, Laser-, Kryotherapie).

Virusinfektionen II

Herpesviren (HSV)

Zur Familie der Herpesviren gehören acht humanpathogene Viren, die in drei Unterfamilien gegliedert werden:

▶ α (HSV 1, 2; VZV): breites Wirtsspektrum, schnelle Replikation, Persistenz in Ganglienzellen
▶ β (CMV, HHV 6, 7): schmales Wirtsspektrum, langsame Replikation
▶ γ (EBV, HHV 8): sehr enges Wirtsspektrum, Infektion von B- und T-Lymphozyten, epithelialen und mesenchymalen Zellen

Wesentliches Merkmal der humanen Herpesviren ist die Latenz, d. h. das Verbleiben der Virus-DNA ohne Proteinsynthese in bestimmten Geweben. Eine Reaktivierung ist durch Trigger oder Sinken der Immunitätslage möglich. Alle Herpesvirusinfektionen treten daher bei Immundefizienz gehäuft und ausgeprägter auf.

Herpes-simplex-Virus 1 und 2

Infektiöse Erkrankung mit bevorzugtem Haut- und Schleimhautbefall (Typ 1 orofazial, Typ 2 genital), wobei HSV 2 etwas aggressiver, neurotroper und rezidivfreudiger als HSV 1 ist. Die Übertragung ist nur durch direkten Kontakt und über Eintrittspforten möglich, generell nur in der leichter penetrierbaren Mund- und Genitalschleimhaut. Die Durchseuchung der Bevölkerung mit HSV 1 steigt während der Kindheit an und erreicht in der Pubertät 80 % (Hauptvektor Speichel), mit HSV 2 steigt sie während der Pubertät an und erreicht im Erwachsenenalter 20 %. Herpes genitalis gehört zu den STD (Sexually transmitted diseases).

Diagnostik

Meist ist die Klinik bereits zielführend. Histologisch zeigen sich intraepidermale Bläschen, ballonierende Degeneration, Virusakantholyse, Virusriesenzellen durch Synzytienbildung und nukleäre Einschlusskörperchen. Der Virusnachweis gelingt mittels Kultur und DIF, Antigennachweis mit ELISA. Als Schnelltests kommen Tzanck-Test (gefärbtes Ausstrichpräparat aus dem Herpesbläschen, zeigt typische akantholytische Virusriesenbläschen, geringe Sensitivität), Negative-Stain-Präparate und der elektronenmikroskopische Nachweis von Viruspartikeln infrage.

Verlaufsformen und Klinik

Die Grundmorphe sind juckende bis brennende, in Gruppen stehende Bläschen auf entzündlicher Haut. Sie trüben nach einigen Tagen ein, verkrusten, trocknen und bilden bei Immundefizienz Nekrosen und Geschwüre.

Primärinfektion: Herpetische Primärinfektionen an gesunder Haut sind selten und verlaufen mild. Geschädigte Haut und die Schleimhaut werden leichter besiedelt. Die Viren gelangen durch Tröpfchen- oder Kontaktinfektion in die Haut/Schleimhaut. Die Virusreplikation führt zur Zytolyse der Epithelzellen (Bläschenbildung, Abb. 4) und zu einer lokalen Entzündung mit Lymphadenitis. Die Viren breiten sich gleichzeitig über sensible Nervenfasern in sensible Ganglien aus – Trigeminusganglien bei HSV 1, Lumbal- und Sakralganglien bei HSV 2. Dort bleiben sie zeitlebens in latenter Form liegen. Der Betroffene wird nun entweder zum asymptomatischen Virusträger oder aber es kommt (bei etwa 50 %) zur Reaktivierung.

Herpetische Gingivostomatitis ist eine v. a. im Kindesalter auftretende, diffuse, schmerzhafte Rötung meist der gesamten Mundschleimhaut und des Pharynx. Die zahlreichen Bläschen wandeln sich um in belegte, konfluierende, oberflächliche Erosionen. Die Infektion ist begleitet von hohem Fieber, Lymphadenitis, erschwerter Nahrungsaufnahme, Foetor ex ore und Sialorrhö. Spontanheilung erfolgt nach zwei Wochen.

Herpetische Vulvovaginitis: wie die Gingivostomatitis, aber am weiblichen Genitale. Die Vulva ist diffus geschwollen und gerötet, es treten zahlreiche schmerzhafte Bläschen auf, die aszendieren können; daneben Fieber und Lymphadenitis. Abheilung erfolgt nach drei Wochen.

Eczema herpeticatum: HSV-Superinfektion des atopischen Ekzems als hochfieberhaftes, schweres, akutes Krankheitsbild. Zusätzlich zum atopischen Ekzem finden sich multiple, disseminierte, konfluierende Herpesbläschen, die platzen und zu multiplen, kleinen, runden Erosionen führen (Abb. 5).

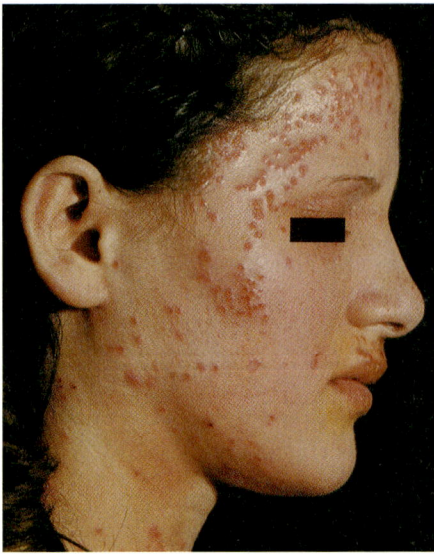

Abb. 5: Eczema herpeticatum. [5]

Reaktivierung erfolgt durch exogene Triggerfaktoren wie UV-Licht, Fieber, Menstruation, Senkung der Abwehrlage, Stress. Die Virussynthese setzt erneut ein und die Viren deszendieren wieder entlang den sensiblen Nerven in die Haut, replizieren und breiten sich über Zell-Zell-Kontakt aus. Die Rezidive, die auch wiederholt auftreten **(chron.-rez. Herpes simplex)**, werden mit den Jahren seltener. Ein rez. Herpes simplex ist die bei Weitem häufigste Manifestation der HSV-Infektion („Herpes labialis"; „Herpes genitalis") und tritt bei 20 % der Bevölkerung auf. Wegen der inkompletten Immunität ist eine **Reinfektion** in allen Stadien möglich und ähnelt klinisch dem rez. Herpes. Sie unterscheidet sich von der Primärinfektion in folgenden Aspekten: Die Läsionen sind weniger ausgedehnt, weniger schmerzhaft und heilen schneller ab (5–8 d); es treten keine Allgemeinsymptome auf. Zunächst erythematös-ödematöse, gruppierte Bläschen mit wasserklarem Inhalt, dann Eintrübung, Eintrocknung, Verkrustung, Rückgang der Entzündung und Abheilung. Sie sind nicht in Mund- und Genitalschleimhaut, sondern an Lippen und Hinterbacken lokalisiert.

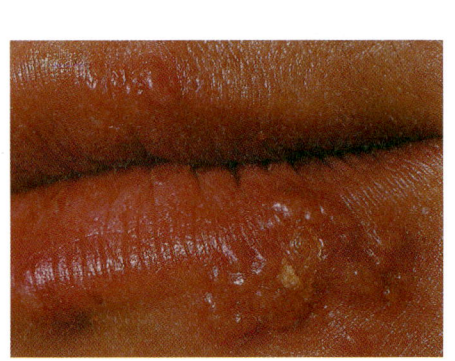

Abb. 4: Primärer Herpes simplex. [5]

Komplikationen und DD

Neben einer schweren Verlaufsform mit Nekrosen und Ulzera kann es zu einer disseminierten HSV-Infektion, HSV-Enzephalitis oder Sekundärinfektionen kommen. Differentialdiagnostisch muss an Herpes zoster und Impetigo contagiosa gedacht werden.

Therapie

Die primäre Infektion wird bei mildem Verlauf symptomatisch, bei schwer verlaufenden Erstmanifestationen und ausgedehnten Rezidiven systemisch (Aciclovir, Valaciclovir, Famciclovir) behandelt. **Rezidivprophylaxe:** Ausschaltung von Provokationsfaktoren (z. B. Lippenlichtschutz). Bei häufigen, schweren Rezidiven evtl. Suppressionstherapie oral mit niedrig dosierten Virustatika (ca. 1 Jahr) bzw. immunmodulierenden Medikamenten. Empfängliche Personen (Neugeborene, Ekzempatienten, Immunsupprimierte) müssen den Kontakt mit florid Erkrankten meiden.

Varicella-Zoster-Virus (VZV)

Weltweit besteht eine Durchseuchung von fast 100 %, die Übertragung erfolgt meist als Kontaktinfektion. Die Primärinfektion beginnt mit der Virusreplikation im oberen Respirationstrakt, dann Transport in Lymphozyten über die Blutbahn und Virusreplikation. Nach zwei Wochen folgt eine zweite Virämie mit Dissemination in innere Organe und Haut, eine fieberhaft exanthematische Erkrankung mit typischen, disseminierten Bläschen (Varizellen). VZV replizieren in der Haut und aszendieren anschließend über die sensiblen Hautnerven zu den regionären Spinalganglien, die sie lebenslang besiedeln. Es resultiert eine lebenslange Immunität, bei guter zellulärer Abwehrlage bleibt die Infektion latent. Bei Sinken der Abwehrlage kommt es zur Virusreplikation, zu einer akuten, schmerzhaften Ganglionitis mit Untergang von Neuronen und – nach Deszension der VZV entlang den sensiblen Hautnerven in die Haut – zu einem Herpes zoster im betroffenen Segment.

Verlaufsformen und Klinik

Varizellen (Windpocken, Chicken pox)

Diese Primärinfektion mit dem VZV tritt v. a. im Kindesalter auf: Nach einer Prodromalphase bildet sich ein generalisiertes, kleinherdiges, juckendes Exanthem aus. Durch den schubweisen Verlauf treten die Einzeleffloreszenzen in allen Phasen (Flecken, Bläschen, Pusteln, Krusten) nebeneinander auf („Heubner-Sternkarte"). Befallen sind Stamm (einschließlich Kopfhaut), Konjunktiven, Mund, Rachen- und Genitalschleimhaut; Handteller und Fußsohlen bleiben frei. Die Bläschen heilen nach 2–3 Wochen narbenlos ab, wenn keine Exkoriation mit anschließender Impetiginisation besteht. Komplikationen sind Varizellenpneumonie, ZNS- und weitere Organmanifestationen. Bei Erstinfektion der Mutter im ersten und zweiten Trimenon kann ein kongenitales Varizellensyndrom auftreten, bei einer Infektion der Mutter in der Perinatalperiode ist der Verlauf für das Neugeborene sehr schwer und mit einer Letalität von bis zu 30 % behaftet.

Herpes zoster (Gürtelrose, Zona, Shingles)

Diese Form ist immer eine Reaktivierung des VZV mit halbseitigem Befall eines oder mehrerer Hautnervensegmente, die durch schmerzhaft und gruppiert stehende Bläschen auf gerötetem Grund gekennzeichnet sind. Betroffen sind v. a. Erwachsene zwischen 50 und 70 Jahren. Herpes zoster ist weniger ansteckend als Varizellen. Nach einigen Tagen schmerzhafter Prodromalphase bilden sich mehrere erythematösentzündliche Herde mit gruppierten, klaren Bläschen im betreffenden Hautsegment (Abb. 6). Nach 2–7 Tagen trübt der Inhalt der Bläschen gelblich ein, die Rötung klingt ab, die Haut wandelt sich pustulös und hämorrhagisch um und die Austrocknung beginnt. Innerhalb von 2–3 Wochen heilen die Herde unter Bildung leicht atrophischer, depigmentierter Narben ab. Gewöhnlich wird nur ein Segment befallen. Zoster bei HIV s. S. 37.

Komplikationen, DD und Therapie

▶ **Neurogene Ausbreitung:** häufig subklinischer Befall der inneren Organe des Hautsegments; Augenbeteiligung; Befall der Ganglien der Nn. facialis und vestibulocochlearis; motorische Ausfälle bei lokaler Ausbreitung in das Vorderhorn

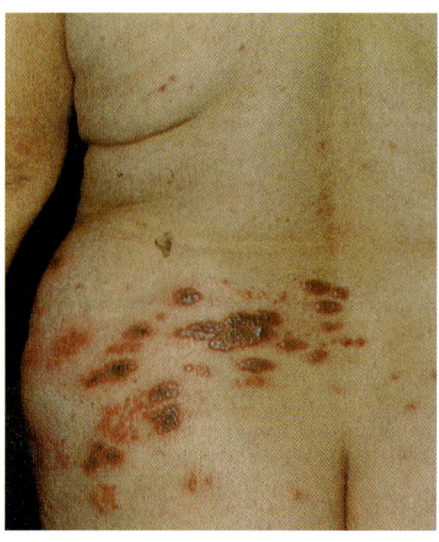

Abb. 6: Herpes zoster. [5]

▶ **Postzosterische Neuralgie:** bohrend-brennende Dauerschmerzen und Schmerzattacken, die oft erst im Lauf der Jahre sistieren
▶ Komplikationen durch **Immundefizienz:** generalisierter Herpes zoster (exanthematisches, varizellenähnliches Bild); Dissemination in innere Organe (Gefahr eines sepsisähnlichen Zustands); gangränisierender Herpes zoster

Differentialdiagnostisch muss bei Windpocken an andere Virusexantheme und einen generalisierten Zoster gedacht werden, bei der Gürtelrose an eine ausgedehnte Infektion mit HSV und ein Eczema herpeticatum. Die **Therapie** erfolgt virostatisch mit Aciclovir i. v. (5–10 mg/kg KG 3 × tgl., je nach Immunstatus, innerhalb von 72 h nach Auftreten der Bläschen). Weiterhin ist eine konsequente Schmerztherapie zur Verhinderung der Ausbildung eines Schmerzgedächtnisses im Sinne einer Neuralgie wichtig. Lokal antiseptische Maßnahmen.

Zusammenfassung

- **HSV:** charakterisiert durch häufige Rezidive am gleichen Ort. Typ-1-Infektion: gewöhnlich orofazial, Beginn in der Kindheit; Typ-2-Infektion: v. a. genital, Beginn in Pubertät
- **Herpes zoster:** Reaktivierung des ruhenden Zoster-Virus, segmentale (Dermatom) Verteilung besonders thorakal und im Verlauf des Trigeminus, Komplikationen: Neuralgie, Dissemination bei Immundefizienz

HIV-Infektion und AIDS

1981 wurde erstmals der nicht erklärbare Zusammenbruch des Immunsystems mit tödlich verlaufenden Pneumonien und dem Auftreten eines bis dahin seltenen Kaposi-Sarkoms beobachtet. 1983 wurde das verursachende Retrovirus, das HIV (humanes Immundefizienzvirus), erstmals isoliert. Seitdem hat sich die epidemische Infektionskrankheit mit tödlichem Ausgang weltweit ausgebreitet. HIV-1 und -2 werden über Blut, vor allem aber über Sperma und Genitalsekrete übertragen.

Pathogenese

HIV bindet mit seinem Oberflächenprotein gp 120 an Zellen (v. a. T-Helferlymphozyten, Langerhans-Zellen der Haut, Makrophagen und Gliazellen im ZNS), die an der Oberfläche CD4-Rezeptoren tragen, und infiziert diese. Die reverse Transkriptase schreibt seine RNA in DNA um, die in das Wirtsgenom integriert wird, sodass aus diesem dann immer neue Viren synthetisiert werden. Die Infektion und Zerstörung der T-Helferlymphozyten führt zu einem zellulären Immundefekt und so zum Zusammenbruch des Immunabwehrsystems und zum Auftreten opportunistischer Infekte.

Stadien der HIV-Infektion

Der Verlauf einer HIV-Infektion ist in ■ Abb. 1 dargestellt.

Akutes HIV-Exanthem

2–8 Wochen nach Infektion bildet sich bei einem Teil der Patienten die klinische Erstmanifestation als akute HIV-Krankheit aus. Diese besteht aus einem mononukleoseähnlichen Krankheitsbild mit kleinfleckigem Exanthem, meningitischen Symptomen, Fieber, einer generalisierten Lymphknotenschwellung, Gelenk- und Muskelschmerzen.

Seropositives Latenzstadium = klinisches Stadium A

Die Patienten sind beschwerdefrei. HIV-Antikörper sind nachweisbar. Das Stadium A dauert Monate bis Jahre. Eine persistierende, generalisierte Lymphknotenschwellung **LAS** (Lymphadenopathiesyndrom) ist eine Erkrankung dieses Stadiums.

ARC (AIDS-related complex) = klinisches Stadium B

Die Patienten leiden an Allgemeinsymptomen wie Fieber, nächtlichen Schweißausbrüchen, Durchfällen und Gewichtsverlust, häufig ist auch ein oraler Candida-Befall. Die Zahl der T-Helferzellen ist vermindert, auch reagiert die Haut abgeschwächt auf Hauttests.

AIDS (Acquired immunodeficiency syndrome) = klinisches Stadium C

Dieses Stadium dauert ca. zwei Jahre und endet letal. HIV-Antikörper sind vielleicht nicht mehr nachweisbar. Opportunistische Infektionen bestimmen das Bild: Pneumocystis-carinii-Pneumonie, Hirntoxoplasmose, atypische Mykobakteriosen, maligne Lymphome, HIV-Enzephalopathie u. a. neurologische Erkrankungen, Kaposi-Sarkom etc. Zusätzlich kommt es zu einer weiteren Verschlechterung des Allgemeinzustands mit Gewichtsverlust, persistierendem Fieber, nächtlichen Schweißausbrüchen und Durchfällen.

Diagnostik

HIV kann direkt durch kulturelle Anzüchtung oder quantitativ durch RNA-Nachweis (PCR) nachgewiesen werden. Diese aufwendigen Methoden sind bestimmten Fragestellungen vorbehalten. Serologisch stehen als Suchtest ELISA (Enzymimmunoassay), als Bestätigungstest Western-Blot zur Verfügung; der serologische Nachweis von HIV-Antikörpern ist etwa 6–8 Wochen nach Infektion möglich. Die Diagnostik der Immunabwehrlage erfolgt mittels quantitativer Analyse der Lymphozytensubpopulation; ein Absinken der $CD4^+$-T-Lymphozyten unter 250/µl über mehrere Monate ist Zeichen eines schweren Defekts der T-Helferzellen.

Therapie

▶ Es gibt derzeit drei Wirkstoffgruppen: Nukleosidanaloga, Inhibitoren der reversen Transkriptase und Inhibitoren der HIV-Protease.

Prophylaxe: Schutz vor Ansteckung!

Haut- und Schleimhautveränderungen bei HIV-Infektionen

Haut- und Schleimhautveränderungen kommen in allen Stadien vor und korrelieren häufig mit der zunehmenden Immundefizienz.

Nahezu pathognomonisch

▶ **Orale Haarleukoplakie:** An den Zungenrändern und der Zungenunterfläche befinden sich asymptomatische, nicht abwischbare, weißliche, hyperkeratotische Beläge aufgrund der Reaktivierung einer EBV-Infektion (■ Abb. 2). Bei Therapiewunsch kommen topisch Retinoide und systemisch Aciclovir zur Anwendung.

▶ **Kaposi-Sarkom:** s. Mesenchymale maligne Tumoren, S. 106

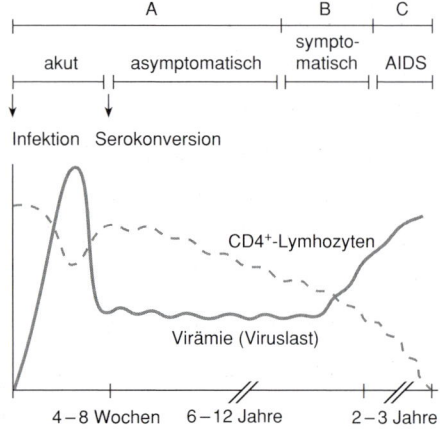

■ Abb. 1: Verlauf der HIV-Infektion. [5]

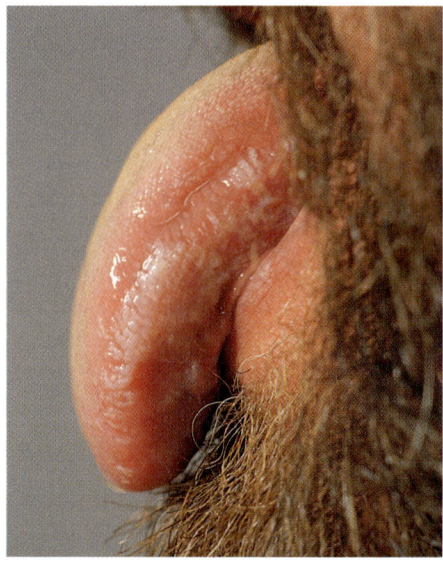

■ Abb. 2: Orale Haarleukoplakie. [5]

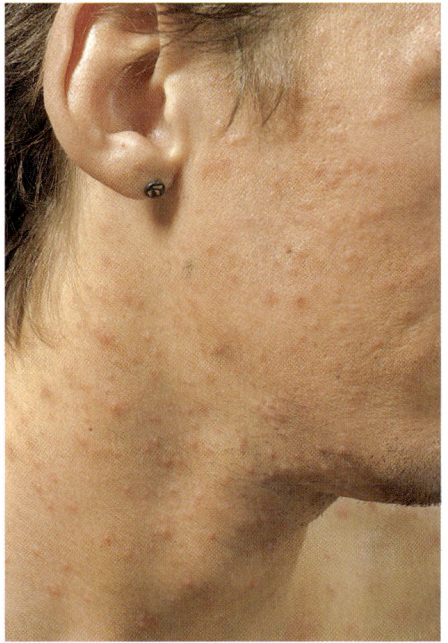

Abb. 3: Verdacht auf Pityrosporum-Follikulitis bei ARC. [5]

der HIV-Infektion finden sich häufig Dermatophyteninfektionen der Haut und der Nägel und rezidivierende Candida-Infektionen (Stomatitis, Ösophagitis, Paronychie), meist als klinisches Zeichen eines manifesten zellulären Immundefekts. Bei einer stark juckenden Dermatitis im Brust- und Rückenbereich sind häufig vermehrt lipophile Hefepilze (Pityrosporum sp.) nachweisbar (Abb. 3).

▶ **Virale Infektionen:** Condylomata acuminata (besonders anal) und Verrucae vulgares kommen bei HIV-Infizierten vermehrt vor.

▶ **Bakterielle Infektionen** der Haut (Impetigo contagiosa, Furunkel, Pyodermie, atypische Mykobakterien) sind häufig.

Häufige nicht infektiöse Hautveränderungen

▶ **Seborrhoisches Ekzem:** bereits bei beginnendem Immundefekts bei 60 % der Patienten

▶ **Psoriasis:** Bei entsprechender genetischer Disposition manifestiert sich eine exsudative Form der Psoriasis oder es treten Mischbilder auf, sogenannte Seborrhiasis.

▶ **Arzneimittelexantheme:** besonders häufig auf Co-trimoxazol, das in der Behandlung der Pneumocystis-carinii-Pneumonie eingesetzt wird

▶ **Trockene, schuppende Haut** und **generalisierter Juckreiz; schnelles Altern der Haut**

▶ **Bazilläre epitheloide Angiomatose (BEA):** Infektion durch Bartonella henselae, den Erreger der Katzenkratzkrankheit. Die subkutanen, teils verbackenen, exophytisch wachsenden, rötlichen und häufig ulzerierten Knoten sind meist schmerzlos und jucken nicht. Eine systemische Beteiligung ist möglich. Therapie: Erythromycin, Exzision von Einzelläsionen

Stark hinweisend

▶ **Herpes zoster:** Bei HIV-Infektion kommt es zu hämorrhagischen oder sich über mehrere Segmente ausbreitende Läsionen des Herpes zoster. Auf eine zugrunde liegende HIV-Infektion weist auch ein Herpes zoster bei Patienten unter 50 Jahren hin.

▶ **Mollusca contagiosa** sind bei HIV-Infektion disseminiert oder groß.

▶ **Herpes simplex:** Bei HIV-Infektion sind die Läsionen oft ulzerierend oder persistierend und häufig im Analbereich.

Häufige infektiöse Hautveränderungen

▶ **Pilzinfektionen:** Bei zugrunde liegen-

Zusammenfassung

✖ Die HIV-Infektion (humanes Immundefizienzvirus 1 und 2) wird meist sexuell übertragen und verläuft chronisch-stadienhaft: akute HIV-Infektion → Latenzstadium → LAS → ARC-Stadium → Vollbild AIDS.

✖ Dermatologische Erkrankungen kommen in jedem Stadium vor und korrelieren oft mit der zunehmenden Immundefizienz. Als nahezu pathognomonisch werden das atypische Kaposi-Sarkom, die orale Haarleukoplakie und die bazilläre Angiomatose betrachtet.

✖ Die HIV-Infektion ist zurzeit nicht kurativ behandelbar, die antiretrovirale Therapie kann aber eine Progressionsverzögerung und Lebensverlängerung bewirken.

Mykosen der Haut I

Die medizinisch relevanten Pilze werden im sogenannten D-H-S-System in drei Gruppen eingeteilt: Dermatophyten – Hefen – Schimmelpilze.

Die meisten Pilze sind fakultativ pathogen und können nur bei gestörter Hautbarriere oder Immunabwehrstörungen eine Erkrankung auslösen. Besonders die Schimmelpilze sind nur bei schweren Immunabwehrstörungen pathogen.

Prädisponierende Faktoren für eine Pilzinfektion sind Adipositas, Stoffwechselstörungen (Diabetes mellitus, Hormonstörungen), feuchtes Klima, konsumierende Erkrankungen, Atopie und Mangelernährung sowie lokal starkes Schwitzen, Wärme, Seborrhö, enge Kleidung, Hautfalten.

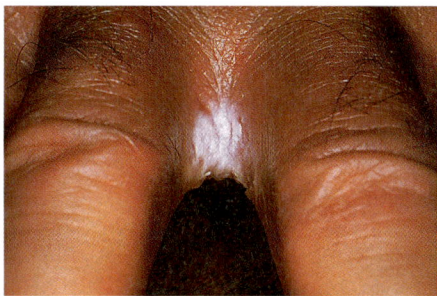
Abb. 1: Interdigitale Erosion. [4]

Infektionen durch Hefen

Hefen besiedeln vor allem das feuchtwarme Milieu der Schleimhäute und Hautfalten. Bei angeborenen und erworbenen zellulären Immundefekten können sie zu schweren chronischen und granulomatösen Mykosen der Haut und inneren Organe führen, bei Störung der Granulozytenfunktion auch zur Sepsis. Die Candidose (Syn. Hefemykose, Soor) wird durch Hefen der Gattung Candida, meist Candida albicans, hervorgerufen. Hefen besiedeln vorübergehend die Schleimhäute der Mundhöhle und des Gastrointestinaltrakts. Bei Störungen der Immunabwehr kommt es zu Infektionen.

Formen und Klinik
Intertriginöse Candidose

Bei dieser Entzündung der großen Hautfalten zeigen sich initial Rhagaden oder entzündlich gerötete Erosionen, die sich zentrifugal auf den gesamten Haut-auf-Haut-Bereich ausdehnen. Am Rand besteht häufig eine feinlamellöse Schuppung (Abb. 1, 2).

Orale Candidose

Der Soor betrifft häufig Säuglinge mit noch nicht voll ausgebildetem Immunsystem, bei Erwachsenen ist er Hinweis auf einen Immundefekt. Soor macht sich durch eine Entzündung der Mundschleimhaut mit weißen Belägen bemerkbar. Er führt zu pelzigem Gefühl und Geschmacksstörungen. Häufig sind auch die Mundwinkel betroffen (Perlèche oder Angulus infectiosus). Es können sich Pseudomembranen, die über die Tonsillen bis in die Speiseröhre gehen, ausbilden.

Genitale Candidose

Die Candida-Infektion der Vulva und/oder Vagina, der Glans penis und des inneren Präputialblatts wird durch Geschlechtsverkehr übertragen. Prädisponierend sind Diabetes mellitus, Immunsuppression und Schwangerschaft. Der Genitaltrakt wird häufig von Hefen besiedelt. Bei gestörter Vaginalflora und verminderter Abwehr kann es zur Entzündung kommen. Diese äußert sich durch Juckreiz, verstärkten weißen und käsigen Fluor, Rötung und eine ödematöse Schwellung der Schamlippen. Beim Mann zeigen sich juckende Papeln,

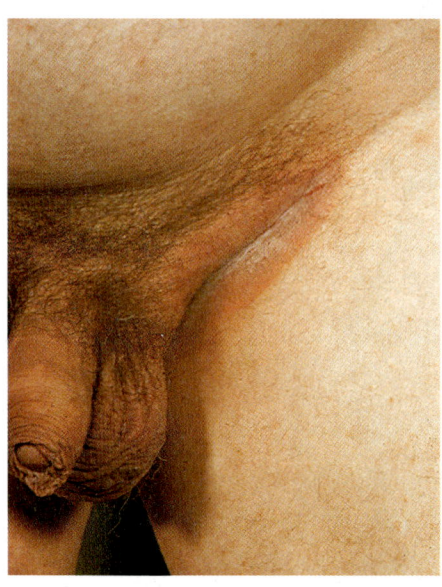
Abb. 2: Candida intertrigo. [14]

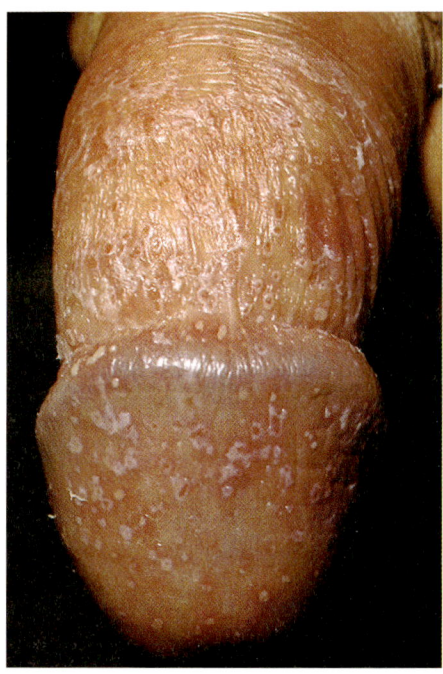
Abb. 3: Candida-Balanoposthitis. [5]

Vesikel und flächige Erosionen auf der Eichel (Abb. 3). Die akute Balanitis kann sich zur Balanoposthitis ausdehnen.

Bei Säuglingen findet sich die genitoglutäale Candidose im Windelbereich, begünstigt durch das Milieu der feuchten Kammer. An den Rändern der intensiven Rötung finden sich ein feiner Schuppensaum und münzgroße Satellitenherde.

Candida-Paronychie

Diese Entzündung des Nagelwalls durch Candida albicans, seltener auch C. parapsilosis wird durch Feuchtarbeiten begünstigt. Der Nagelumlauf ist stark schmerzhaft, anfangs eitrig entzündet und geschwollen. Die Nägel verfärben sich dunkel, die Nagelplatte wird wellig und brüchig (sekundäre Nageldystrophie).

Chronisch-mukokutane Candidose

Die Candidose der Mundhöhle und des Pharynx tritt häufig bei Säuglingen in den ersten zwei Lebensmonaten auf. Die kleinfleckigen, weißlichen Beläge behindern die Nahrungsaufnahme. Es handelt sich um eine seltene Erkrankung, die durch einen noch nicht näher definierten, angeborenen zellulären Immundefekt zu einer chronischen, sehr therapieresistenten Infektion von

Schleimhaut, Haut und Nägeln führen kann. An der Mundschleimhaut finden sich weiße bis bläuliche, nur schwer abstreifbare Beläge. Im Extremfall sind das dicke, geschlossene Membranen, die zu Mundtrockenheit und brennenden Schmerzen führen.

Differentialdiagnosen

Variante	Differentialdiagnose
Genitalien	Psoriasis, Lichen ruber planus, Lichen sclerosus
Intertrigo	Psoriasis, seborrhoisches Ekzem, bakterielle Sekundärinfektion, Intertrigo, Erythrasma (kleieförmige Schuppung, Rotfluoreszenz im Wood-Licht), kontaktallergisches Ekzem
Oral	Lichen ruber planus, epitheliale Dysplasie
Paronychie	Bakterielles Panaritium, Tinea unguium bzw. bei Schwarzverfärbung der Nägel eine Pseudomonasinfektion, chronisches Ekzem

Tab. 1: Differentialdiagnosen der Candidose.

Diagnostik und Therapie

Mit einem steril angefeuchteten Tupfer wird ein Abstrich entnommen, der im Phasenkontrastmikroskop untersucht und sofort auf Kulturagar überimpft wird. Wenn ein Transport erforderlich ist, den Watteträger anfeuchten und vor Austrocknung schützen.
Therapeutisch kommen Triazolantimykotika (Itraconazol und Fluconazol) zum Einsatz, bei muköses Herden Nystatin-Haftsalben, bei Intertriginosa werden Leinenläppchen in die Hautfalten eingelegt. Unterstützend wirken außerdem Gewichtsreduktion, leichte, luftige Kleidung und die Therapie der Grunderkrankung (v. a. Diabetes mellitus).

Pityriasis versicolor

Diese oberflächliche, nur das Stratum corneum betreffende und nicht entzündliche Mykose der Haut wird durch Malassezia furfur (Syn. Pityrosporum ovale) ausgelöst. Betroffen sind in Europa 0,5–5 %, in den Tropen 60 % der Bevölkerung, v. a. junge Erwachsene. Prädilektionsstellen sind die talgdrüsenreichen Hautareale des Stamms. Es bilden sich runde bis ovale, konfluierende Flecken mit typischer, kleieförmiger Schuppung (Abb. 4). Die Herde können hyper- und hypopigmentiert sein, da die Melaninbildung und -verteilung unter dem Einfluss des Pilzes gestört ist. Die Herde verursachen keine subjektiven Beschwerden. Bei Diabetes und Immunsuppression kann es zu schweren, rezidivierenden Verläufen kommen.

Pityrosporum-Follikulitis: bei Immunsuppression gehäuft auftretende papulöse Follikulitiden und kleine, pustulöse Einschmelzungen

Diagnostik, Differentialdiagnose und Therapie

Der Malassezia-Nachweis gelingt in kleinen, feinen glanzlosen Schuppen, welche mit einem Holzspatel abgeschabt werden können. Diese Erscheinung nennt man „Hobelspanphänomen". Nach dem Aufrauen mit einem Holzspatel erfolgt der Tesafilmabriss, der Streifen wird fünf Sekunden mit Methylenblau gefärbt. Im Mikroskop erkennt man kleine Sporenhaufen und umgebende Pilzfäden („Spaghetti und Fleischbällchen"). Differentialdiagnostisch abgegrenzt werden müssen die Pityriasis rosea (Hautspaltlinien) und das seborrhoische Ekzem (Schweißrinne).
Es erfolgt eine Lokalbehandlung mit ketoconazol- und/oder selendisulfidhaltigen Shampoos. Wichtig: Die Kopfhaut stellt ein Erregerreservoir dar, deswegen stets mitbehandeln. Bei sehr ausgeprägten Formen wird eine einwöchige systemische Therapie mit Triazolantimykotika (Itraconazol, Fluconazol) durchgeführt.

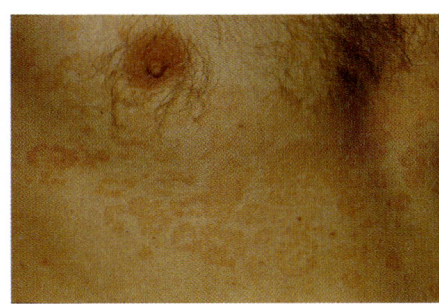

Abb. 4: Pityriasis versicolor. [5]

Zusammenfassung

✖ **Hefen:** 1. Candida-Mykose (Erreger meist Candida albicans), Soor, Intertrigo, Paronychie, genital, genitoglutäal; 2. Erreger von Pityriasis versicolor ist Malassezia furfur, konfluierende Hypo- oder Hyperpigmentierungen am Stamm und im Nacken

✖ **Schimmelpilze:** nur sehr selten für oberflächliche Hautpilzkrankheiten und Nagelmykosen, jedoch für eine Reihe tiefer, tropischer Mykosen mitverantwortlich

Mykosen der Haut II

Infektionen durch Dermatophyten (Tinea)

Dermatophyten besitzen Keratinasen, die humanes Keratin verdauen können, und befallen ausschließlich Haut, Haare und Nägel. Sie werden in drei Gattungen unterteilt: Trichophyton sp., Microsporum sp. und Epidermophyton sp.
Trichophyton rubrum (Abb. 5) wird am häufigsten, in 60–80 % der Fälle, isoliert. Die Dermatophyten und ihre sehr resistenten Sporen werden aus dem Erdboden, von Tieren oder von Mensch zu Mensch übertragen. Dermatophyten breiten sich nach Eindringen in die Epidermis zentrifugal im Stratum corneum aus und rufen eine Entzündungsreaktion hervor. Gelegentlich sieht man mehrere konzentrische Wachstumsringe. Trichophyton rubrum ruft meist nur eine geringe Entzündung am Rand der Läsion hervor, im Zentrum heilt die Mykose wieder ab. Man unterscheidet:

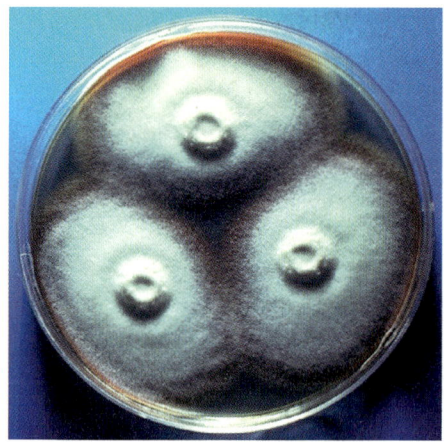
Abb. 5: Kultur von Trichophyton rubrum. [1]

▶ **Tinea superficialis:** häufigste Form mit typischen randbetonten, langsam wandernden erythematosquamösen Herden; Pilze finden sich v. a. in der oberen Schicht der Epidermis.
▶ **Tinea profunda:** Pilze wandern entlang den Haarfollikeln in die Tiefe, es entwickeln sich Pusteln mit entzündlichen Infiltraten. Prädilektionsstellen sind der Bartbereich und der behaarte Kopf.

Formen und Klinik
Tinea corporis

Prädilektionsstellen sind Kontaktstellen an Armen, Oberkörper, inguinal, gluteal, Bartregion und Kapillitium. Die Pilze werden meist durch Tiere und Sport mit engem Körperkontakt übertragen, besonders Kinder sind betroffen. Die scheibenförmigen Herde mit polyzyklischem Rand werden scharf von einem elevierten, geröteten, kleieförmig schuppenden Randsaum begrenzt (Abb. 6). Das Zentrum ist eingesunken und wirkt normal.
DD: chronisch-diskoider Lupus erythematodes, Pityriasis versicolor, Pityriasis rosea.

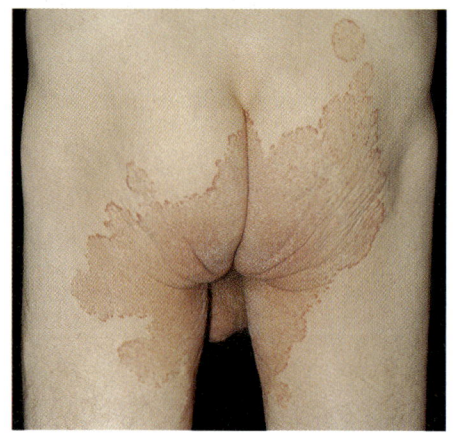
Abb. 6: Tinea corporis durch Trichophyton rubrum. [5]

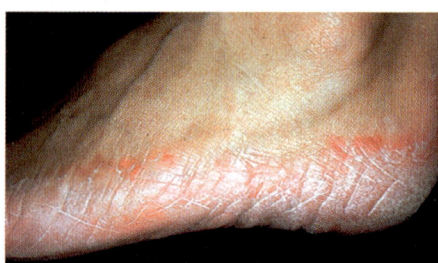
Abb. 7: Tinea pedis. [1]

Tinea pedis
30–70 % der Menschen sind irgendwann einmal von dieser akuten oder chronischen Mykose der Zehenzwischenräume, Fußsohlen und ggf. des Fußrückens betroffen. Sie stellt oft die Eintrittspforte für einen gramnegativen Fußinfekt oder ein Erysipel dar. Im feucht-warmen Klima zwischen den eng stehenden Zehen ist die Haut weißlich. Es kommt immer wieder zu stark juckenden Bläschenschüben, Mazerationen sowie scharf begrenzten Erosionen mit bakteriellen Superinfektionen (Abb. 7).

Tinea palmoplantaris
Die Handflächen und Fußsohlen sind verdickt und schuppen. Meist sind nur eine Palma, aber beide Plantae befallen. An den Füßen sieht die flächige juckende Infiltration, deren seitliche Ränder entzündlich infiltriert sind, wie ein Mokassin aus. **DD:** chronisches irritativ-toxisches Hand- und Fußekzem, Psoriasis inversa.

Tinea capitis
Diese chronische folliguläre Dermatomykose des behaarten Kopfes kommt fast nur bei Kindern vor, die Haustieranamnese ist hier besonders wichtig. Am gesamten Kapillitium oder in einzelnen runden Arealen finden sich eine leichte Rötung und meist feine, trockene Schuppung. Die Haare brechen in Höhe von 2–3 mm ab.

▶ **Ektothrixinfektion:** kleinsporiger äußerer Befall des Haarschafts, rundliche Areale mit abgebrochenen, stumpfen Haaren. Mikrosporumarten
▶ **Endothrixinfektion:** Durch das Einwandern der Pilze in den Haarschaft bricht dieser direkt an der Kopfoberfläche ab. Trichophytoninfektion.
▶ **Kerion Celsi** wird die sehr schmerzhafte, abszedierende Tinea capitis pro-

funda mit Lymphknotenschwellung und vernarbender Alopezie genannt.
▶ **Favus, Erbgrind:** chronische Tinea capitis in den Mittelmeerländern (durch Trichophyton schoenleinii) mit fest aufsitzenden, schuppenden Herden, die bis in die Haarfollikel reichen und zur narbigen Alopezie führen können

DD: seborrhoisches Kopfekzem (bei Tinea capitis leichte Epilierbarkeit der Haare), Psoriasis

Tinea inguinalis
Leicht entzündliche Dermatophyteninfektion der Inguinal- und Glutäalregion, selten auch axillar, v. a. bei Männern. Beginn mit münzgroßen, roten, schuppenden Flecken an den Innenseiten der Oberschenkel, meist in Skrotumhöhe. Die Herde dehnen sich rasch aus, das Zentrum blasst ab. Die Entzündung ist randbetont, es besteht kaum Juckreiz.

Tinea unguium (Onychomykose)
Diese chronische, langsam die Nagelplatte zerstörende Dermatophyteninfektion der Finger- und/oder Zehennägel (▌Abb. 8) neigt zu Rezidiven und betrifft 10 % der Bevölkerung. Prädisponierend sind mechanisch und traumatisch bedingte Schäden an den Füßen, Durchblutungsstörungen, genetische Disposition und zelluläre Immundefekte. Die Häufigkeit nimmt mit dem Alter zu. Es werden verschiedene Typen unterschieden:

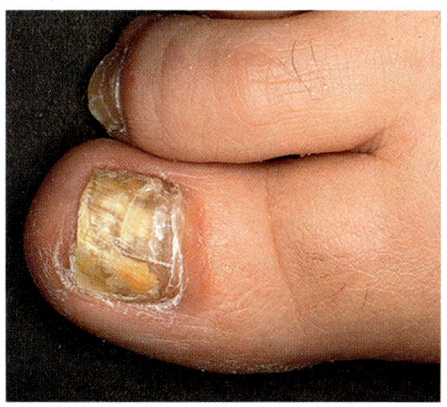
▌Abb. 8: Tinea unguium. [1]

▶ **Distal-lateraler subungualer Typ:** 95 %, meist Trichophyton rubrum, Infektion von distal nach proximal
▶ **Proximaler subungualer Typ:** selten, z. B. HIV-Infektion, Infektion vom proximalen Nagelwall aus
▶ **Superfiziell weißer Typ** (Trichophyton mentagrophytes): Pilzelemente dringen in die oberen Schichten der Nagelplatte, die durch Lufteinschlüsse weiß verfärbt ist.
▶ **Totale Onychodystrophie:** Befall des gesamten Nagels und der Nagelmatrix

Diagnostik
Pilzelemente (Hyphen und Sporen) werden mikroskopisch im Nativpräparat (in Kalilauge) bzw. in der Kultur nachgewiesen. Das Untersuchungsmaterial (z. B. Hautschuppen) wird nach Abwischen von Anflugkeimen mit Alkohol aus dem Randbereich der befallenen Areale entnommen. Bei Microsporumbefall findet sich eine gelbgrüne Fluoreszenz im Wood-Licht.

Therapie
▶ **Allgemein:** Füße trocken und warm halten; Barfußlaufen auf Teppich und in Schwimmbädern sowie feuchte Arbeiten bei Tinea manuum vermeiden
▶ **Lokaltherapie:** Einzelne Herde einer Tinea superficialis oder Candida-Infektion können mit antimykotischen Lösungen, Cremes oder Nagellack behandelt werden. Polyene (Nystatin, Natamycin, Amphotericin B) wirken nur bei Hefen. Breitspektrumantimykotika gegen Dermatophyten, Hefen und grampositive Bakterien sind Ciclopiroxolamin, Azole, Allylamine (lange Verweildauer im Stratum corneum), Morpholine, Amorolfin.
▶ **Systemische Therapie:** Tinea capitis und Tinea unguium mit Matrixbeteiligung sind nur durch eine systemische Therapie z. B. mit Terbinafin, Fluconazol, Itraconazol oder Griseofulvin heilbar. Die systemische Therapie kann z. B. bei Tinea unguium bis zu 3–4 Monate dauern. Die systemische Therapie sollte mit einer Lokaltherapie kombiniert werden, um die Therapiedauer und das Risiko von unerwünschten Wirkungen niedrig zu halten. Es bestehen rigide Zulassungsbeschränkungen für systemische Antimykotika.

Zusammenfassung
✖ Eine Infektion mit **Dermatophyten** (die sich vom Keratin der Haut ernähren) wird „**Tinea**" genannt.
✖ Die Lokalisation wird durch Zusätze bezeichnet.
✖ Häufigster Erreger ist Trichophyton rubrum.

Parasitäre Hautkrankheiten

Pedikulosen (Lausbefall)

Läuse sind flügellose, blutsaugende Ektoparasiten, die ausschließlich den Menschen befallen. Sie werden von Mensch zu Mensch übertragen, vor allem unter schlechten hygienischen Bedingungen bei engem körperlichem Kontakt. Läuse saugen Blut. Die befruchteten Weibchen kleben Nissen, in denen sich die Eier befinden, an Kopfhaare, Schamhaare oder in die Nähte der Kleider. Außerdem werden folgende Krankheiten durch Läuse übertragen: Europäisches Rückfallfieber (Borrelia recurrentis), Flecktyphus (Rickettsia prowazekii), Fünftagefieber (Rickettsia quintana).

Pediculosis capitis (Kopfläuse)

Der Kopflausbefall nimmt auch in westeuropäischen Ländern wieder zu, besonders bei Obdachlosen und Schulkindern. Die Kopflaus lebt auf der Kopfhaut, retroaurikulär und im Nacken, und saugt Blut. Das Weibchen legt seine Eier (weiße Nissen) dicht oberhalb der Kopfhaut, wo sie sehr fest sitzen und sich im Gegensatz zu Hautschuppen nicht abstreifen lassen (▌Abb. 1). Die Läuse nehmen durch Stich Blut auf und geben hierbei Speichelsekret in die Haut ab.

Klinik und Therapie

Typisch sind Juckreiz, Kratzeffekte, Ekzematisation, Sekundärinfektion, Läuseekzem (superinfizierte Dermatitis im Nackenbereich durch immunologische Abwehrreaktion und Staphylokokkensuperinfektion), Lymphadenitis, Verfilzen der Nackenhaare ("Weichselzopf").
Um die Nissen aus den Haaren zu lösen, sollten die Haare für mindestens 20 min mit Essigwasser getränkt werden. Danach können die Nissen mit einem fein gezinkten Kamm gelöst werden. Die weitere Behandlung erfolgt mit einer 1%igen Permethrinlösung, für Kinder 0,44%. Alternativen sind Goldgeistlösung und Rizinus- und Silikonöl. Eine Wiederholung der Behandlung nach Ablauf der Reifungsphase der Nissen (~10 Tage) wird empfohlen.

Pediculosis vestimentorum (Kleiderläuse)

Die Kleiderläuse leben in der Kleidung und legen dort auch ihre Eier ab; die Haut suchen sie nur zur Nahrungsaufnahme auf. Durch den Stich wird starker Juckreiz mit Quaddel- und Knötchenbildung und nachfolgenden Kratzeffekten und Impetiginisation ausgelöst. Bei lange bestehender Verlausung entsteht die sogenannte Vagantenhaut mit Kratzeffekten, Lichenifikation, Hyper- und Hypopigmentierung. Die **Therapie** besteht in der Desinfektion; daneben werden die Sekundärinfektionen behandelt.

Pediculosis pubis (Filzläuse)

Hierbei handelt es sich um eine v. a. beim Geschlechtsverkehr übertragene Infestation der Gebiete mit apokrinen Schweißdrüsen. Es zeigen sich geringe ekzemartige Veränderungen, meist der Genitalregion. Der Speichel der Laus verändert das Hämoglobin, so bilden sich typische blaugraue Makulä (sog. Maculae caeruleae oder Taches bleues). Es besteht starker Juckreiz. Die **Diagnose** erfolgt durch Nachweis der Läuse und Nissen, die **Therapie** wie bei Kopfläusen. An Partnermitbehandlung denken!

Cimicosis (Wanzen)

Wanzen sind flache, ovale Parasiten, die in Bettnähe leben und nachts zum Blutsaugen den Menschen aufsuchen. Wanzen kommen in Deutschland nur noch äußerst selten vor. Das eingebrachte Speicheldrüsensekret erzeugt Juckreiz und Quaddeln, in deren Mitte sich ein hämorrhagischer Punkt bildet. Die Wanzenstiche finden sich gruppiert oder linear hintereinander an unbedeckten Körperstellen. **Therapie:** Neben Vernichtung der Wanzen erfolgt eine symptomatische Lokaltherapie mit Antihistaminika und Steroiden.

Pulikose (Flöhe)

Flöhe sind sprunggewaltige Arthropoden, die keine ausgeprägte Wirtsspezifität haben und beim Menschen häufig vorkommen. Heftig juckende, urtikarielle Papeln mit kleiner zentraler Hämorrhagie sind gruppiert und asymmetrisch an bedeckten Körperstellen angeordnet. Zur **Therapie** kommen Thesit 2–5% in Lotio zinci, Menthol 1% in Spiritus dilutus, Steroidcremes kombiniert mit internen Antihistaminika oder Prednisolon zum Einsatz; daneben muss die Infektionsquelle beseitigt werden.

Skabies/Krätze (Milben)

Der Erreger der Skabies ist die Krätzmilbe, die durch Körperkontakt übertragen wird. Erwachsene weibliche Milben graben einen Gang zwischen Stratum corneum und Stratum granulosum, in den sie Eier und Kot ablegen (klinisch: Milbengang). Bis die Infektion bemerkt wird, vergehen meist mehrere Wochen, da zunächst eine Sensibilisierung gegen die Milbenantigene erfolgen muss, die dann zu einem stark juckenden Ekzem führt.

Klinik

Leitsymptom der ersten Wochen ist der Juckreiz besonders in der Bettwärme. An den Prädilektionsstellen (Beugestellen, Interdigitalfalten, Genitale) kann man bereits typische gangartige, längliche Papeln (Milbengänge) mit erhabenem Ende (hier sitzt die Milbe) erken-

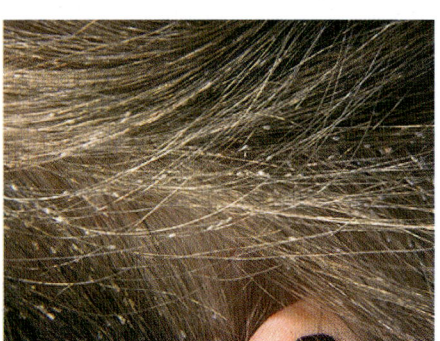

▌Abb. 1: Pediculosis capitis. [1]

nen. Nach Sensibilisierung auf die Milbenantigene kommt es zu generalisiertem Juckreiz und papulovesikulösen bis urtikariellen Hauterscheinungen. Durch Kratzen und Sekundärinfektion entstehen neben den Ekzemen Exkoriationen und Impetiginisation (Abb. 2, 3).

▶ **Skabies granulomatosa** entsteht v. a. bei Kindern; durch Kratzen werden Milbenpartikel in die Dermis verlagert und es bilden sich knotige, tiefere, entzündliche Infiltrate.

▶ **Skabies norvegica**: massiver, hochansteckender Milbenbefall, der einer psoriasiformen Erythrodermie ähnelt. Tritt bei Patienten mit Immunschwäche und bei sehr schlechten hygienischen Verhältnissen auf.

▶ **Skabies incognita**: Das klinische Bild ist durch lokale Steroide maskiert. Bei den meist sehr gepflegten Patienten („gepflegte Skabies") fehlen entzündliche Hauterscheinungen und der scheinbar grundlose Juckreiz steht im Vordergrund.

Diagnostik

Neben der Klinik, v. a. dem nächtlichen Juckreiz, gibt die Auflichtmikroskopie Aufschluss: Die Milbe ist am Gangende zu erkennen. Durch seitliches Anbohren der Papel mit einer Nadel kann man die Milbe entnehmen und auf einen Objektträger mit 15 % Kalilauge bringen.

Therapie

Eine Eintagetherapie mit dem gering toxischen Permethrin (5 %ige Creme) hat eine Wirksamkeit von > 95 %. Die Creme wird am gesamten Körper mit Aussparung des Kopfes aufgetragen und nach 12 h Einwirkzeit abgeduscht. Bei Kindern von 1–2 Jahren wird eine 2,5 %ige Creme verwendet. Alternativ kann bei Kindern und Schwangeren Benzylbenzoat 25 % eingesetzt werden. Kontaktpersonen müssen mituntersucht und -behandelt werden.

Weitere Milbenerkrankungen

Bei der **Trombidiose (Erntekrätze)** handelt es sich um durch Larven der Laufmilben verursachte Hautveränderungen. Die Erreger leben auf Pflanzen,

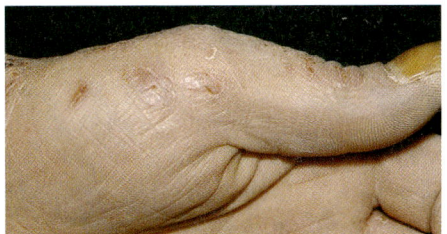

Abb. 2: Skabies: entzündete Gänge und Papeln am Daumen. [5]

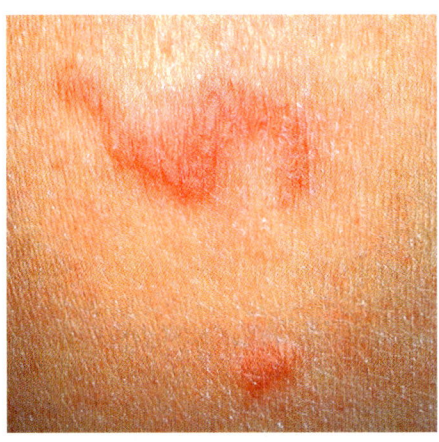

Abb. 3: Detailaufnahme Skabies. [1]

in der Sommerzeit befallen sie den Menschen. Einige Stunden nach Kontakt treten stark juckende, kleine, rote Papeln auf. Keine spezifische Therapie gegen Milben erforderlich; sonst juckreizstillende Externa.

Weitere Milbenerkrankungen der Haut können durch **Tiermilben** und die zur Standortflora gehörende **Haarbalgmilbe** Demodex folliculorum (kann rosazeaähnliche Hautveränderungen hervorrufen) verursacht werden.

Zecken

Zecken sind große Milben, die im Laub, an Sträuchern etc. leben und sich durch Blutsaugen an vielen verschiedenen Wirtstieren, v. a. Säugetieren, ernähren. Der Stich erfolgt wegen des anästhesierenden Speichels meist unbemerkt. Zecken sind Vektoren von verschiedenen Krankheitserregern, u. a. Arboviren (Frühsommermeningoenzephalitis = **FSME**), Borrelien (**Lyme-Borreliose, Rückfallfieber**), Listeria monocytogenes (**Listeriose**).

Die **Therapie** besteht primär im Herausdrehen mit einer Pinzette, ggf. per Stanzbiopsie oder Kürettage. Wenn Zeckenreste zurückbleiben, entsteht meist ein Zeckengranulom, ein über Wochen bis Monate persistierender, chronisch-entzündlicher Knoten.

Zusammenfassung

✱ **Pedikulosen (Lausbefall)**: Kopfläuse fallen besonders durch ihre fest sitzenden weißen Nissen kurz oberhalb der Kopfhaut auf und befallen v. a. Kinder. Kleiderläuse leben in der Kleidung, legen dort ihre Eier ab und suchen den menschlichen Körper nur zum Blutsaugen auf. Filzläuse werden beim Geschlechtsverkehr übertragen und führen zu ekzemartigen Veränderungen mit typischen Hämatomen.

✱ **Wanzen** leben in Bettnähe und suchen den Menschen nachts zum Blutsaugen auf, die Stiche finden sich gruppiert an unbedeckten Körperstellen.

✱ Nach **Flohstichen** treten heftig juckende, urtikarielle Papeln mit kleiner zentraler Hämorrhagie auf, die gruppiert und asymmetrisch an bedeckten Körperstellen angeordnet sind.

✱ Die **Skabies** wird über direkten Kontakt verbreitet und juckt intensiv, alle Kontaktpersonen müssen mitbehandelt werden.

Tropische Infektionen und Infestationen

Leishmaniose

Leishmaniosen sind chronisch-granulomatöse Hautveränderungen durch Protozoen der Gattung Leishmania. Der Mensch kann Zwischen- und Endwirt sein. Nagetiere und Hunde bilden Haupterregerreservoirs, Überträger sind Sandmücken. 12 Mio. Menschen weltweit sind an Leishmaniose erkrankt, ca. 75 000/Jahr sterben daran. Nach einer kutanen Leishmaniose entwickeln Betroffene eine permanente, aber wohl nur spezies- oder nur stammspezifische Immunität.

Formen und Klinik
Kutane Leishmaniose der Alten Welt (Orientbeule)

Diese Form ist auf die Haut beschränkt, Erreger sind L. tropica (Naher Osten, Mittelmeergebiet, Afrika, Indien) und L. mexicana (Zentral- und Südamerika). Nach den Insektenstichen treten eine oder wenige papulöse oder plaqueartige Effloreszenzen auf, die sich meist in ein Ulkus mit aufgeworfenem Randwall umwandeln (Abb. 1). Nach Monaten tritt eine spontane Heilung mit atrophischer und hyperpigmentierter Narbe ein. Bei der Leishmaniasis recidivans kommt es zu ständigen Rezidiven. Immunschwäche begünstigt das Entstehen einer disseminierten kutanen Leishmaniose, gekennzeichnet durch zahllose weiche Papeln mit gelegentlicher Konfluenz und klinischer Ähnlichkeit zur lepromatösen Lepra. Therapie: lokale Infiltration mit Antimonpräparaten (Pentostam), Exzision, Kryotherapie, Amphotericin B oder Ketoconazol p. o.

Mukokutane Leishmaniose der Neuen Welt

Diese auf Lateinamerika beschränkte Infektion der Gesichtshaut mit anschließendem Schleimhautbefall des Nasen-Rachen-Raums und schweren Mutilationen wird durch den Erreger L. brasiliensis hervorgerufen.

Viszerale Leishmaniose (Kala-Azar, Schwarzer Tod)

Diese Form ist eine systemische Infektion mit L. donovani, die im Mittleren Osten, Ostasien, Afrika südlich der Sahara und Lateinamerika, aber auch in den Mittelmeerländern vorkommt. Die **klinischen Symptome** sind Fieber, Gewichtsverlust, Hepatosplenomegalie, Lymphadenopathie und Panzytopenie. Später kommt eine schwarzgraue Hautpigmentierung, besonders im Gesicht, dazu. Unbehandelt tritt der Tod nach Monaten bis Jahren ein. **Therapie:** liposomales Amphotericin B; fünfwertige Antimonpräparate (Pentostam), auch kombiniert mit IFN-γ; niedrig dosiertes orales Pentamidin, kleine kutane Herde: Exzision, Kryotherapie, Hitzebehandlung.

Lepra

An dieser durch Mycobacterium leprae hervorgerufenen Infektionskrankheit der Haut und peripheren Nerven sind weltweit mehrere Millionen Menschen erkrankt. Lepra verläuft langsam und ist gekennzeichnet durch periphere sensorische und motorische Neuropathie und deren Folgekrankheiten (Deformitäten, Kontrakturen, Mutilationen, Paralyse u. a. m.) sowie immunologische Begleitphänomene. Die Kontagiosität ist nicht sehr hoch, eine Isolierung nur von Patienten mit lepromatöser Lepra erforderlich, die die wesentliche Infektionsquelle sind. Die Inkubationszeit dauert 2–5 Jahre.

Verlauf

M. leprae dringt ohne erkennbare Primärläsion in den Körper ein und proliferiert intrazellulär in Makrophagen, Endothelzellen und Schwann-Zellen. Die weitere Entwicklung hängt von der Fähigkeit des Organismus ab, eine zelluläre Immunität gegen M. leprae auszubilden. Nur wenige Infizierte erkranken. Zunächst kommt es zu einem **uncharakteristischen Frühstadium** mit Muskelschwäche, Par- und Hypästhesien und wenigen, kleinen, unscharf begrenzten, hypopigmentierten, hypästhetischen Flecken. Dies geht dann in eine der eigentlichen Lepraformen des Spektrums zwischen Lepra tuberculoides und Lepra lepromatosa über.

> Bei guter zellulärer Immunität entwickelt sich die Lepra tuberculoides (Abb. 2).

Ist die zelluläre Abwehr vermindert, kommt es zu den Borderline-Formen, die zwischen den Formen der L. tuberculoides und L. lepromatosa liegen. Innerhalb dieser Einteilung kann der Krankheitsverlauf bzw. Immunstatus spontan oder therapiebedingt schwanken („Upgrading": Besserung der Immunlage, „Downgrading": Verschlechterung).

> Die Lepra lepromatosa ist durch einen spezifischen Immundefekt noch unbekannter Natur gegen M. leprae gekennzeichnet (Abb. 3).

Dieser Immundefekt verhindert die protektive Bildung von Epitheloidzellgranulomen durch die zelluläre Immunantwort. Die humorale Immunreaktion ist die einzige spezifische Reaktion bei der L. lepromatosa. Die Antikörper sind aber nicht protektiv. Mit der **Lepromin-(Mitsuda-)Reaktion** wird das Vorhandensein oder Fehlen dieses Immundefekts gemessen. Mit einem standardisierten Extrakt abgetöteter Leprabazillen misst man die Fähigkeit, eine zelluläre Immunreaktion gegen M. leprae auszubilden.

Klinik

Haut- und Nervenläsionen erscheinen meist gleichzeitig. Bei der tuberkuloiden Lepra kommt es zu erheblichen Nervenausfällen durch umschriebene oberflächliche Granulome, die auch Nerven befallen können. Für die lepromatöse Lepra typisch sind knotige bis diffuse Infiltrationen, v. a. an den peripheren Teilen des Körpers. Durch die Infiltrationen werden die Nerven nur komprimiert. Bei der lepromatösen Lepra kommt es durch eine Bazillämie auch zur Beteiligung innerer Organe wie Nieren (ne-

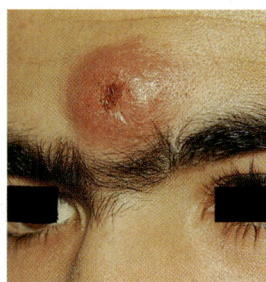

Abb. 1: Kutane Leishmaniose. [5]

phrotisches Syndrom), Testes (Hodenatrophie) und Augen (Iridozyklitis). Als Folgeerscheinungen kann es zu Knochen- und Gelenkdestruktionen durch Polyneuropathie, Mutilation durch Verletzungen, Verbrennungen, Gynäkomastie, systemische Amyloidose u. a. kommen.

Diagnostik, Differentialdiagnose und Therapie

Anamnese, Klinik, Histo (bei der keimarmen tuberkuloiden Lepra), bei den keimreichen lepromatösen Formen Erregernachweis, (Gewebssaftausstriche).
DD: anbehandelte Tinea corporis, Granuloma anulare oder multiforme, Pityriasis alba (Gesicht), Sarkoidose, Kaposi-Sarkom, Lues 2, anerge Leishmaniose.

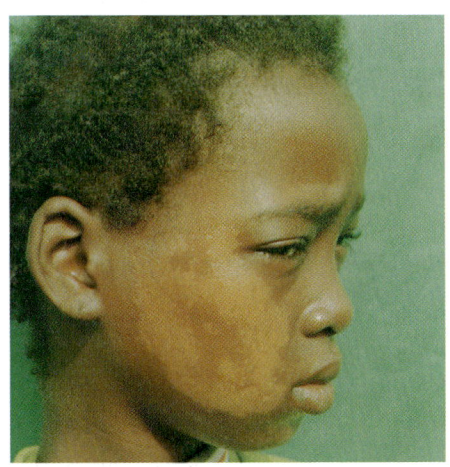

▌ Abb. 2: Tuberkulöse Lepra, anuläre, anästhetische, hypopigmentierte Maculae. [5]

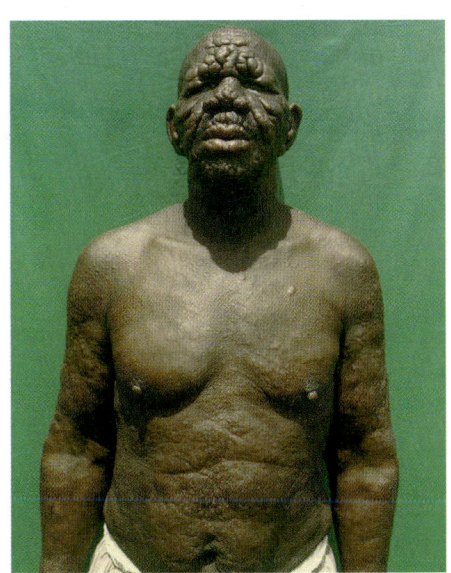

▌ Abb. 3: Lepromatöse Lepra, Papeln und Knoten. [5]

Alle Fälle müssen behandelt werden (▌ Tab. 1).

Weitere tropische Infektionen

▶ Als **Larva migrans** wird die Infestation der menschlichen Haut durch die Larven des Hunde- und Katzenhakenwurms bezeichnet. Die Larven schlüpfen im Kot, besonders in feuchten, tropischen Regionen am Strand und können in die menschliche Haut eindringen. Nach einigen Stunden kommt es an der Eintrittspforte zu starkem Juckreiz und einer roten Papel. Nach einer Woche beginnt die Larve in der Haut zu wandern, es entstehen gerötete, bizarre streifenförmige Hautveränderungen (▌ Abb. 4). Die Larven sterben nach Tagen bis Wochen ab, denn der Mensch ist für sie Fehlwirt. Therapie: Thiabendazol lokal; bei Versagen systemisch Albendazol (4 Tage).
▶ **Larva currens:** sehr schnell wandernde, streifige, urtikarielle Hautveränderung bei der Darminfektion mit dem Zwergfadenwurm Strongyloides stercoralis
▶ **Myiasis:** relativ häufige Infektion mit Fliegenlarven, die sich in der Subkutis entwickeln; Knoten mit Ulzerationen
▶ **Kutane Schistosomiasis (Bilharziose):** weit verbreitet in den Subtropen/Tropen mit erheblicher Morbidität und Mortalität; initial Juckreiz, dann Papeln mit Ulzerationen
▶ **Zerkariendermatitis (Swimmer's itch):** Die infektiösen Schistosomenlarven (Zerkarien) werden durch Wasserschnecken übertragen. Nach Baden in verseuchten Gewässern entwickeln sich juckende, papulöse Hautveränderungen an nicht bedeckten Körperstellen.

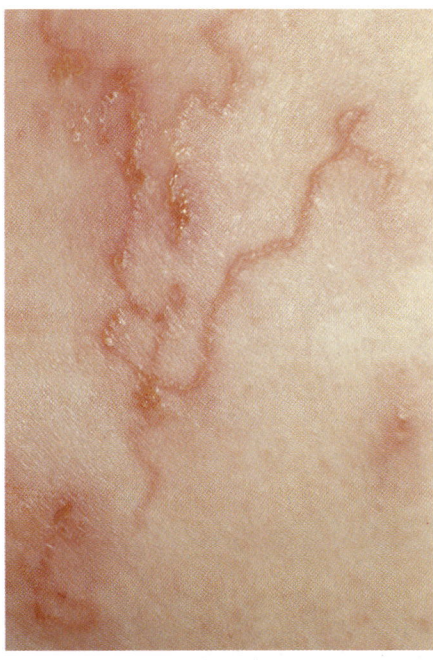

▌ Abb. 4: Larva migrans. [4]

Tuberkuloide Form	Lepromatöse Form	Ein tuberkuloider Plaque
6 Monate: Rifampicin 600 mg/Monat, Dapson 100 mg/Tag	2 Jahre: Rifampicin 600 mg/Monat, Dapson 100 mg/Tag, Clofazimin 300 mg/Monat (alternativ: Clofazimin 50 mg/Tag)	Einmaldosis: Rifampicin 600 mg, Ofloxacin 200 mg, Minozyklin 100 mg

▌ Tab. 1: Behandlung der verschiedenen Lepraformen.

Zusammenfassung

✖ **Leishmaniosen:** chron.-granulomatöse Hautveränderungen durch Leishmanien. Formen: kutane Leishmaniose der Alten Welt (Orientbeule); mukokutane Leishmaniose der Neuen Welt in Lateinamerika; viszerale Leishmaniose (Kala-Azar)
✖ **Lepra:** chron.-granulomatöse Infektionskrankheit durch Mycobacterium leprae mit zwei klinischen Hauptformen sowie Zwischenformen (je nach Immunitätslage des Patienten)
✖ **Larva migrans:** Larven dringen in die Haut ein und wandern dort oberflächlich hin und her, Mensch ist Fehlwirt.

Psoriasis I

Die Psoriasis (Schuppenflechte) ist eine chronische, nicht infektiöse, entzündliche Hauterkrankung. Sie ist charakterisiert durch gut abgegrenzte, erythematöse Plaques, die von silbernen Schuppen bedeckt sind. Man unterscheidet zwei Formen (Psoriasis vulgaris, Psoriasis pustulosa), die jeweils mit einer Polyarthritis assoziiert sein können. Bei der Psoriasis vulgaris unterscheidet man außerdem zwei epidemiologische Typen:

▶ **Typ 1:** früher Beginn (vor dem 40. Lebensjahr), oft positive Familienanamnese, eher schwerer Verlauf, 60–70 % der Psoriatiker
▶ **Typ 2:** späterer Beginn, negative Familienanamnese, eher milder Verlauf

Epidemiologie

Psoriasis betrifft 1,5–3 % der weißen Bevölkerung, andere Ethnien deutlich seltener. Die Geschlechtsverteilung ist ausgewogen. Die Krankheit kann in jedem Alter ausbrechen, auch bei älteren Menschen. Es gibt zwei Erkrankungsgipfel, der eine liegt in der 2.–3., der andere in der 6. Lebensdekade.

Ätiologie

Die Psoriasis ist eine erbliche Dispositionskrankheit, wobei man eine polygene und multifaktorielle Vererbung mit Schwellenwerteffekt annimmt. Ungefähr 35 % der Patienten haben eine positive Familiengeschichte, eineiige Zwillinge zeigen eine Konkordanz von 73 %. Es besteht eine enge Korrelation mit HLA der Klasse 1 (u. a. B27, Cw6) und der Klasse 2. Bestimmte Umweltfaktoren können die Krankheitsmanifestation bei prädisponierten Individuen triggern:

▶ Infektionen (z. B. eine Streptokokkenangina kann eine Psoriasis guttata provozieren)
▶ Medikamente (z. B. β-Blocker, Lithium, Antimalariamittel, Antirheumatika)
▶ Psychischer Stress
▶ Alkoholismus
▶ Absetzen einer systemischen Steroidtherapie (Rebound-Phänomen)
▶ Lokale Hautschädigungen: physikalisch-chemische Noxen, lokal-allergische Reaktionen, inadäquate aggressive Hauttherapie, Sonnenbrand, Köbner-Phänomen (Traumata der Haut, wie ein Kratzer oder eine Narbe, können in der verletzten Haut zu Psoriasis führen, ▌Abb. 1)

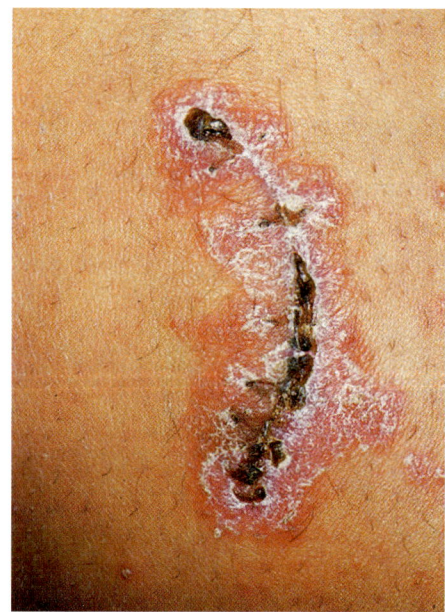

▌Abb. 1: Psoriasis, die ein Köbner-Phänomen zeigt. [14]

Einen eher positiven modulierenden Einfluss haben der Sommer, Klimafaktoren (Sonne, Meer) und hormonelle Faktoren (Schwangerschaft).

Pathogenese

Die benigne Hyperproliferation der Epidermis zeigt sich in der beschleunigten Durchwanderungszeit der Keratinozyten. Diese benötigen normalerweise 28 Tage, um von der Basalschicht zur Hornschicht zu kommen – psoriatische Keratinozyten brauchen nur vier Tage. Die epidermale Zellproliferationsrate ist um das 20-Fache oder mehr gesteigert, die germinative Zellpopulation ist vermehrt. Diese überstürzte und gestörte Verhornung äußert sich in einer Hyperkeratose und psoriatischen Akanthose. Im Stratum papillare findet sich eine Entzündung mit Infiltration und Blutgefäßhyperplasie. Es wird diskutiert, ob die primäre genetische Störung bei der Wachstumsregulation oder der Entzündungsreaktion liegt.

Diagnostik

Klinik: Beim vorsichtigen Abkratzen einer psoriatischen Plaque (z. B. mit der Brocq-Kürette) treten nacheinander folgende **Psoriasisphänomene** auf:

▶ **Kerzentropfphänomen:** Durch Kratzen tritt eine lamelläre Schuppung hervor, so wird die Hyperkeratose nachgewiesen.
▶ **Phänomen des letzten Häutchens:** Nach Ablösen der parakeratotischen Hornschicht lässt sich ein dünnes, fragiles Häutchen an der Basis des Plaques erkennen.
▶ **Phänomen des blutigen Taus/Auspitzphänomen:** Weiteres Kratzen führt zu punktförmigen Blutungen, Nachweis der Epidermisverdünnung über den Papillenspitzen der Dermis (psoriatische Akanthose).

Der PASI (Psoriasis Area and Severity Index) ist ein Score zur Beurteilung des Schweregrads der Psoriasis, in den Ausdehnung, Rötung, Schwellung und Schuppung der Hautveränderungen einfließen.

Histologie (▌Abb. 2): Die Epidermis, besonders das Stratum spinosum, ist verdickt, das Stratum granulosum fehlt. Die Keratinozyten behalten ihre Kerne, das Keratin bildet eine lose Hornschicht. Granulozyten infiltrieren bis in das Stra-

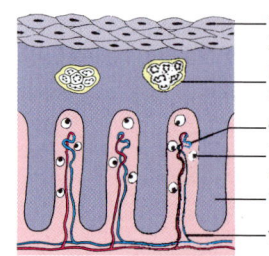 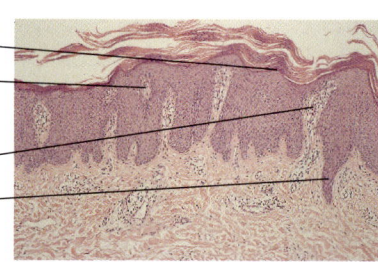

- Keratinozyten mit verbliebenem Zellkern im Stratum corneum
- Mikroabszesse aus Polymorphkernen in der Epidermis
- dilatierte Kapillarschlingen
- T-Lymphozyten infiltrieren die obere Dermis
- verlängerte Reteleisten
- verlängerte Kapillaren

▌Abb. 2: Histologie der Psoriasis. [4, 5]

tum corneum, wo sie Munro-Mikroabszesse formen (entscheidendes histopathologisches Kriterium). Die Reteleisten am Übergang in die Dermis sind verlängert. Direkt über den Dermisspitzen ist die Epidermis dagegen stark verdünnt.

Differentialdiagnose

Variation der Psoriasis	Differentialdiagnose der Psoriasis
Einzelherd	Ekzemplaque, Epidermomykose, M. Bowen, oberflächliches Basaliom, M. Paget
Plaquepsoriasis	Psoriasiforme Arzneimittelexantheme, nummuläres Ekzem, Parapsoriasis en plaques, Mycosis fungoides, subakut-kutaner Lupus erythematodes (SCLE)
Palmoplantare Psoriasis	Hyperkeratotische Ekzeme, Mykose
Psoriasis capitis	Kopfekzem (atopisch, seborrhoisch), Tinea
Psoriasis guttata	Pityriasis rosea, Pityriasis lichenoides, SCLE, seborrhoisches Ekzem, Lichen ruber, Lues II
Intertriginöse Psoriasis	Ekzeme, primäre Mykosen
Psoriasis der Nägel	Pilzinfektion der Nägel (Onychomykose)
Psoriasis pustulosa generalisata	Pustulosis acuta generalisata
Psoriasis pustulosa localisata	Dyshidrotisches Ekzem, palmoplantare Mykose, M. Reiter

■ Tab. 1: Differentialdiagnose der Psoriasis.

Therapie

In der Psoriasistherapie werden prinzipiell drei Ziele definiert:

▶ Drosselung der Hyperepidermopoese
▶ Entzündungshemmung
▶ Ausschaltung von Provokationsfaktoren

Neben der lokalen und systemischen medikamentösen Behandlung werden – in Anlehnung an die bei Psoriasis zu beobachtenden klimatischen Verbesserungen – Lichttherapien (UVB 311 Schmalband, PUVA) durchgeführt (s. S. 77).

Lokale Therapie

Zunächst werden die Schuppen durch z. B. Salicylsäure, Harnstoffsalben und Bäder entfernt, dann folgt die spezifische Therapie:

▶ **Dithranol** ist die klassische Therapie; die allerdings zu Hautirritationen und einer lilabraunen Verfärbung von Wäsche etc. führt.
▶ **Calcipotriol, Tacalcitol, Calcitriol** sind Vit.-D3-Präparate zur lokalen Anwendung, die indiziert sind bei moderater, chronisch-stationärer Plaquepsoriasis im Gesicht und in den Intertrigines. Sie inhibieren die Zellproliferation und stimulieren die Differenzierung der Keratinozyten. Vit.-D-Analoga werden oft alternierend mit topischen Steroiden und in Kombination mit UVB oder PUVA eingesetzt. Wegen der recht geringen Nebenwirkungen und der einfachen Anwendung ist die Compliance meist gut.
▶ **Retinoide** (Tazaroten: Lokalretinoid, Vit.-A-Derivat) werden bei chronischer Plaquepsoriasis angewandt, allerdings nicht an Gesicht und Genitalien. Eine erhebliche Reizung der gesunden Haut ist möglich.
▶ **Steroide** können eine unstabile Form der Psoriasis provozieren (Rebound-Phänomen). Sie sind Mittel der Wahl im Gesicht (hier aber keine potenten Steroide anwenden!), im Genitalbereich und bei therapieresistenten Plaques an Händen, Füßen und Kopfhaut.

Systemische Therapie

Die systemische Therapie ist bei sehr beeinträchtigenden, auf lokale Therapie nicht ansprechenden Formen der Psoriasis indiziert:

▶ **Fumarate** sind indiziert bei Ps. vulgaris, können zu gastrointestinalen Problemen und Flush-Symptomatik führen.
▶ **Retinoide** (Acitretin, ein Vit.-A-Derivat) sind z. T. effektiv in der Behandlung der pustulären Psoriasis und im Verkleinern der hyperkeratotischen Plaques. Sie werden mit topischen Therapien und mit UVB oder PUVA kombiniert.
▶ **Methotrexat:** Dieser Folsäureantagonist ist indiziert bei schwerer, therapieresistenter Ps. pustulosa generalisata und vulgaris und bei Ps. arthropathica. Vor Therapiebeginn müssen die normalen Leber-, Nieren- und Knochenmarkfunktionen überprüft und dann überwacht werden. Kontraindikationen sind Leberkrankheiten, Alkoholabusus und akute Infektion. Arzneimittelwechselwirkungen und geringere Nebenwirkungen (z. B. Übelkeit) sind häufig. Langzeitgefahren sind Teratogenität, Leberfibrose und Leberzirrhose.
▶ **Ciclosporin** ist ausschließlich bei schwerster, therapieresistenter Psoriasis indiziert. Es wirkt durch Inhibition der T-Lymphozyten-Aktivität und IL-2-Produktion. Nebenwirkungen sind Nephrotoxizität und ein erhöhtes Risiko für Hautkrebs und Lymphome. Während der Behandlung müssen Blutdruck und Nierenfunktion überwacht werden. Parallele UV-Behandlung soll vermieden werden.
▶ **Biologics** sind antientzündliche Moleküle, die als monoklonale Antikörper oder Fusionsproteine gezielt in den pathogenetischen Prozess eingreifen. Insbesondere TNF-α-Antagonisten (Infliximab, Etanercept, Adalimumab) haben sich als ausgesprochen effektiv erwiesen.

Psoriasis II

Formen und Klinik
Die Psoriasis variiert im Schweregrad vom Trivialen zum Lebensbedrohlichen. Die Klinik reicht von den leicht erkennbaren chronischen Plaques an den Ellbogen bis hin zur akuten generalisierten pustulösen Form.

Psoriasis vulgaris
Die Ps. vulgaris (Abb. 3) beginnt als punktförmiger Herd (Ps. punctata), der sich anschließend vergrößert (Ps. guttata: tropfenförmig, Ps. nummularis: münzengroß). Durch Konfluieren und Rückbildung der Herde entstehen unterschiedlichste Formen (Ps. geographica: landkartenartig, Ps. anularis: ringförmig, Ps. gyrata: gewunden). Die Ps. vulgaris schmerzt und juckt selten, zwei ihrer Sonderformen, die Ps. inversa und die Ps. guttata, hingegen können stark jucken.

Sonderformen der Psoriasis vulgaris
▶ **Psoriasis geographica:** Prädilektionsstellen sind die Extremitätenstreckseiten, die Stirnhaargrenze und die Kreuzbeingegend. Die gut definierten, scheibenförmigen Plaques sind normalerweise rot und durch wächserne, weiße Schuppen bedeckt, die bei Entfernung Blutungen hinterlassen. Die Plaques haben unterschiedliche Durchmesser von einigen cm.
▶ **Psoriasis guttata:** Dieser akute, infektprovozierte, symmetrische Aus-

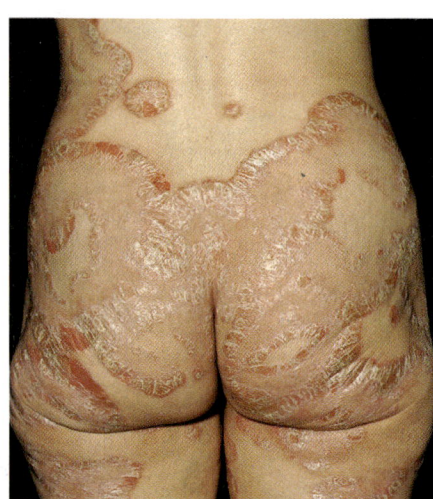

Abb. 3: Chronische Psoriasis vulgaris. [5]

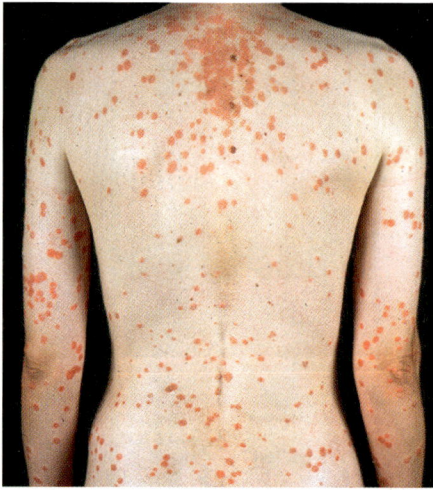

Abb. 4: Psoriasis guttata. [1]

schlag von tropfenförmigen Läsionen betrifft vor allem Jugendliche. Prädilektionsstellen sind Rumpf und Extremitäten (Abb. 4).
▶ **Psoriasis inversa:** Das klassische Verteilungsmuster ist nahezu umgedreht, es sind Körperfalten, Analgegend, Achselhöhlen, submammäre Haut und Gelenkbeugen betroffen. Die Plaques sind rot, erosiv und oft glänzend infolge der Durchfeuchtung (Abb. 5). Diese Form tritt vor allem bei Älteren auf.
▶ **Kapillitium:** Die teilweise massiven Schuppenschichten können als Einzelherde vorkommen und auch die gesamte Kopfhaut befallen, ein sekundärer Haarausfall ist möglich. Es kann die einzige Manifestation der Psoriasis sein.

Psoriasis pustulosa
▶ In 5 % der Fälle kommt es zu diesen sterilen spongiformen Pusteln voller Leukozyten.
▶ **Psoriasis pustulosa generalisata (Typ Zumbusch):** Hierbei handelt es sich um eine seltene, aber schwere, teilweise sogar lebensbedrohliche Form der Psoriasis. Die kleinen, sterilen, gelben Pusteln entwickeln sich und konfluieren auf erythematösem Grund und können sich schnell verbreiten (Abb. 6). Der Beginn ist oft akut. Der Patient fühlt sich unwohl, hat Fieber und muss stationär behandelt werden.
▶ **Psoriasis pustulosa palmoplantaris (Typ Barber-Königsbeck):** Diese Form ist gekennzeichnet durch gelbbraun gefärbte sterile Pusteln palmoplantar bei gutem Allgemeinbefinden. Eine Minderheit der Patienten hat auch Herde einer Ps. vulgaris an anderen Orten. Kommt vor allem bei Frauen mittleren Alters, bevorzugt Raucherinnen, vor. Der Verlauf ist häufig protrahiert.

Nagelpsoriasis
In bis zu 50 % der Fälle zeigen sich charakteristische Nagelveränderungen (Abb. 7). Sie sind häufig mit der psoriatischen Arthritis assoziiert und oft schwierig zu behandeln:

▶ Tüpfel-, Grübchennägel, kleine Naleinziehungen durch Störungen der Nagelmatrix
▶ Parakeratotische Veränderungen des Nagelbetts führen zu gelbbräunlichen Flecken in der Mitte des Nagelbetts (Ölfleck), am Rand führen sie zu Onycholyse (Lösung des distalen Nagelendes vom Nagelbett).
▶ Subunguale Hyperkeratose, mit einer Bildung von Keratin unter dem Nagelrand; betrifft meist die Zehennägel
▶ Beim Krümelnagel vollständige Nageldystrophie

Verlauf
Eine Psoriasis besteht meist lebenslang mit unterschiedlichem Schweregrad, z. T. kommt es zu erheblicher Beein-

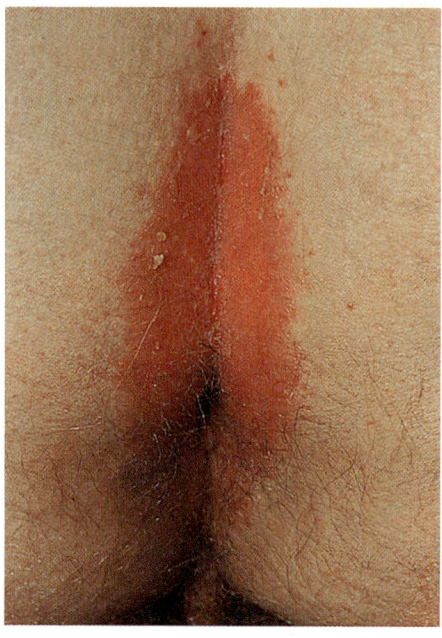

Abb. 5: Psoriasis inversa. [2]

Entzündliche erythematosquamöse Dermatosen

trächtigung des Aussehens mit psychosozialen Folgen (Probleme der Erkrankungsverarbeitung, der Lebensgestaltung und am Arbeitsplatz, Alkoholismus). Psoriasis korreliert bei Patienten mit einer erhöhten Komorbidität, die höchste Prävalenz hat das metabolische Syndrom.

Der Beginn ist akut-generalisiert („exanthematisch") oder primär-chronisch (Einzelherde in Prädilektionsstellen), häufig treten Mischformen auf. Die Psoriasis verläuft meist wechselhaft mit Schüben und Teilremissionen, selten kommt es zu völlig symptomfreien Intervallen. Die Herde bilden sich bis auf vorübergehende Hyper- und Hypopigmentierung (z. B. Woronoff-Ringe) zu normaler Haut zurück. Unter starkem Einfluss von Triggermechanismen ist der Übergang in eine Ps. pustulosa oder Erythrodermia psoriatica möglich.

Die Manifestation ist durch die Behandlung zu reduzieren und auch zum Verschwinden zu bringen, die Disposition aber bleibt vorhanden und ist nicht heilbar.

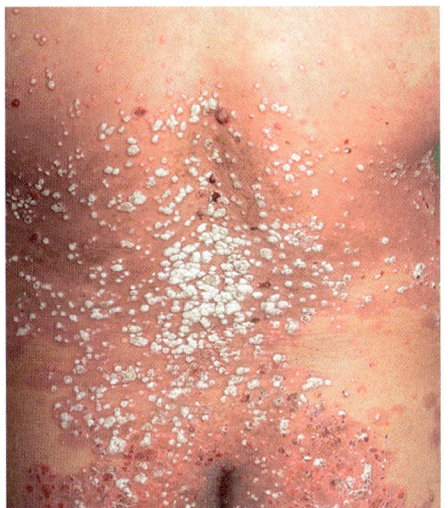

Abb. 6: Psoriasis pustulosa (generalisierter Typ Zumbusch) mit Erythrodermie. [1]

Komplikationen

▶ **Psoriasis arthropathica:** betrifft ungefähr 5 % der Psoriasispatienten:
– Die **distale Arthritis** mit Schwellung der terminalen Interphalangealgelenke von Händen und Füßen, manchmal mit Flexionsdeformität, ist am häufigsten. Der Befall aller Gelenke eines Fingers (Strahltyp) ist ebenso typisch. Auch mutilierende Formen (osteolytisch) werden beobachtet; **DD:** Polyarthropathie der Rheumatoidarthritis.
– Seltener ist der **axiale Typ** mit Versteifung der Iliosakralgelenke und der Wirbelsäule; **DD:** M. Bechterew.

▶ **Psoriatische Erythrodermie:** Zu stark reizende äußerliche Behandlung, Fokalinfekte u. a. führen zu generalisierter Ausbreitung mit Erythrodermie und starker Schuppung.

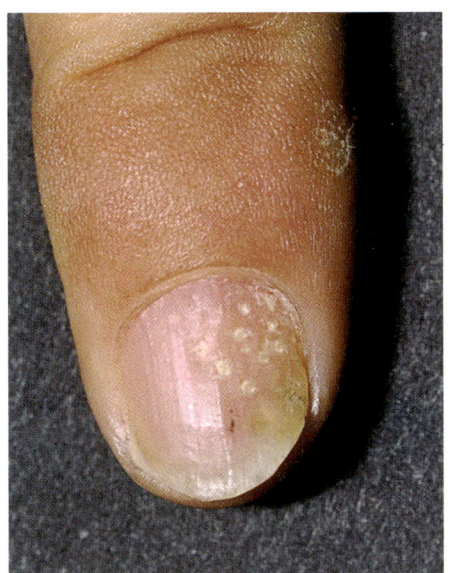

Abb. 7: Nagelpsoriasis mit Tüpfelnägeln, Ölfleck und Onycholyse. [5]

Zusammenfassung

✳ Psoriasisveranlagung besteht bei 2 % der Bevölkerung. Polygene Vererbung: 35 % haben positive Familienanamnese. Erkrankungsgipfel liegen in der 2. – 3. und in der 6. Dekade.

✳ Die epidermale Proliferationsrate ist erhöht, die Transitzeit der Keratinozyten verkürzt.

✳ Topische Behandlung: Steinkohlenteer, Dithranol, Steroide, Keratolytika; systemische Behandlung: Lichttherapie, Retinoide, Methotrexat, Fumarat, Ciclosporin A, Biologicals

✳ Die Psoriasis vulgaris hat verschiedene Sonderformen, von denen die chronische Plaqueform mit Beteiligung von Ellbogen, Knie und Kapillitium am häufigsten ist. In 5 % kommt es zu der pustulösen Psoriasis, man unterscheidet eine generalisierte und eine palmoplantare Form. In bis zu 50 % zeigen sich charakteristische Nagelveränderungen, u. a. Tüpfelnägel, Ölflecke, Onycholyse.

✳ Die Erkrankung besteht meist lebenslang mit unterschiedlichem Schweregrad.

✳ Komplikationen der Psoriasis sind die Psoriasis arthropathica, die ca. 5 % der Patienten betrifft, und die psoriatische Erythrodermie mit generalisiertem Hautbefall.

Erythematosquamöse Hauterkrankungen und Erythrodermie

Erythematosquamöse Hauterkrankungen

Parapsoriasisgruppe

Zur Parapsoriasisgruppe gehören Erkrankungen, die Ähnlichkeit mit der Psoriasis haben, von ihr und voneinander allerdings vollkommen unabhängig sind. Zur Parapsoriasisgruppe gehören die Pityriasis lichenoides mit einer akuten und einer chronischen Verlaufsform und die Parapsoriasis en plaques mit einer klein- und einer großfleckigen Form.

Pityriasis lichenoides

Pityriasis (gr. Kleie) lichenoides ist eine seltene, selbstlimitierende Dermatose. Der Verlauf ist akut bei der Pityriasis lichenoides et varioliformis acuta (**PLEVA**) oder chronisch, schubartig bei der Pityriasis lichenoides chronica (**PLC**). Charakteristisch sind kleine Papeln mit Deckelschuppe, eine lymphozytäre Vaskulitis und die psoriasiforme Reaktion der Epidermis. Die akute Form zeigt oft hämorrhagische Nekrosen (Abb. 1). **Differentialdiagnostisch** kommen Psoriasis guttata, Lues 2, Vaskulitis, Arzneimittelexantheme und Windpocken infrage. Die Pityriasis lichenoides wird mit UV-Licht und externen Steroiden therapiert. Bei fraglich bakterienassoziierter Genese wird weiterhin eine antibiotische Therapie mit Oralpenizillin empfohlen.

Parapsoriasis en plaques

Diese stammbetonte, entzündliche Erkrankung der Haut mit chronisch-rezidivierendem Verlauf ist die häufigste Form

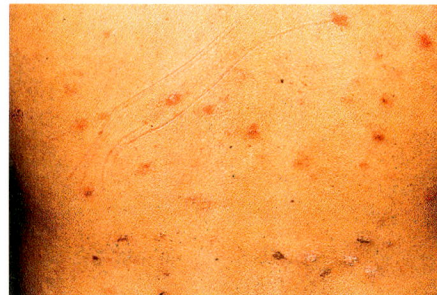

Abb. 1: PLEVA – verschieden entwickelte Läsionen, hämorrhagische und nekrotische Papeln, die Windpocken ähneln (deshalb varioliformis). [15]

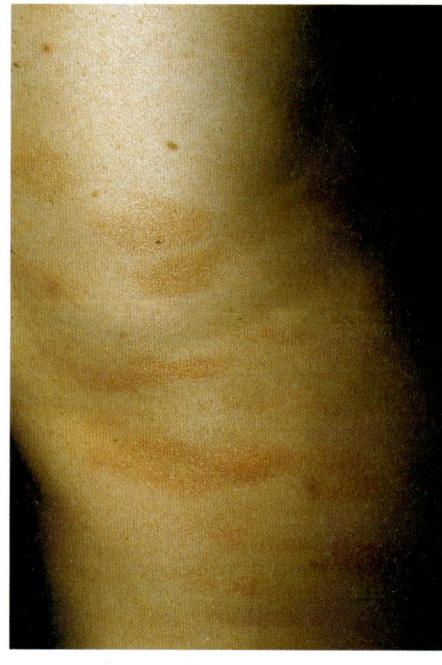

Abb. 2: Parapsoriasis en plaques, großfleckige Form. [5]

der Parapsoriasisgruppe. Die scharf begrenzten, makulösen Herde sind rund bis oval, mit kleieförmiger Schuppung und an den Spaltlinien ausgerichtet (Abb. 2). Großfleckige Herde konfluieren zu bizarren Gebilden.

> Man unterscheidet eine kleinfleckige Form (Parapsoriasis en petites plaques) von einer großfleckigen Form (Parapsoriasis en grandes plaques).

In der Histologie sieht man ein diskretes, lymphozytäres Infiltrat im oberen Corium. Bei der großfleckigen Form sind atypische T-Lymphozyten möglich als erste Zeichen eines kutanen T-Zell-Lymphoms (CTCL, Mycosis fungoides). In seltenen Fällen treten klein- oder großfleckige Formen der Parapsoriasis en plaques im Verlauf eines M. Hodgkin, einer systemischen Amyloidose oder eines Plasmozytoms auf. **Differentialdiagnostisch** kommen Pityriasis versicolor, seborrhoische Ekzeme und Pityriasis rosea infrage.

Therapie und Prognose

Die Therapie besteht in PUVA und UVB-Bestrahlung. Die kleinfleckige Form verläuft chronisch-rezidivierend und ist gutartig. Die großfleckige Form hat auch einen chronisch-rezidivierenden Verlauf und geht in 10–45 %, besonders bei ausgeprägtem Juckreiz, in ein CTCL über.

Pityriasis rosea

Die Pityriasis rosea (Syn. Röschenflechte) wird klassischerweise den erythematosquamösen Dermatosen zugerechnet. Man nimmt allerdings an, dass das humane Herpesvirus Typ 6 oder 7 diese Erkrankung verursacht. Pityriasis rosea ist eine akut-entzündliche, selbstlimitierende Dermatose. Die Morbidität beträgt 1 %, Frauen sind häufiger betroffen, das Hauptmanifestationsalter liegt bei 10–35 Jahren.

Klinik: Die Pityriasis rosea beginnt immer mit einer einzigen, münzgroßen Mutterplatte (Primärmedaillon, tache mère, Abb. 3). Rötung und kleieförmige Schuppung fangen im Zentrum an. Nach einigen Tagen bis Wochen kommt es zur exanthematischen Aussaat von multiplen, ovalen, erythrosquamösen, v. a. am Stamm im Verlauf der Hautspaltlinien auftretenden Herden. Diese werden größer und haben eine kleieförmige, randständig betonte Schuppung. Diese Schuppenkrause wird auch „Collerette" genannt. Der Juckreiz kann stark sein. Die Herde heilen spontan und narbenfrei nach 4–8 Wo ab. Wichtigste Differentialdiagnosen sind eine Psoriasis guttata und eine Lues 2.

Therapeutisch werden zur Juckreizstillung Ölbäder und milde Lokalbehandlung angewandt.

Pityriasis rubra pilaris

Die Pityriasis rubra pilaris ist eine seltene, chronische Dermatose unklarer Ätiologie, mit Erythrodermie, Palmoplantarkeratosen und follikulären Keratosen. Die follikulären, flächigen, kleieförmig schuppenden, zuweilen lichenifizierten Erytheme treten v. a. an Finger- und Handrücken auf. Besonders charakteristisch sind der Kopfbefall, die rot-gelb-orange Farbe der Hautveränderungen sowie „nappes claires" – freie Flecken. Therapie ist schwierig, Erfolge wurden mit hoch dosierten Steroiden, Retinoiden und Infliximab gesehen.

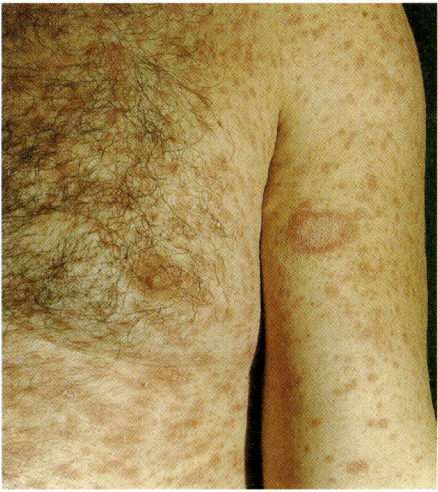

Abb. 3: Pityriasis rosea – am linken Oberarm befindet sich das Primärmedaillon. [5]

Morbus Reiter

Dieses seltene, meist postinfektiöse Syndrom (oft nach Urethritis, Enteritis oder venerischen Infekten) betrifft fast nur Männer. In über 80 % der Fälle ist die Erkrankung mit dem positiven Nachweis des Markers HLA-B27 assoziiert. Die charakteristische **Symptomentrade** besteht aus der Reiter-Dermatose (psoriasiform-entzündliche Hautherde, Keratoderma blenorrhagicum: ähnlich einer Psoriasis palmoplantaris pustulosa), Augensymptomen (Konjunktivitis, Iritis usw.) Genitalschleimhautsymptomen (Balanitis circinata, Urethritis) und der Reiter-Arthritis („can't see, can't pee, can't climb a tree").

Differentialdiagnostisch kommen rheumatische Erkrankungen, postinfektiöse vaskulitische Krankheitsbilder und Psoriasis infrage. In ½–⅔ der Fälle heilt die Erkrankung ohne Rückstände aus, in den übrigen Fällen kommt es zu einem chronisch-rezidivierenden Verlauf. Die **Therapie** besteht aus antibiotischer Infektsanierung, MTX, Ciclosporin, TNF-Antagonisten und systemischen Glukokortikoiden.

Erythrodermie

„Erythrodermie" bezeichnet keine einheitliche Erkrankung, sondern ist ein klinischer Begriff für die Entzündung des gesamten Hautorgans mit universeller Rötung, Schuppung und Infiltration. Bleiben noch ca. 10 % der Haut frei, wird dies „Suberythrodermie" genannt. Es besteht das Risiko einer partiellen oder globalen Hautinsuffizienz mit Verlust der Hautfunktionen. Die Erythrodermie kann ein dermatologischer Notfall sein, da es teilweise zu systemischen Begleitsymptomen kommt (Wärme-, Flüssigkeits- und Proteinverlust, Herz-Kreislauf-Belastung durch Weitung aller peripheren Gefäße). Deswegen werden die Patienten stationär aufgenommen und engmaschig überwacht.

Primäre Erythrodermie

▶ **Akute primäre Erythrodermie:** Meist handelt es sich bei diesem schweren, lebensbedrohlichen Krankheitsbild um generalisierte, akute Arzneimittelexantheme mit System- und Organsymptomen (Fieber, Arthralgien, Nieren- und ZNS-Symptome). Weitere Ursachen sind Intoleranzreaktionen gegen bakterielle Toxine und physikalischer (Verbrühung, UV-Licht) bzw. chemischer (Giftgas) Art.

▶ **Chronische primäre Erythrodermie:** Diese ist entweder angeboren oder beginnt einschleichend, läuft weniger dramatisch ab und bleibt langfristig bestehen. Sie tritt bevorzugt bei älteren Männern auf. Hereditäre Formen sind häufig mit Ichthyosen assoziiert, erworbene sind oft Begleiterscheinungen verschiedener Lymphome oder Leukämien. So beginnt z. B. das Sézary-Syndrom, die leukämische Verlaufsform der Mycosis fungoides, als eine kaum wahrnehmbare Erythrodermie. Frühe Biopsien sind unspezifisch und eine frühe Diagnose schwierig.

Sekundäre Erythrodermie

Die sekundären Erythrodermien sind häufiger als die primären. Erythrodermatisch ausbreiten können sich folgende Dermatosen: Psoriasis, Ekzeme (Kontakt-, atopisches, seborrhoisches, nicht klassifizierbares Ekzem), Pityriasis rubra pilaris; Lichen ruber; Pemphigus foliaceus. Die typischen Merkmale der Grunderkrankung gehen im erythrodermischen Stadium häufig verloren.

Zusammenfassung

✹ **Pityriasis lichenoides:** seltene chronische Hautveränderung mit Deckelschuppen tragenden Papeln an Rumpf und Extremitäten.

✹ **Parapsoriasis en plaques:** chronische Dermatose mit pityriasiform schuppenden, pseudo-atrophischen, disseminierten Herden und unterschiedlichem Verlauf. Kleinherdige und großherdige Form.

✹ **Pityriasis rosea:** ziemlich häufige, selbstlimitierende Erkrankung junger Erwachsener; exanthematische Aussaat schuppender Plaques folgt auf ein Primärmedaillon.

✹ **Erythrodermie:** seltene, aber gefährliche Hauterscheinung oft akut und mit universellem Hautbefall; charakterisiert durch rote, ödematöse, exfoliative Haut; häufigste Ursachen sind Psoriasis, Ekzem, Lymphom, Arzneimittelunverträglichkeiten; Komplikationen: Herzversagen, Hypothermie, Infektion und Lymphadenopathie.

Papulöse lichenoide Dermatosen

Lichen ruber planus

Die flache Knötchenflechte ist eine häufige, nicht infektiöse, entzündliche Erkrankung der Haut und Schleimhaut. Die Ätiologie ist unklar, vermutet wird eine Autoimmunreaktion. Zunehmend wird eine Assoziation zwischen dem Lichen ruber und Viruserkrankungen deutlich (besonders Hepatitis C).

> Eine Erkrankung wird als „lichenoid" bezeichnet, wenn sie klinisch (polygonale Papeln) oder histologisch (lymphozytäres Infiltrat an der Junktionszone) einem Lichen ruber ähnelt.

Klinik und Differentialdiagnose

Leitefloreszenzen sind wenige mm große, flache, oft zentral eingedellte, scharf begrenzte, polygonale, blaurote Papeln, die zu Plaques konfluieren können. Das Köbner-Phänomen ist positiv (Abb. 1). Besonders an der Wangenschleimhaut und nach Einölen der Papeln wird die Verdickung des Stratum granulosum als weißliches Muster (Wickham-Streifen) sichtbar. Die Papeln persistieren Monate bis Jahre und jucken stark. Nach Abheilung der Erosion sind De- und Hyperpigmentierungen möglich. Im weiteren Verlauf kann es sowohl zu Spontanremissionen als auch zu Rezidiven kommen. Prädilektionsstellen sind Beugeseiten der Unterarme, Nägel, Unterschenkel, die Sakralregion, die Genitalien und die Mundschleimhaut (Abb. 2). Es können verschiedene klinische Lichen-ruber-Varianten wie der hypertrophe Lichen ruber verrucosus und der mit einer vernarbenden Alopezie einhergehende Lichen planopilaris der Haarfollikel unterschieden werden.

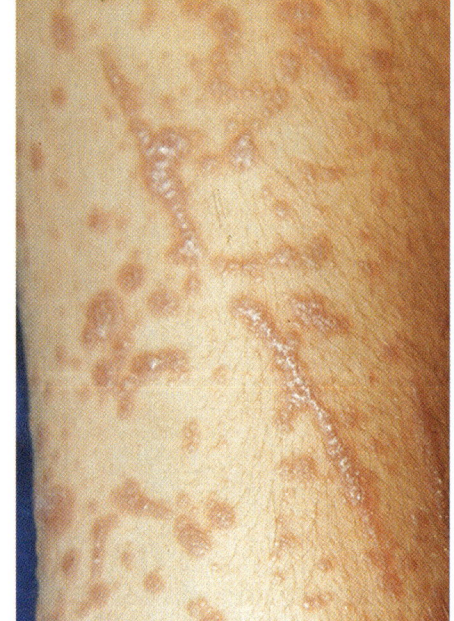

Abb. 2: Lichen ruber planus mit isomorphem Reizeffekt. [5]

Generell müssen alle Lichenformen von lichenoiden Arzneimittelexanthemen, Lues 2, anderen Lichenformen und der akuten „Graft-versus-Host"-Reaktion der Haut abgegrenzt werden. Zusätzliche Differentialdiagnose des Lichen ruber mucosae oris ist die Leukoplakie.

Histopathologie

Die Diagnose wird histopathologisch gestellt. Charakteristisch sind die Hypergranulose, Hyperkeratose und sägezahnartige Ausfransung der Epidermis sowie ein subepidermales bandförmiges lymphozytäres Infiltrat (Interface-Dermatitis).

Therapie

Lokal werden Steroide (auch okklusiv), Vitamin-A-Derivate (Tretinoin), Teer-

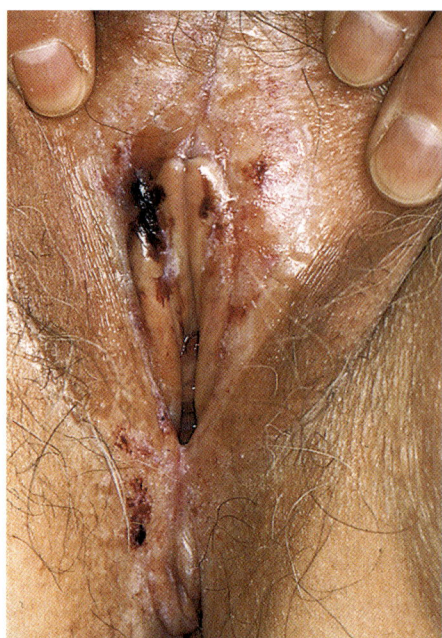

Abb. 3: Lichen sclerosus et atrophicus. [14]

präparate und UV-Therapie angewandt. Eine systemische Behandlung (Steroide, Retinoide, Ciclosporin) kommt nur als Initialtherapie bei besonders schweren Fällen infrage.

Lichen sclerosus et atrophicus (LSA)

LSA ist eine seltene, lichenoide, umschriebene, extrem chronische Krankheit unbekannter Ätiologie, die die Haut (Oberkörper) und besonders die Genitalschleimhaut befällt. LSA betrifft v. a. Frauen und Kinder und ist mit Erkrankungen mit Autoimmunphänomenen und Autoantikörperbildung assoziiert.

Klinik und Therapie

Das klinische Merkmal sind weiße, juckende, atrophisch erscheinende Areale, die auch durch ein Köbner-Phänomen provoziert werden können. Diese unterschiedlich großen Herde können konfluieren und folliculäre Hyperkeratosen zeigen. An den Genitalschleimhäuten der Frau führt der LSA zu einer Schrumpfung der Schamlippen mit erhöhter Verletzlichkeit, Trockenheit und starkem Juckreiz (Craurosis vulvae, Abb. 3). Beim Mann kommt es zu einer urethralen Striktur und Phimose (Balanitis xerotica obliterans, Craurosis penis). Meist wird ein chro-

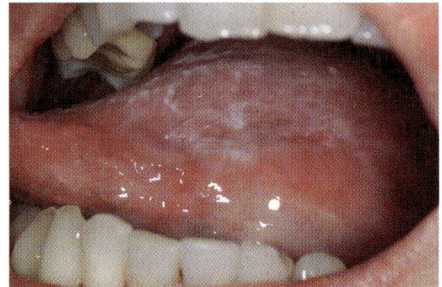

Abb. 1: Oraler Lichen ruber planus mit Wickham-Streifen. [13]

nisch-progredienter Verlauf beobachtet, Besserung tritt am ehesten bei den juvenilen Formen auf. LSA gilt als fakultative Präkanzerose, das Entartungsrisiko ist aber gering.
Therapeutisch werden lokal Glukokortikoide, PUVA-Bad und Tacrolimus eingesetzt. Bei einer LSA-induzierten Phimose ist eine Zirkumzision angezeigt.

Lichen nitidus
Lichen nitidus ist eine seltene, harmlose, kleinpapulöse Dermatose unbekannter Ätiologie. Charakteristisch sind stecknadelkopfgroße, weiße oder rötliche, glänzende, transparente Knötchen v. a. an Penis und Unterarmbeugeseiten, die nicht jucken und sich nach längerer Zeit spontan zurückbilden. Histologisch finden sich Granulome an der Epidermis-Dermis-Grenze (Papillenspitzen).

Keratosis pilaris
Der Keratosis pilaris (Lichen pilaris, Keratosis follicularis) ist eine sehr häufige, die Follikelmündung betreffende Verhornungsstörung, die meist bei präpubertären Kindern auftritt, besonders an den Extremitätenstreckseiten. Assoziiert sind u. a. Ichthyosis vulgaris und atopische Krankheiten. Eine autosomal-dominante Vererbung wird angenommen. Charakteristisch sind derbe, stecknadelkopfgroße, manchmal rote Knötchen an den Follikeln.

Lichen simplex chronicus
Lichen simplex chronicus (Lichen Vidal, Neurodermitis circumscripta) ist eine häufige, ekzematöse Hautveränderung. Die plaqueartigen, z. T. sehr großen, lichenifizierten, juckenden, manchmal depigmentierten Effloreszenzen treten v. a. bei Frauen im mittleren Lebensalter auf. Prädilektionsstellen sind Nacken, Extremitäten, Sakral- und Genitalregion. Die Ursache ist unklar, das Ekzem wird durch Kratzen aufrechterhalten.

Prurigo
Die Prurigogruppe ist eine ätiologisch und morphologisch uneinheitliche Gruppe von Hauterkrankungen mit juckenden, teilweise urtikariellen sogenannten Prurigoknötchen.

> Die typische Effloreszenzenfolge ist: Quaddel → zelluläre Infiltration → Papel mit apikalem Bläschen (Seropapel) → wg. Juckreiz zerkratzt → hypopigmentierte Narbe.

Prurigo simplex acuta
Diese gutartige und selbstlimitierende Erkrankung (Syn. Strophulus [Strick] infantum, Lichen urticatus, Urticaria papulosa) ohne Allgemeinsymptome tritt bei Kindern an Stamm und Extremitätenstreckseiten auf. Die kleinen Papeln auf urtikariellem Grund mit zentralem Bläschen jucken stark. Als Ursache werden allergische Reaktionen (kindliche Form der Urtikaria) auf Nahrung, Arzneimittel oder Parasiten angesehen. Als DD kommen Varizellen und Skabies infrage. Die Therapie besteht in lokalen Steroiden.

Prurigo simplex subacuta
Die hellroten, urtikariellen, stark juckenden Papeln befallen schubweise Stamm und Extremitäten (Abb. 4). Die Erkrankung (Syn. Strophulus adultorum, Urticaria papulosa chronica) tritt gehäuft bei Frauen zwischen 20 und 50 Jahren, oft mit psychosomatischer Überlagerung, auf. Meist ist die Ätiologie unklar, Prurigo kann aber auch Symptom bei Diabetes, Lebererkrankungen und malignen Tumoren sein. Differentialdiagnosen sind die pruriginös zerkratzte Akne, pruriginöse Neurodermitis atopica, Skabies und Dermatitis herpetiformis. Wichtig ist das Vermeiden des Kratzens, außerdem können lokale Steroide, Lichttherapie und Antihistaminika helfen.

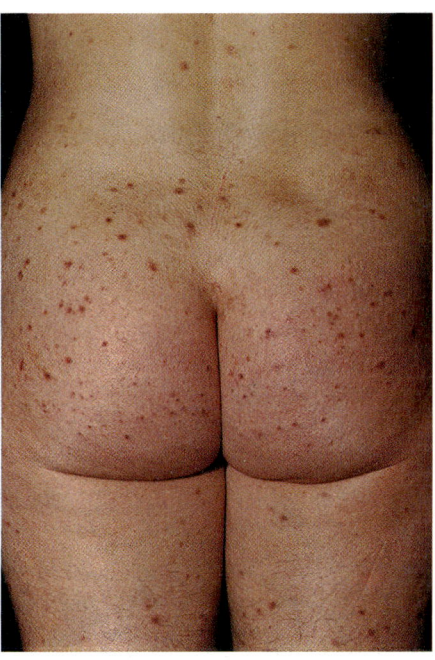

Abb. 4: Prurigo simplex subacuta. [2]

Prurigo nodularis Hyde
Diese chronische Variante einer Prurigo manifestiert sich mit einer durch Reiben und Kratzen verursachten knotenförmigen Verdickung der Haut, bedingt durch intensiven Juckreiz. Differentialdiagnosen sind die Prurigoform des bullösen Pemphigoids und die Dermatitis herpetiformis Duhring. Therapie ist schwierig und beinhaltet neben lokalen Steroiden, Fototherapie, Antihistaminika auch Immunsuppressiva und Antidepressiva.

Zusammenfassung

- **Lichen ruber planus:** relativ häufige, juckende, papulöse Eruption, die meist innerhalb von Wochen bis Monaten abheilt, aber rezidivieren kann.
- **Lichen sclerosus et atrophicans:** Vor allem am weiblichen Genitale befinden sich diese weißen, juckenden, atrophischen Areale; Risiko der malignen Entartung.
- **Prurigogruppe:** ätiologisch und morphologisch uneinheitliche Gruppe mit juckenden, teilweise urtikariellen Prurigoknötchen.

Ekzeme I

Das Ekzem ist eine nicht infektiöse, juckende Entzündungsreaktion der Haut auf exogene und/oder endogene Reize. Die angeborene oder erworbene Disposition ist meist immunologischer Art. Wegen der bestehenden Disposition verläuft ein Ekzem häufig chronisch. Die Erkrankung ist auf die Haut beschränkt. Die Symptome (Bläschen, Papulovesikel, Erosionen, Schuppung, Keratose) sind Zeichen der obligaten Epithelschädigung. Die Herde heilen ohne Restdefekte ab. In der deutschen Literatur wird häufig zwischen den Begriffen „Dermatitis" (wird meist als akute Entzündung verstanden) und „Ekzem" (chronische Entzündung bei spezieller Disposition) unterschieden, in der englischsprachigen Literatur wird für beide Formen einheitlich der Begriff „dermatitis" verwendet.

Beim **akuten Ekzem** führt ein epidermales Ödem (Spongiose) mit Separation der Keratinozyten zur Ausbildung epidermaler (spongiotischer) Bläschen und Papulovesikel. Die dermalen Gefäße sind dilatiert, und Entzündungszellen dringen in die Dermis und Epidermis ein.

Beim **chronischen Ekzem** kommt es zur Verdickung der Stachelzellschicht (Akanthose) sowie des Stratum corneum (Hyperkeratose) mit Retention von Kernen bei einigen Korneozyten (Parakeratose). Die Reteleisten sind verlängert, die dermalen Gefäße erweitert und mononukleäre Entzündungszellen infiltrieren die Haut.

> **Klinik**
> ▶ Akutes Ekzem: Juckreiz, Erythem, Ödem, Papel, Papulovesikel, Bläschen; gefolgt von Exsudation und Krustenbildung
> ▶ Chronisches Ekzem: Lichenifikation, Schuppung, Fissuren

Klassifikation
Die Ekzeme können nach unterschiedlichen Kriterien eingeteilt werden:

▶ **Pathogenese:** z. B. Kontaktekzem, toxisch; Kontaktekzem, allergisch; Exsikkationsekzem
▶ **Verlauf:** akut oder chronisch
▶ **Auslösende Faktoren:** exogen oder endogen
▶ **Lokalisation:** z. B. Hand-, Fußekzem
▶ **Besondere Merkmale:** z. B. dyshidrotisch; nummulär; streuend

Seborrhoisches Ekzem

Bei einer gegebenen Disposition wirken Seborrhö (Hyperfunktion der Talgdrüsen) und mikrobielle Faktoren wie die Besiedelung mit dem Hefepilz Pityrosporum ovale zusammen. Die pathogenetische Rolle der Zusammensetzungen der Hautfette und der Hautflora wird diskutiert. Das seborrhoische Ekzem zeigt eine Abhängigkeit vom Klima (Besserung im Sommer, im Gebirgsklima und an der See) und von endogenen Faktoren (Verschlechterung bei Stress). Mögliche **Komplikation** ist eine sekundäre Erythrodermie (s. S. 51). **Therapeutisch** werden antimykotische Präparate mit Azolderivaten wie Ketoconazol und lokale Steroide (Wirkungsstärke 1–2) eingesetzt.

Formen und Klinik
▶ **Erwachsenenform:** Die braunrötlichen, mäßig juckenden Herde zeigen eine starke seborrhoische Schuppung (Abb. 1). Sie sind kaum von Entzündungszellen infiltriert. Prädilektionsstellen sind das Kapillitium mit Haargrenzen, Brust und Rücken. Es gibt auch psoriasisähnliche Formen oder Mischformen und ein HIV-assoziiertes seborrhoisches Ekzem.

▶ **Säuglingsform** (seborrhoische Säuglingsdermatitis): Beginn in den ersten Lebenswochen, die Herde mit gelblicher, fest anhaftender Schuppung (Gneis) befallen häufig die Mittellinie des Gesichts (Abb. 2). Bei ausgeprägterem Befall dehnen sie sich auf Rumpf und Intertrigines mit Neigung zur Superinfektion (v. a. Hefen) und zu Streureaktionen aus. Der Großteil der seborrhoischen Säuglingsdermatitiden bilden sich spontan zurück.

Nummuläres Ekzem

Als Ursache des nummulären Ekzems (diskoides Ekzem, „mikrobielles" Ekzem) wird eine lokale Sensibilisierung gegenüber hämatogen ausgeschwemmten Antigenen vermutet. Die Rolle bakterieller Foci wie einer chronischen Bronchitis wird diskutiert. Nach Sanierung solcher Herde bessern sich z. T. auch sehr therapieresistente Ekzeme.

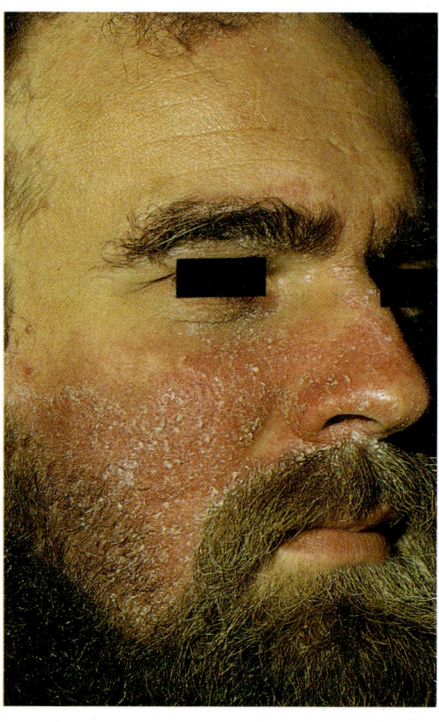

Abb. 1: Seborrhoisches Ekzem (Erwachsenenform). [5]

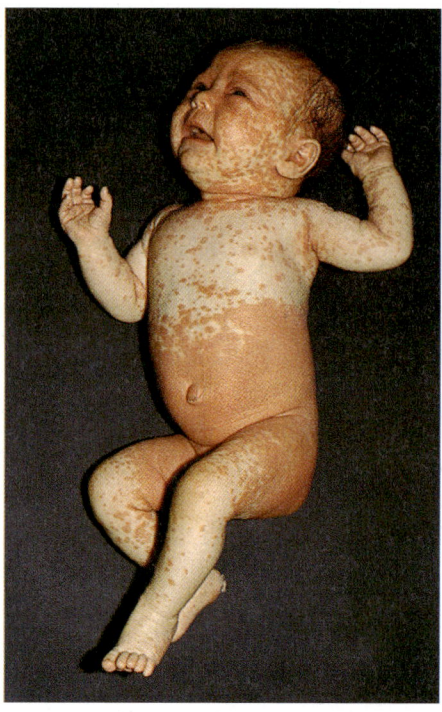

Abb. 2: Seborrhoisches Ekzem (Säuglingsform). [5]

Intoleranzreaktionen

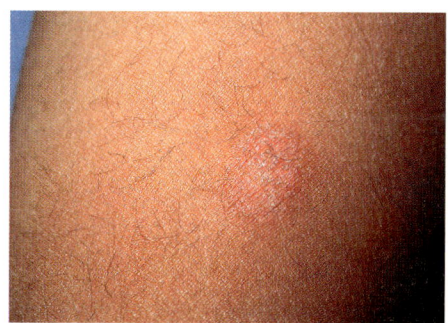

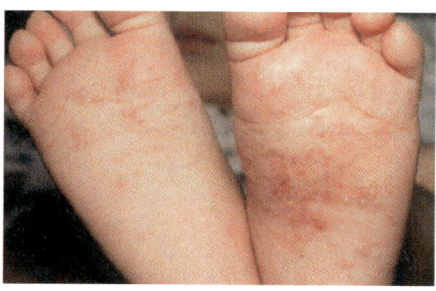

Abb. 3: Nummuläres Ekzem. [16]

Abb. 4: Dyshidrotisches Ekzem. [15]

Klinik, Differentialdiagnose und Therapie

Die Einzeleffloreszenz ist ein münzförmiger, scharf begrenzter, erythematöser Herd, der mit Papulovesikeln, psoriasiformen Schuppen und gelben Krusten belegt ist (Abb. 3). Diese Ekzeme konfluieren kaum und jucken stark. Prädilektionsstellen sind die Streckseiten der distalen Extremitäten. Häufiger befallen sind Personen mit hoher Schmutzexposition. Differentialdiagnostisch müssen die Psoriasis vulgaris (Plaquetyp), Tinea corporis, das atopische Ekzem und das allergische Kontaktekzem beachtet werden.

Zur Therapie gehört die Fokussanierung. Bei umschriebenen Hautveränderungen wird eine topische Steroidtherapie mit antibakteriellen Zusätzen eingesetzt, bei disseminiertem Befall auch kurzfristig systemische Steroide. Nachbehandelt wird z. B. mit teerhaltigen Externa.

Dyshidrotisches Ekzem

Mögliche Ursachen des dyshidrotischen Ekzems sind ein allergisches oder toxisches Kontaktekzem, Mykosen, Mykide (Streureaktion nach Exazerbation oder Anbehandlung einer Mykose). Auch eine atopische Diathese wird diskutiert.

Klinik, Differentialdiagnose und Therapie

Bei der **akuten Form** zeigen sich heftig juckende, zahlreiche, dicht stehende, prall gespannte Bläschen und Blasen (Abb. 4), häufiger an den Händen (Fingerflächen, Handteller) als an den Füßen (Fußsohlen). Sie können konfluieren und heilen nach einer bis mehreren Wochen unter Ausbildung fest haftender, groblamellöser Schuppung ab.

Die **chronisch-rezidivierende Form** wird charakterisiert durch mildere, aber wiederkehrende Bläschenschübe. Bei beiden Formen besteht die Gefahr der bakteriellen und mykotischen Superinfektion. Differentialdiagnostisch müssen Skabies, bullöses Pemphigoid und Psoriasis pustulosa palmoplantaris in Erwägung gezogen werden.

Therapeutisch werden steroidhaltige Externa, Umschläge mit synthetischen Gerbstoffen (z. B. Tannolact, Tannosynt) und rückfettende Externa ggf. mit teerhaltigen Zusätzen eingesetzt. Ansonsten kann eine Lichttherapie oder eine Iontophorese bei Hyperhidrose versucht werden.

Stauungsekzem

Beim Stauungsekzem handelt es sich um eine in der zweiten. Lebenshälfte häufige chronische Ekzemform, die mit **chronischer venöser Insuffizienz** assoziiert ist und meist beidseits an den distalen Unterschenkeln, besonders in der medialen Supramalleolarregion, lokalisiert ist. Sie ist wahrscheinlich Folge der stasebedingten Entzündung. Das Stauungsekzem ist flächig, gerötet, schuppend, meist sehr trocken und juckt stark. Akutes Nässen und eine Generalisation deuten auf eine aufgepfropfte Kontaktallergie hin, oft ausgelöst durch die vielen zuvor angewandten Externa und ein erleichtertes Eindringen der Allergene durch die ekzemgeschädigte Haut. Kompression und Therapie der chronisch-venösen Insuffizienz stehen im Vordergrund. Im Akutstadium können lokale Glukokortikoide in allergologisch indifferenter Grundlage wie Vaseline hilfreich sein.

Zusammenfassung

- **Seborrhoisches Ekzem:** assoziiert mit Seborrhö und der Besiedelung mit dem Hefepilz Pityrosporum ovale; Erwachsenenform (Prädilektionsstellen: Kapillitium, Gesicht entlang der Haargrenze, Brust, Rücken) und Säuglingsform (Prädilektionsstellen: Mittellinie des Gesichts); Ansprechen auf Antimykotika, ggf. lokale Steroide
- **Nummuläres Ekzem:** münzförmige, meist mikrobiell besiedelte Herde an den Extremitäten bei Menschen mittleren oder höheren Alters
- **Stauungsekzem:** mit Venenerkrankungen assoziiert (stasebedingte Entzündung) → wichtigste Maßnahme: Kompressionsbehandlung oder Venenoperation

Ekzeme II

Kontaktekzem

Allergisches Kontaktekzem

Beim allergischen Kontaktekzem handelt es sich um den häufigsten Ekzemtyp und die bekannteste klinische Manifestation einer Typ-IV-Immunreaktion. Der Erkrankung geht eine Latenz- bzw. Sensibilisierungszeit voraus. Ob und wann es in einem bestimmten Fall zur Sensibilisierung kommt, ist zum einen abhängig von der individuellen genetischen Disposition und dem Hautzustand (intakte Barrierefunktion), zum anderen von Dauer und Intensität des Kontakts und der Art des Antigens. Das allergische Kontaktekzem nimmt meist einen chronisch-rezidivierenden Verlauf mit akuten Schüben. Unter Antigenkarenz kommt es zur vollständigen Abheilung bei weiterem Bestehen der Sensibilisierung.

Die häufigsten Allergene sind Metalle (Nickel, Chromat; Abb. 5), Epoxidharze, Gummichemikalien, Desinfizienzien, Konservierungs- und Duftstoffe, Medikamente, Salbengrundlagen, Pflanzen.

> Die Nickelsensibilisierung ist die häufigste Kontaktallergie.

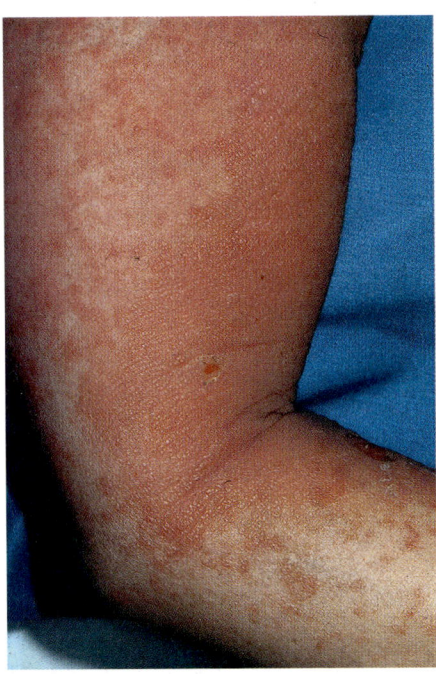

Abb. 5: Allergisches Kontaktekzem. [17]

Pathogenese

Ein allergisches Kontaktekzem entwickelt sich in zwei Schritten:

▶ **Sensibilisierungsphase:** Bei den Kontaktallergenen handelt es sich meist um Haptene (keine immunogene Wirkung wegen kleiner Größe), die sich zunächst an körpereigene Proteine binden müssen, um als Antigen zu wirken (Hapten-Protein-Kopplung). So werden sie von den dendritischen Zellen der Haut (Langerhans-Zellen) erkannt, aufgenommen und als Antigen auf ihrer Oberfläche präsentiert. Die Langerhans-Zellen stimulieren nun die Proliferation jener T-Zellen, die für dieses Antigen spezifische Rezeptoren besitzen.

▶ **Auslösungsphase:** Haben diese spezifisch sensibilisierten Lymphozyten erneuten Antigenkontakt, locken sie mithilfe von Lymphokinen Fress- und Entzündungszellen an, deren Aktivitäten das klinische Bild am Entzündungsort bestimmen.

Klinik

▶ **Akutes allergisches Kontaktekzem:** Im direkten Wirkbereich des Allergens kommt es bei bestehender Sensibilisierung zu den Zeichen einer lebhaften, akut-exsudativen Entzündung: Rötung, Ödem, aufschießende Papulovesikel, die rasch erodieren und großflächig nässen. Juckreiz besteht von Beginn an.

▶ **Subakutes allergisches Kontaktekzem:** Hier finden sich chronische Ekzeme mit chronisch-lichenifizierten Herden neben akuten Exazerbationen mit den Zeichen einer akut-exsudativen Entzündung.

▶ **Chronisches allergisches Kontaktekzem:** chronische Entzündung mit Hyperkeratosen, Rhagaden und Lichenifikation. Das Ekzem kann auch in kontaktferne Regionen streuen, wenn Antigen oder Lymphokine hämatogen oder lymphogen verschleppt werden.

Differentialdiagnose und Komplikationen

Differentialdiagnostisch muss an ein toxisches Kontaktekzem, Mykose, Psoriasis, atopisches Ekzem und an das Erysipel gedacht werden, bei therapieresistenten chronischen Ekzemherden ferner an M. Bowen, M. Paget, Lupus vulgaris und Mycosis fungoides. Durch die geschädigte Hautbarriere ist der Eintritt von Bakterien und weiteren Allergenen erleichtert, mit der Gefahr der bakteriellen Sekundärinfektion und der Entwicklung weiterer Kontaktallergien. Außerdem kann das Ekzem generalisieren und in eine Erythrodermie übergehen.

Therapie

Zunächst kommen stark wirksame Steroide zum Einsatz, später eine weniger starke, pflegende Lokaltherapie. Wenn möglich, sollte eine Allergenelimination erfolgen. Die Nachbehandlung besteht v. a. in protektiver Hautpflege (Rückfettung, Wiederherstellen der Hautbarriere) und Hautschutz.

Toxisches Kontaktekzem

Das toxische Kontaktekzem ist Folge einer direkten Hautschädigung durch chemische oder physikalische Noxen. Im Gegensatz zur Allergie sind alle Personen betroffen, die diesen Stoffen ausgesetzt sind – allerdings abhängig von der individuellen Belastbarkeit der Haut, der Dosis der toxischen Substanz und der Kontaktdauer.

Der Juckreiz ist weniger ausgeprägt als beim allergischen Kontaktekzem, zunächst treten Schmerzen und ein Gefühl des Brennens auf. Außerdem weist das toxische Kontaktekzem im Unterschied zum allergischen keine Streuphänomene auf. Personen mit allergischem oder atopischem Ekzem sind aber besonders gefährdet, ein toxisches Kontaktekzem zu entwickeln; genauso kann auch umgekehrt auf dem Boden eines toxischen Kontaktekzems ein allergisches Kontaktekzem entstehen, da die Hautschädigung die Allergenpenetration erleichtert. Außerdem wird der Eintritt von Bakterien erleichtert.

▶ **Akutes Kontaktekzem:** Obligat hautschädigende Substanzen (Seifen, Lösungsmittel, UV-Strahlen, z. B. Dermatitis solaris) lösen im Einwirkungsbereich kontakttoxische Hautschäden mit einer akuten Entzündung (Rötung,

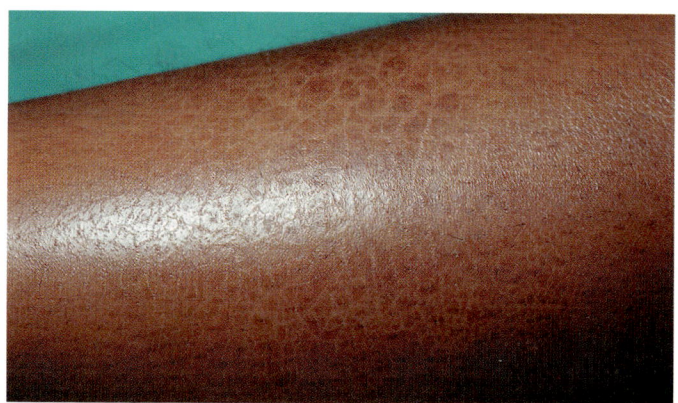
Abb. 6: Exsikkationsekzem. [16]

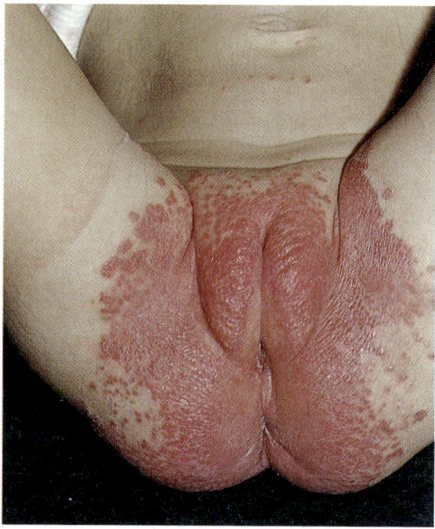
Abb. 7: Candidose bei Windeldermatitis, Ekzem auf Kontaktbereich mit Windel beschränkt. [5]

Ödem und Bläschenbildung) bei starker Schädigung mit Blasen und Nekrosen aus.

▶ **Kumulativ-subtoxisches Kontaktekzem:** Die chronische Form des toxischen Kontaktekzems (Abnutzungsdermatose, Hausfrauenekzem, Maurerekzem) betrifft meist die Hände. Die Entzündung wird durch mehrere schwach toxische Reize (z. B. Wasser, Reinigungsmittel) mit längeren Einwirkungszeiten auf die Haut verursacht.

Diagnostik und Therapie

Für die Diagnose sind Anamnese, Klinik, negative Epikutantestung und pathologische Hautfunktionstests hinweisend. Eine verminderte Alkaliresistenz wird mit dem Nitrazingelbtest nachgewiesen: 30 Sekunden nach Auftropfen einer Nitrazingelblösung zeigt die gelbe Farbe eine intakte Hornschicht an mit pH 5,6.
Die Lokalbehandlung ist keratolytisch (Salicylsäure, Harnstoff), antiproliferativ (Teer, Antipsoriatika) und bei Bedarf antientzündlich (lokale Steroide). Kontakt mit dem Auslöser muss vermieden und die Haut besonders geschützt werden.

Exsikkationsekzem

Das Exsikkationsekzem (Eczéma craquelé, Austrocknungsekzem) tritt bei Menschen aller Altersgruppen, jedoch gehäuft bei älteren Menschen, in der kälteren Jahreszeit auf. Besonders betroffen sind Patienten mit Ichthyosis vulgaris. Ursachen können ein übertriebenes Hygieneverhalten, eine inadäquate Rückfettung der Haut nach Körperpflege oder trockenes Klima sein. Es zeigt sich eine feine, netzförmig eingerissene Hornschicht, Rötung und Schuppung (Abb. 6). Therapeutisch werden Ölbäder und andere rückfettende Maßnahmen angewandt.

Windeldermatitis

Folgende Faktoren führen zur Windeldermatitis und auch dazu, dass ca. 75 % der Windeldermatitiden mit Hefepilzen besiedelt sind (Abb. 7): zu seltene Windelwechsel, Stuhl und Urin (greifen die zarte Säuglingshaut an), feuchtes, enges Mikroklima in der Windel, systemische Antibiotikagabe, noch nicht ausgereiftes Immunsystem und Barrierefunktion der Haut.
Differentialdiagnose und Therapie: Differentialdiagnostisch muss an eine infantile Psoriasis, eine atopische/seborrhoische Dermatitis und an eine Mykose gedacht werden. Eine Verbesserung der Pflegesituation, häufigere Windelwechsel und das Lufttrocknen der entzündeten Fläche lindern die Dermatitis. Zusätzlich sind eine schützende Pflege auf Zinkbasis mit entzündungshemmenden Zusätzen (z. B. Gerbstoffe) und bei Pilzbefall Antimykotika hilfreich.

Zusammenfassung

✖ Häufige Allergene: Nickel, Chromate, Kobalt, Konservierungsstoffe, Duftstoffe; häufige Irritanzien: Wasser, Scheuermittel, Chemikalien (v. a. Laugen), Lösungsmittel, Öle, Detergenzien

✖ Morphologisch kann ein irritatives oft nicht von einem allergischen Kontaktekzem unterschieden werden. Die Epikutantestung hilft bei der Bestätigung eines allergischen Kontaktekzems.

✖ Atopiker sind gegenüber Irritanzien empfindlicher.

Ekzeme III

Atopisches Ekzem (Atopische Dermatitis, Neurodermitis)

Das atopische Ekzem zeigt einen altersbezogenen, stadienhaften Verlauf mit jeweils typischem Befallmuster und manifestiert sich fast immer bis zum fünften Lebensjahr. Mit dem allergischen Asthma bronchiale und der Rhinoconjunctivitis allergica bildet es den Formenkreis der Atopien. Die Veranlagung für atopische Erkrankungen wird polygen vererbt. Studien bei monozygoten Zwillingen zeigen eine 85%ige Konkordanz für das atopische Ekzem. Die Manifestation der Erkrankungen ist aber auch von vielen exogenen und endogenen Modulationsfaktoren abhängig, die den Krankheitsausbruch und -verlauf beeinflussen. Exogene Faktoren sind z. B. Nahrungsmittelallergene, Aeroallergene und bakterielle Allergene, zu den endogenen Faktoren zählen Infekte und psychische Faktoren. Manifestationen des Atopiesyndroms sind sehr häufig und zeigen eine zunehmende Inzidenz. Verantwortlich gemacht für diese steigende Krankheitshäufigkeit werden u. a. die Schadstoffbelastung der Luft, die erhöhte Allergenexposition in Innenräumen und die Reduzierung frühkindlicher Infektionen („Stählung des Immunsystems").
An einem atopischen Ekzem leiden 15–20 % der Kinder in Industrieländern. Zusätzlich entwickeln ein Drittel dieser Kinder ein allergisches Asthma bronchiale oder eine Rhinoconjunctivitis allergica.

Pathogenese

Immunologische, biochemische und neurovegetative Störungen wirken auf der Grundlage einer genetischen Disposition.

▶ **Immunologische Störungen:** Das atopische Ekzem zeigt initial eine allergische Typ-I-Sofortreaktion: T-Helferzellen vom Typ 2 und ihre Zytokine (Interleukin-4, -5, -10) dominieren die Immunantwort. Außerdem finden sich ein hohes IgE und eine Eosinophilie.
▶ **Biochemische Störungen:** Aus der Verminderung der Talgsekretion resultiert eine trockene Haut mit veränderter Fettsäurezusammensetzung und herabgesetzter Barrierefunktion der Haut. Deshalb kommt es zu einem Wasserverlust und reduziertem Hautschutzmantel mit erleichterter Penetration von Fremdstoffen sowie einer herabgesetzten Juckreizschwelle.
▶ **Neurovegetative Störungen:** veränderte Reaktivität auf β-adrenerge und cholinerge Reize (weißer Dermografismus)
▶ **Staphylococcus aureus:** Bei über 90 % der Patienten mit atopischem Ekzem lässt sich der Keim nachweisen, aber nur bei 5 % der gesunden Patienten. Die Krankheitsaktivität korreliert mit dem Ausmaß der Keimbesiedelung. Bestimmte Toxine, sogenannte Superantigene, von Staph. aureus bringen eine Vielzahl von Immunprozessen in Gang.

Klinik

Die meist symmetrischen Hauterscheinungen sind oft von starkem Juckreiz begleitet, der nach Schwitzen und nachts verstärkt wird. Sie unterscheiden sich je nach Patientenalter:

▶ **Säuglingsalter:** exsudativ-entzündliche Ekzemherde, v. a. Gesicht, Kapillitium („Milchschorf": gelbbräunlich verkrustete Herde; ■ Abb. 8), Spontanremission bei 50%
▶ **Kindheit:** Typisch sind Lichenifikation, Exkoriationen und „trockene Haut", v. a. an Ellbogen, Kniekehlen, Hand-, Fußgelenken („Beugenekzem") und Hals (■ Abb. 9).
▶ **Jugend/Erwachsene:** chronisch-lichenifiziertes Ekzem mit Pruriginoknötchen, akute Exazerbationen möglich, v. a. Gesicht, Hals, Beugeseiten der Extremitäten, Hand- und Fußrücken

Auch **Minimalvarianten** treten auf. Lokalisiert-diskrete Ekzemmanifestationen sind z. B. an Ohrläppchenansatz, Lidern, Finger- und Zehenkuppen (Pulpitis sicca; ■ Abb. 10) zu finden. Außerdem gibt es ein isoliertes Handekzem (teils mit Dyshidrosissymptomatik), Lippenekzem (Cheilosis), Kopfekzem (Kapillitium), Vulvaekzem und Analekzem. Unter „Pityriasis alba" versteht man nicht entzündliche, hypopigmentierte, leicht schuppende Herde an Gesicht, Extremitäten und Rumpf.
Weitere Atopiesymptome sind trockene Haut (Sebostase bis zu ichthyosisähnlichem Bild), Keratosis follicularis, Vertiefung der Handlinien, blasses Gesicht, infraorbitale doppelte Lidfalte (Dennie-Morgan-Falte, ■ Abb. 11) und Reduktion der lateralen Augenbrauen (Hertoghe-Zeichen). Neurovegetative Regulationsstörungen zeigen sich als weißer Dermografismus: Nach kräftigem Bestreichen der Haut in den gerö-

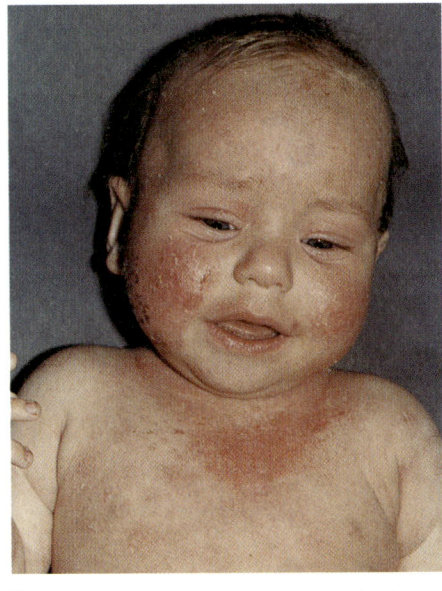

■ Abb. 8: Atopisches Ekzem, Milchschorf. [5]

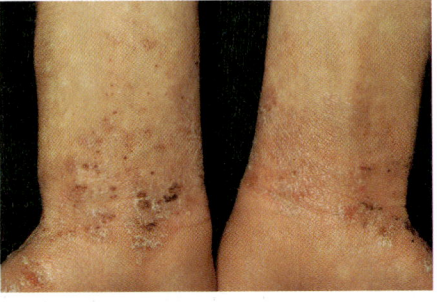 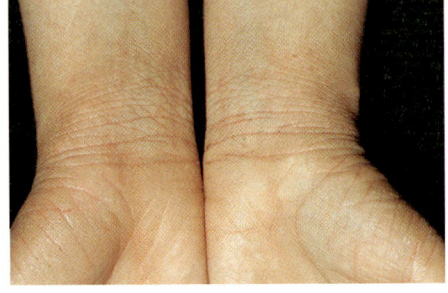

■ Abb. 9: Atopisches Ekzem: links „Beugenekzem", subakut, impetiginisiert; rechts chron.-lichenifiziert. [5]

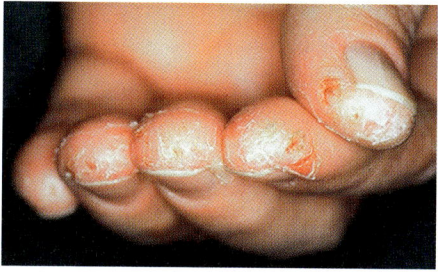
Abb. 10: Pulpitis sicca. [1]

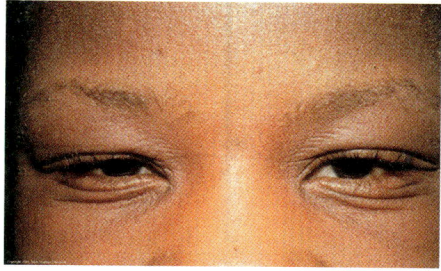
Abb. 11: Dennie-Morgan-Falte. [15]

Leitsymptome	
▶ Trockene Haut	
▶ Starker Juckreiz	
Hauptkriterien	**Nebenkriterien**
▶ Juckreiz ▶ Typische Morphe (Ekzem, Lichenifikation, Papel) ▶ Typische Lokalisation (Kind: Gesicht, Extremitätenaußenseiten; Jugendlicher: Beugen) ▶ Atopische Eigen- oder Familienanamnese ▶ Chron. und/oder rezidivierender Verlauf	▶ Besonderheiten des atopischen Gesichts: Gesichtsblässe, periokuläre Halonierung (dunkles Kolorit), Lichtung der seitlichen Augenbrauen (Hertoghe-Zeichen), Doppelte Unterlidfalte (Dennie-Morgan-Falte), Cheilitis, periorale Fältchen, Kopfschuppung ▶ Pityriasis alba ▶ Trocken schuppende, juckende Füße v. a. im Winter („atopic winter feet") ▶ Finger- und Zehenkuppenekzem (Pulpitis sicca) ▶ Weißer Dermografismus (Weißfärbung der Haut durch Vasokonstriktion nach mechanischer Reizung)

Tab. 1: Diagnostische Kriterien der atopischen Dermatitis (nach Hanifin und Rajka).

teten Herden bleibt für einige Minuten eine weiße Linie zurück.

Verlauf und Komplikationen

85 % der Erstmanifestationen erfolgen bis zum fünften Lebensjahr, dann chronisch-phasenhafter Verlauf. Die Rückbildungsrate bis zur Adoleszenz liegt bei 80 %, aber auch in späteren Stadien sind Spontanremissionen möglich. Vereinzelt gibt es auch Spätmanifestationen im Erwachsenenalter ohne vorhergegangene Atopieanamnese. Komplikationen sind Hautinfektionen, v. a. das Eczema herpeticatum, Erythrodermie und irritative Kontaktekzeme.

Diagnostik und Differentialdiagnose

Es gibt verschiedene Kriterien für die Diagnose (Tab. 1), meist wird sie aber klinisch gestellt. Zur Verlaufskontrolle hat sich international der SCORAD-Index (Severity **Scor**ing of **A**topic **D**ermatitis) durchgesetzt. Differentialdiagnostisch muss bei Säuglingen und Kleinkindern v. a. an die seborrhoische Dermatitis, bei Erwachsenen an andere Ekzemformen (allergisches bzw. irritatives Kontaktekzem, seborrhoisches oder nummuläres Ekzem) und an Psoriasis gedacht werden.

Therapie

Durch regelmäßige intensive Hautpflege mit harnstoffhaltigen Präparaten (nicht bei akuten Läsionen wegen Brennen) wird die Haut stabilisiert und die Barrierefunktion wird regeneriert. Nässende Läsionen müssen nach dem Grundsatz „feucht auf feucht", nässende, krustöse und impetiginisierte Läsionen nach dem Grundsatz „fett/feucht" behandelt werden. Antihistaminika wirken gegen den Juckreiz. Zusätzlich werden UVB oder Kombination UVA/UVB und Balneofototherapie angewandt. Bei Exazerbationen werden lokale Steroide (intermittierend) und die topischen Calcineurin-Inhibitoren Tacrolimus und Pimecrolimus eingesetzt, weiterhin systemische Antihistaminika und bei schweren Fällen Ciclosporin.

Prävention

▶ Frühzeitige Vermeidung potenzieller nutritiver (Stillen, allergenarme Diät), hautirritativer (sachgerechte Kleidung, keine Wolle, keine aggressiven Reinigungsmittel) und aerogener Antigene (staubarme, trockene Wohnung, keine Haustiere, kein Rauchen). Aufenthalt in allergenarmer, klimatisch begünstigender Umgebung (Meer, Hochgebirge)

▶ Intensive Hautpflege, besonders im erscheinungsfreien Intervall

---

Zusammenfassung

✱ 15–20 % der Kinder in Industrieländern (üblicher Beginn unter einem Jahr) sind von einem atopischen Ekzem betroffen; klassisch sind Gesicht, Kniekehlen und Ellenbeugen befallen.

✱ Der Circulus vitiosus von Jucken und Kratzen induziert die Lichenifikation; Exazerbationen kommen oft durch Infekte, v. a. Staphylokokken vor.

✱ Die Therapie schließt Hautpflegemittel mit Harnstoff, topischen Steroiden und Calcineurin-Inhibitoren (Tacrolimus, Pimecrolimus), Teerverbände, systemische Antihistaminika und Antibiotika ein.

Urtikaria

Der Begriff „Urtikaria" (Urtica = latein. Brennnessel; Syn.: Quaddelsucht, Nesselfieber) beschreibt das akute oder chronische Auftreten von exanthematischen oder lokalisierten, flüchtigen, juckenden Quaddeln (Urticae). Eine **Quaddel** ist eine gleichmäßige Anhebung der Hautoberfläche von meist roter, bei starkem Gewebsdruck auch weißer Farbe und unterschiedlicher Größe und Form. Histologisches Korrelat ist ein dermales Ödem. Die Bestehensdauer einer einzelnen Quaddel liegt in aller Regel unter 24 Stunden (▌ Abb. 1). Eine Urtikaria kann viele verschiedene Ursachen haben. Gemeinsame pathogenetische Endstrecke ist die Freisetzung von Mediatoren aus Mastzellen (u. a. Histamin, Heparin, Prostaglandine, Leukotriene). Diese Mediatoren vermitteln neben einer Erweiterung der Hautgefäße (Rötung) auch deren Permeabilitätssteigerung (Schwellung). Häufig treten im Rahmen einer Urtikaria auch zusätzlich Angioödeme auf. Extrakutane Symptome sind selten. Die Lebenszeitinzidenz der Urtikaria liegt bei ungefähr 20 % und ist am höchsten bei Atopikern und Kindern bzw. jungen Erwachsenen. Eine mögliche, aber sehr seltene Komplikation sind anaphylaktische Reaktionen bis hin zum Schock. Auch im Rahmen von Typ-I-allergischen Reaktionen kann es zum Auftreten von Urticae und Angioödemen kommen.

Klinik

Ein Quaddelschub kann von einzelnen Urticae bis hin zu einem disseminierten oder generalisierten Befall reichen. Der meist intensive Juckreiz führt typischerweise zu einem Reiben der Haut, nicht

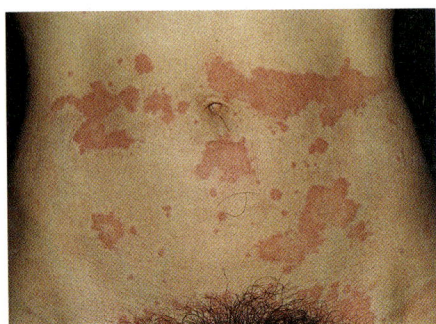

▌ Abb. 1: Urtikaria, jede Quaddel verbleibt weniger als 24 Stunden und hinterlässt normale Haut. [5]

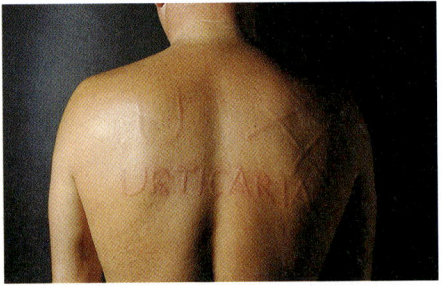

▌ Abb. 2: Urtikarieller Dermografismus. [5]

zum Kratzen. Deswegen findet man in der Regel keine Kratzartefakte, wie z. B. Exkoriationen. Die Urtikaria bleibt in der Regel auf die Haut beschränkt. Oft treten aber begleitend Angioödeme (s. S. 62) auf. Dabei können auch die Schleimhäute betroffen sein, z. B. mit Lippen- und Zungenschwellung, Larynxödem, Kloßgefühl, Heiserkeit und Atemnot. Extrakutane Symptome sind insgesamt selten und ergeben sich fakultativ, z. B. beim Übergang in anaphylaktische Reaktionen/Schock:

▶ Asthma bronchiale
▶ Magen-Darm-Symptomatik
▶ Kopfschmerz
▶ Kreislaufschwäche
▶ Gelenkschwellung, Arthralgien, Arthritis
▶ Temperatur, selten Ödem lebenswichtiger Organe

Klassifikation

Die Urtikaria wird nach klinischen und pathogenetischen Kriterien klassifiziert. Unterschieden werden:

▶ **Spontane Urtikaria:** Die Quaddeln treten spontan auf und sind nicht induzierbar. Dauert eine Urtikaria länger als sechs Wochen an, spricht man von einer chronischen Urtikaria. Sonst handelt es sich um eine akute Urtikaria.
▶ **Physikalische Urtikaria:** Die Quaddeln sind induzierbar. Je nach Auslöser werden unterschieden: Kälte (Kälteurtikaria), Wärme (Wärmeurtikaria), Druck (Druckurtikaria), Licht (solare Urtikaria). Bei einer weiteren, häufigen Form kommt es vermutlich durch mechanische Scherkräfte zur Auslösung einer Quaddelbildung. Dies führt dazu, dass man auf der Haut Urticae schreiben kann (urtikarieller Dermografismus

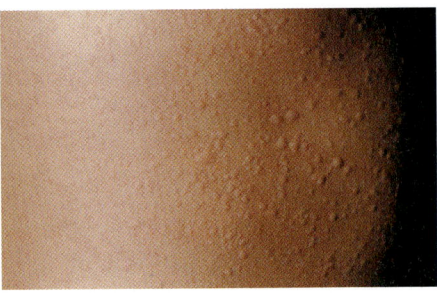

▌ Abb. 3: Cholinerge Urtikaria. [5]

▌ Abb. 2). Man spricht hier von einer „Urtikaria factitia".
▶ **Andere Formen:** Den häufigsten Vertreter dieser Gruppe stellt die cholinergische Urtikaria (Schwitzurtikaria, ▌ Abb. 3) dar. Hier führen körperliche Anstrengung oder passive Erwärmung der Haut zum Auftreten oft nur stecknadelkopfgroßer, sehr flüchtiger Quaddeln. Weitere seltene Formen sind z. B. die aquagene Urtikaria oder die Kontakturtikaria.

Pathogenese

Eine Urtikaria kann vielfältige Ursachen haben. Insgesamt scheinen die nicht allergischen Auslöser zu überwiegen:

Nicht allergische, pseudoallergische Urtikaria, Intoleranzurtikaria

Die Mastzelldegranulation wird nicht immunologisch induziert, d. h. die auslösenden Substanzen benötigen keine Sensibilisierungsphase und sind nicht spezifisch, Gruppenreaktionen sind aber möglich, z. B. bei Analgetika (Analgetika-Intoleranz). In der Regel besteht im Gegensatz zur echten Allergie eine Dosisabhängigkeit. Die meisten Medikamente (v. a. Analgetika, NSAR, Anästhetika, ACE-Hemmer, Röntgen-Kontrastmittel, Plasmaexpander, Opioide) sind in der Lage, auf pseudoallergische Weise eine Urtikaria und Angioödeme auszulösen. ASS gilt als einer der häufigsten Auslöser einer medikamentös bedingten Urtikaria, oft als Teilursache neben Nahrungsmittelzusatzstoffen (ASS-Additiva-Intoleranz).

Allergische/IgE-vermittelte Urtikaria

Allergische Typ-I-Reaktion, ausgelöst z. B. durch Nahrungsmittelallergene (Fisch, Krustentiere, Milch, Nüsse, Gewürze), Medikamente (Penizilline, Impfstoffe, Blutdruckmittel) oder Insektengifte.

Infektassoziierte Urtikaria
Im Rahmen von Infekten kommt es häufig zum Auftreten einer akuten Urtikaria. Daneben können aber auch chronische Infektionen, z. B. eine Helicobacter-pylori-Infektion oder Parasiten, eine chronische Urtikaria unterhalten. Auch chronische Entzündungen können ursächlich sein. Der genaue Pathomechanismus ist nicht geklärt.

Autoreaktive Urtikaria
Bei vielen Patienten lässt sich eine Quaddel an der Haut auslösen, wenn sie ihr eigenes Blutserum intrakutan verabreicht bekommen (autologer Serumtest). Bei manchen Patienten lassen sich auch Antikörper gegen den IgE-Rezeptor nachweisen. Zudem wurde eine gehäufte Assoziation von Autoimmunthyreoiditiden bei Urtikariapatienten beobachtet. Daher geht man hier von einer autoreaktiven Genese der Urtikaria aus.

Physikalische Urtikaria
Die Pathogenese der physikalischen Urtikariaformen (▌ Abb. 4) liegt weitgehend im Dunkeln. Diskutiert werden z. B. eine physikalisch induzierte Freisetzung mastzelldegranulierender Substanzen oder auch hyperreagible Mastzellen. Die urtikarielle Reaktion ist auf den Einwirkort des physikalischen Reizes beschränkt.

Idiopathische Urtikaria
Nicht selten lässt sich trotz ausführlicher Suche keine Ursache der Urtikaria finden. In diesem Fall spricht man von einer „idiopathischen Urtikaria".

Psychische Faktoren und Stress
Psychische Faktoren und Stress gelten als evtl. ursächliche oder verschlechternde Faktoren.

Verlauf
▶ **Akute Urtikaria:** Dauer bis 6 Wochen; hohe Spontanheilungsrate
▶ **Chronische Urtikaria:** Dauer länger als 6 Wochen, chronisch-rezidivierende und chronisch-kontinuierliche Verläufe sind möglich.

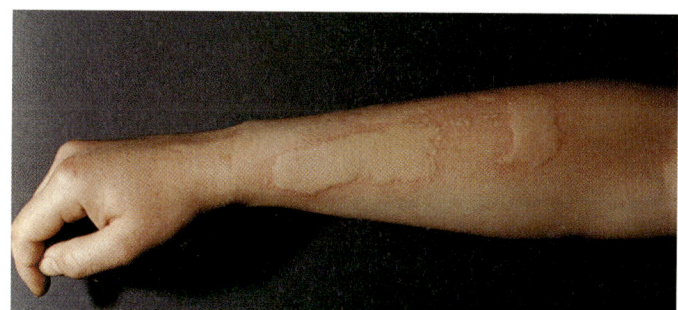

▌ Abb. 4: Physikalische Urtikaria, ausgelöst durch Kälteexposition. [5]

Diagnostik
Bei der **akuten** Urtikaria wird Diagnostik nur bei gezieltem anamnestischen Verdacht betrieben, da eine hohe Spontanheilungsrate besteht. Bei der **chronischen** Urtikaria wird empfohlen, eine ätiologische Abklärung zu versuchen, z. B. im Rahmen eines standardisierten Untersuchungsprogramms:

▶ Ausführliche, standardisierte Anamnese
▶ Fokussuche
▶ Autologer Serumtest (Graves-Test)
▶ Allergologische Diagnostik (z. B. Prick-, Scratch-Test)
▶ Karenz-Provokationsdiagnostik (Eliminationsdiät mit Meidung pseudoallergenreicher Nahrungsmittel, anschließender Provokationstestung)
▶ Provokationstests zum Ausschluss einer physikalischen Auslösbarkeit

Differentialdiagnose
Erythema exsudativum multiforme, makulopapulöse Exantheme, urtikarielle Exantheme, z. B. als Stichreaktionen, und Arzneimittel- oder Virusexanthem müssen abgegrenzt werden. Wenn die Quaddeln für Tage persistieren, ist der Verdacht auf eine Urtikariavaskulitis gegeben. Hier kann eine Probebiopsie Klärung bringen. Bei Auftreten von Angioödemen muss auch an das Vorliegen eines hereditären Angioödems gedacht werden. Zusätzliche Hinweise sind hier eine positive Familienanamnese und das Vorliegen gastrointestinaler Beschwerden.

Therapie
Ziel ist die Ausschaltung der Provokationsfaktoren. Ist das nicht möglich, wird symptomatisch mit Antihistaminika therapiert. Systemische Glukokortikoide sind langfristig kontraindiziert, können aber kurzfristig zur Unterdrückung von Aktivitätsspitzen eingesetzt werden. Treten akute Angioödeme der oberen Schleimhäute mit Dyspnoe auf, ist in jedem Fall eine umgehende, hoch dosierte Steroidgabe in Kombination mit Antihistaminika sinnvoll. Zudem ist in der Regel eine Überwachung der Patienten notwendig.

Zusammenfassung
✖ Die flüchtigen, juckenden Quaddeln können exanthematisch oder lokalisiert, akut oder chronisch auftreten.
✖ Die Lebenszeitinzidenz beträgt ungefähr 20 %.
✖ In der Regel besteht die Urtikaria weniger als 6 Wochen und verschwindet wieder spontan. Im Fall einer Persistenz über 6 Wochen (chronische Urtikaria) ist eine Ursachensuche sinnvoll.
✖ Eine Urtikaria kann u. a. durch Pseudoallergene (Intoleranz), Infekte, Autoreaktivität, Allergene (IgE-vermittelte allergische Reaktionen) und physikalische Stimuli verursacht werden. Nicht selten bleibt die Ursache unklar.

Angioödem und Allergien

Angioödem

Das Angioödem (früher „Quincke-Ödem") ist ein Ödem der Subkutis und kann isoliert oder gemeinsam mit einer Urtikaria (in ca. 50 %) auftreten. Es ist meist erworben und scheint u. a. durch Histamin vermittelt zu sein, da Antihistaminika in der Regel gut wirksam sind – die möglichen Ursachen sind die gleichen wie bei der Urtikaria. Es gibt aber auch eine seltene hereditäre oder erworbene Form durch C1-Esterase-Inhibitor-Mangel. Ferner treten Angioödeme häufig unter Einnahme von ACE-Hemmern auf. Bei diesen Formen scheint Bradykinin wesentlicher Mediator der Schwellungen zu sein. Klinisch ist eine Unterscheidung der Angioödeme nicht möglich. Eine Zuordnung gelingt nur durch weiter gehende Anamnese und Laboruntersuchungen.

Angioödem im Rahmen einer Urtikaria
Klinik und Therapie

Umschriebene, ödematöse Schwellungen treten akut und besonders häufig an Lippen, Zunge und Augen (periorbital) auf, können aber prinzipiell auch andere Regionen betreffen (Abb. 1). Durch den starken Ödemdruck kommt es zu einem Spannungsgefühl der Haut, meist ohne Juckreiz. Über 1–4 Tage bildet sich das Angioödem zurück, aber auch ein akut-intermittierender Verlauf ist möglich. Bei einer Beteiligung von Zunge, Larynx und Pharynx besteht Erstickungsgefahr.
Therapeutisches Ziel ist die Ausschaltung der Ursache (siehe auch Kapitel „Urtikaria"). Symptomatisch wird mit Antihistaminika und bei Auftreten von Angioödemen in potenziell gefährlichen Lokalisationen auch mit Steroiden behandelt. Beim Larynxödem ist eine stationäre Überwachung erforderlich.

Angioödem durch C1-Inhibitor-Mangel

Meist angeborene, sehr seltene Synthese- oder Funktionsstörung des C1-Esterase-Inhibitors (C1-INH). Daraus resultiert die spontane bzw. überschießende Komplementaktivierung nach Bagatelltraumata oder ohne eruierbare Ursache, die sich in umschriebenen Ödemen der Subkutis oder im Bereich der Schleimhäute äußert. Die weitaus häufigste Form ist das autosomal-dominant vererbte **hereditäre Angioödem** (HAE) mit verminderter Synthese (HAE Typ I) oder einem funktionell inaktiven C1-INH (HAE Typ II). Selten kann ein C1-Inhibitor-Mangel auch erworben sein, z. B. im Rahmen von

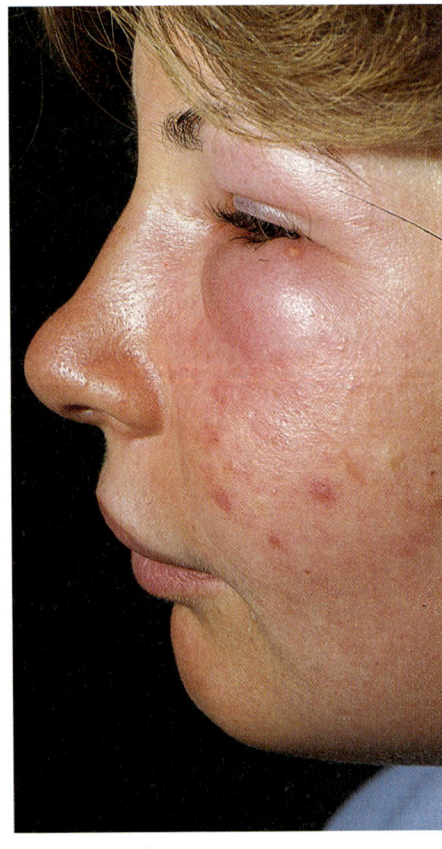

Abb. 1: Angioödem. [5]

Autoimmunprozessen oder B-Zell-Lymphomen. Die Aktivität und Konzentration des C1-INH kann laborchemisch bestimmt werden.

Klinik und Therapie

Im Gegensatz zum Angioödem im Rahmen einer Urtikaria tritt das Angioödem durch C1-Inhibitor-Mangel in der Regel ohne begleitende Quaddelbildung auf. Die episodischen Schwellungen im Bereich der Haut (umschriebene Ödeme, Spannungsgefühl), des Magen-Darm-Trakts (krampfartig wiederkehrende Schmerzen) oder seltener der Luftwege (Erstickungsgefahr durch Larynxödem) dauern 1–3 Tage und sind im Fall einer fehlenden Diagnose mit einer Mortalität von ca. 30 % (Erstickungstod) verbunden. Sie beginnen meist im Kindesalter und die Familienanamnese ist typischerweise positiv. Auch ein fehlendes Ansprechen auf Antihistaminika und Steroide ist pathognomonisch. Mittlerweile konnte Bradykinin als der wesentliche Mediator der Schwellungen identifiziert werden. Im akuten Stadium wird ein C1-Inhibitor-Konzentrat verabreicht. Alternativ steht seit Kurzem ein Bradykininrezeptorantagonist zur Verfügung. Prophylaktisch kann z. B. das Androgenderivat Danazol verwendet werden.

Anaphylaxie und anaphylaktoide Reaktionen

Es werden anaphylaktische und anaphylaktoide Reaktionen unterschieden. Die Therapie variiert je nach Schweregrad (Tab. 1):

▶ **Anaphylaxie:** Akut lebensbedrohliche Maximalvariante einer Typ-I-Reaktion, als echte Anaphylaxie IgE-vermittelt. Ausgelöst werden anaphylaktische Reaktionen bei spezifisch sensibilisierten Patienten durch meist parenterale Antigenzufuhr (z. B. Injektion, Infusion, Insektenstich). Aber auch orale Antigenexposition kann zur Anaphylaxie führen. Häufigste Auslöser sind Arzneimittel (z. B. Penizillin, Pyrazolon), Nahrungsmittel und Insektengift (Biene, Wespe).
▶ **Anaphylaktoide Reaktion:** Der Begriff dient als klinischer Überbegriff zur Beschreibung eines Symptomenspektrums, ohne dass eine Aussage über den Pathomechanismus getroffen wird. So gibt es z. B. pseudoallergische Mechanismen (direkte Mastzelldegranulation ohne zwischengeschaltete Antigen-Antikörper-Reaktion) oder die Immunkomplexanaphylaxie (über zirkulierende Immunkomplexe und Komplementaktivierung kommt es zur Sofortreaktion, z. B. Dextranunverträglichkeit).

Spezielle anaphylaktische/anaphylaktoide Reaktionen

Insektengiftallergie

Die häufigsten Auslöser für Insektengiftallergien sind Wespe oder Biene, seltener Hummel oder Hornisse. Die Reaktionen sind in der Regel IgE-vermittelt (Typ-I-Allergie).
Klinik: Die Symptome beginnen bereits Minuten nach dem Stich und können sich in Juckreiz, Urtikaria, Angioödemen, respiratorischen Problemen, Kreislaufstörungen und Magen-Darm-Störungen bis hin zu einem Vollbild des anaphylaktischen Schocks darstellen. In der **Diagnostik** sind die Anamnese, die Bestimmung spezifischer IgE-Antikörper gegen Bienen- bzw. Wespengift (RAST) und Prick- und Intrakutantestungen mit kommerziell erhältlichem Bienen- und Wespengift wichtig. **Prophylaktisch** ist die Expositionsprophylaxe. Je nach Schweregrad der Reaktion und Risiko der Exposition (z. B. hoch bei Gärtnern oder Konditoren) ist eine Hyposensibilisierung gefährdeter Patienten sinnvoll. Außerdem sollten alle Insektengiftallergiker mit einem Notfallset (Antihistaminikum, Steroid, Adrenalinautoinjektor) ausgestattet werden.

Grad	Haut	Abdomen	Respirationstrakt	Herz-Kreislauf	Therapie
1	Juckreiz, Flush, Urtikaria, Angioödem	–	–	–	Antihistaminika i. v.; Stopp Antigen-/Auslöser-Zufuhr; i. v. Zugang
2	Juckreiz, Flush, Urtikaria, Angioödem	Nausea, Krämpfe	Rhinorrhö, Heiserkeit, Dyspnoe	Tachykardie > 20/min; Hypotonie ↓ > 20 mmHg, Arrhythmie	Wie 1, dazu: Steroide 100 mg, Theophyllin 0,24 g i. v.
3	Juckreiz, Flush, Urtikaria, Angioödem	Erbrechen, Defäkation	Larynxödem, Bronchospasmus, Zyanose	Schock	Wie 2, dazu: Volumen, O₂, Adrenalin (1:1000) 0,3 – 1 ml
4	Juckreiz, Flush, Urtikaria, Angioödem	Erbrechen, Defäkation	Atemstillstand	Kreislaufstillstand	Wie 3, dazu: Reanimation, ABC-Regel

■ Tab. 1: Schweregradeinteilung zur Klassifizierung anaphylaktischer/anaphylaktoider Reaktionen (nach Ring und Meßmer).

Nahrungsmittelallergie

Die Sensibilisierung bei Säuglingen bzw. Kleinkindern erfolgt oral, später inhalativ (Inhalationsallergene und Kreuzreaktionen). Die Allergene im Säuglingsalter sind v. a. Kuhmilch, Hühnerei, Obst, Erdnuss (v. a. USA) und Fisch. Die meisten Kleinkinder verlieren ihre Allergie in den ersten Lebensjahren, beim Erwachsenen bleibt die Nahrungsmittelallergie trotz Allergenkarenz meist lebenslang bestehen. Gerade im Erwachsenenalter werden gastrointestinale Beschwerden nach dem Essen oft zu Unrecht einer echten Nahrungsmittelallergie zugeschrieben. Hier ist eine ausführliche Differentialdiagnose zu berücksichtigen (z. B. Laktoseintoleranzen, Zöliakie, Reizdarmsyndrom).

Eine weitere Gruppe sind die Pseudoallergien, bei denen es sich um Intoleranzen z. B. gegen Glutamat, Sulfite, Tartrazin und Konservierungsstoffe handelt. Sie kommen mit einer Häufigkeit von 0,1 % vor. Die Symptome der Pseudoallergien unterscheiden sich nicht von denen der IgE-vermittelten Allergien.

Klinik: Betroffen sind die Mundschleimhaut (Kribbeln, Schwellung), die Haut (Pruritus, Urtikaria, Angioödem), der Magen-Darm-Trakt (Übelkeit, Erbrechen, Kolik, Durchfälle) und die Atemwege (Rhinitis, Asthma). Die Symptome können sich bis hin zum Schock steigern.

Spezifische Immuntherapie (SIT)

Unter „spezifischer Immuntherapie" (SIT) oder „Hyposensibilisierung" versteht man die wiederholte Zufuhr von ansteigenden Mengen des relevanten Allergens bis zu einer sogenannten Erhaltungsdosis mit dem Ziel der Verringerung der allergischen Reaktion oder Erscheinungsfreiheit. Die SIT ist die einzige kausale Therapie bei Allergien gegen nicht meidbare Stoffe, z. B. Aeroallergene wie Pollen, Hausstaubmilben, Tierepithelien und Schimmelpilze. Zudem ist sie die einzige sichere Therapie bei Insektengiftallergien. Bei saisonal vorkommenden Allergenen wie Pollen wird meist präsaisonal, bei ganzjährig vorkommenden Allergenen und Insektengiftallergie ganzjährig hyposensibilisiert, meist über 3–5 Jahre. Diese Behandlung erreicht bei 95 % der Patienten mit Insektengiftallergie einen Schutz und damit bei einem Folgestich keine anaphylaktische Reaktion. Die **absolute Indikation** zur spezifischen Immuntherapie besteht bei Grad 2–4 der Klassifikation anaphylaktischer/anaphylaktoider Reaktionen. Aber auch die Expositionsgefahr geht in die Entscheidung mit ein. **Kontraindikationen** für die Hyposensibilisierung sind maligne Tumoren, Autoimmunerkrankungen, zerebrale Krampfleiden, KHK, die Einnahme von β-Blockern und schwere akute oder chronische Entzündungen.

Als **Wirkprinzip** wird das immunologische Modell des Th2/Th1-Shifts genannt. Die SIT führt zu vermehrtem Auftreten von spezifischen T-Zellen mit einem Th1-Zytokinsekretionsmuster (IFN-γ, IL-12) und zu weniger Th2-Zellen (IL-3, IL-4, IL-5). Außerdem wird die spezifische IgE-Produktion herabgesetzt.

Zusammenfassung

* **Angioödem:** akut auftretendes, bis zu drei Tage anhaltendes, umschriebenes Ödem der unteren Dermis, Subkutis und/oder Submukosa; < 1 % sind hereditäre Angioödeme, beruhend auf einem C1-Esterase-Inhibitor-Mangel. Auch Medikamente, v. a. ACE-Hemmer, können Angioödeme auslösen.
* **Anaphylaxie:** akut lebensbedrohliche Reaktion des Organismus. Echte Anaphylaxie wird durch IgE-vermittelte Mastzelldegranulation ausgelöst. Anaphylaktoide Reaktionen werden durch pseudoallergische Mechanismen wie direkte Mastzelldegranulation ohne Ag-AK-Reaktion ausgelöst.
* **Insektengiftallergie:** Die Häufigkeit systemischer Überempfindlichkeitsreaktionen auf Insektenstiche beträgt 0,8 – 5 %; 10 – 40 Todesfälle/Jahr.
* **Nahrungsmittelallergie:** allgemeine Prävalenz ca. 2 – 5 % (Kinder); 2 % Erwachsene); die meisten Kinder verlieren ihre Allergie in den ersten Lebensjahren; bei Erwachsenen bleibt sie trotz Allergenkarenz bestehen.
* **Hyposensibilisierung, SIT:** schrittweises Herabsetzen der spezifischen IgE-vermittelten Überempfindlichkeit bei Sensibilisierten durch wiederholte, meist subkutane Applikation eines allergenhaltigen Extrakts.

Arzneimittelreaktionen I

Reaktionen auf Arzneimittel sind häufig und führen zu exanthematischen Krankheitsbildern. Nahezu jedes Medikament kann jegliche Arzneimittelreaktion auslösen, dennoch gibt es einige typische, auf bestimmte Arzneimittel hinweisende Hautveränderungen. Es gibt mehrere mögliche Mechanismen, wie es zu einer solchen überschießenden Arzneimittelreaktion kommen kann (Tab. 1):

▶ **Überschießender therapeutischer Effekt**, z. B. Purpura bei Überdosierung von Antikoagulanzien
▶ **Pharmakologische Nebenwirkungen**, z. B. trockene Lippen und Nasenschleimhäute bei Isotretinoin
▶ **Modulation der Immunantwort**, z. B. bei Lepra, wenn sich durch die Behandlung die zellvermittelte Immunität bessert
▶ **Ablagerung von Medikament u./o. Metaboliten in der Haut**, z. B. Gold
▶ **Individuelle Idiosynkrasiereaktion** (angeborene Überempfindlichkeitsreaktion gegenüber bestimmten, exogenen Stoffen aufgrund eines Enzymdefekts)
▶ **Begünstigende Wirkungen**, z. B. bei Suppression der normalen Flora durch Antibiotika oder Begünstigung einer Psoriasis durch β-Blocker
▶ **Immunologische Überempfindlichkeit** (alle vier Typen möglich)

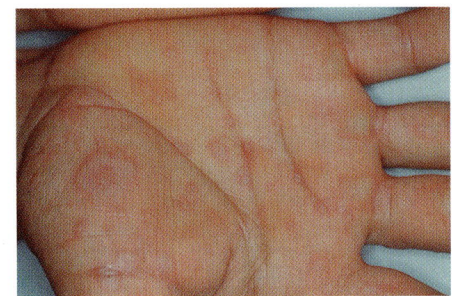

Abb. 1: Erythema exsudativum multiforme. [18]

Antibiotika	Generalisiertes Exanthem, Urtikaria, fixes Arzneimittelexanthem, EEM
β-Blocker	Psoriasiforme Reaktionen, Raynaud-Phänomen
Steroide	Hirsutismus, Akne, Striae, Atrophie
Orale Kontrazeptiva	Chloasma, Alopezie, Akne, Candidose
Phenothiazine	Fotosensitivität, Pigmentierung
Thiazide	Generalisiertes Exanthem, Fotosensitivität, lichenoide Reaktionen, Vaskulitis
NSAR	Generalisiertes Exanthem, Erythrodermie, TEN

Tab. 1: Hautreaktionen bei einigen häufig verordneten Medikamenten. Nach [4]

Intoleranzreaktionen (EEM, SJS, TEN)

Das Erythema exsudativum multiforme (EEM), das Stevens-Johnson-Syndrom (SJS) und die toxische epidermale Nekrolyse (TEN) sind verwandte, aber sehr verschieden bedeutsame Intoleranzreaktionen. Das EEM ist häufig, benigne im Verlauf und mit einem rezidivierenden Herpes simplex assoziiert. Den selteneren SJS und TEN liegt dagegen häufig eine Arzneimittelunverträglichkeit zugrunde, sie gelten als polyätiologisch. Sie verlaufen schwerwiegend bis lebensbedrohlich. Früher wurde das EEM als Minorform und das SJS als Majorform derselben Krankheit betrachtet.

> Heute betrachtet man das EEM als eine eigenständige Krankheit. SJS und TEN werden als unterschiedlich schwere, aber doch qualitativ gleiche Krankheitsbilder aufgefasst.

Erythema exsudativum multiforme

Beim EEM handelt es sich um eine akute Erkrankung der Haut mit charakteristischen konzentrischen Effloreszenzen und der Schleimhaut mit schmerzhaften Erosionen und Blasenbildung. Der Verlauf ist auf 1–2 Wochen befristet, aber es besteht eine Rezidivneigung. Nach heutiger Auffassung ist das rezidivierende EEM stets durch rezidivierenden Herpes simplex ausgelöst. Pathogenetisch handelt es sich um eine Immunkomplexreaktion im Gebiet der Gefäße des oberen Coriums, die Blasenbildung findet subepidermal statt, das Corium ist ödematös infiltriert.

Klinik und Differentialdiagnose

Die typische Einzeleffloreszenz ist die Kokarde, ein aus zwei, manchmal drei konzentrischen Ringen aufgebautes, ca. 2–3 cm großes Erythem. Die zentrale Abflachung kann sich zur Blase weiterentwickeln, der Rand ist gerötet und oft durch eine hellere Zone von der zentralen Blase abgegrenzt (Abb. 1). Bevorzugt werden die distalen Extremitäten befallen.

Therapie

Angezeigt sind eine intensive Lokalbehandlung und Maßnahmen zur Verhinderung von Sekundärinfektionen (lokale Steroide, desinfizierende Lösungen, feuchte Umschläge, Mundspüllösungen), bei Bedarf systemische Steroide. Ggf. Aciclovirprophylaxe bei Herpes simplex recidivans.

Stevens-Johnson-Syndrom, toxische epidermale Nekrolyse

SJS und TEN werden einander qualitativ gleichgesetzt, quantitativ wird folgende Unterteilung vorgeschlagen:

▶ **SJS:** Befall von < 10 % der Körperoberfläche
▶ **TEN:** Befall von > 30 %
▶ Fälle zwischen 10 und 30 % gelten als Übergangsfälle.

Die Hauterscheinungen beim SJS sind stärker als beim EEM, der Befall der hautnahen Schleimhäute ist massiv (schmerzhafte Erosionen mit Gefahr narbiger Synechienbildungen; Abb. 2). Der Verlauf wird durch den Befall der Schleimhäute mit dem Risiko der Sekundärinfektionen bestimmt. Auch können innere Organe befallen sein. Die TEN (Epidermolysis acuta toxica,

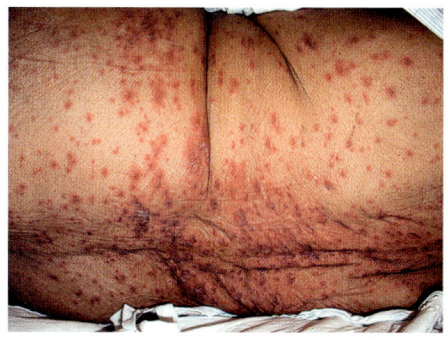
Abb. 2: Stevens-Johnson-Syndrom. [16]

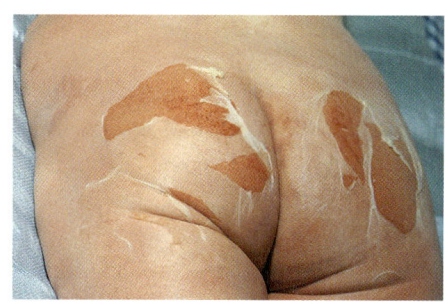
Abb. 3: Toxische epidermale Nekrolyse. [5]

medikamentöses Lyell-Syndrom) ist eine sehr seltene arzneimittelinduzierte Erkrankung. Die Haut ist gerötet, geschwollen, blasig und löst sich großflächig ab, die Schleimhaut ist erosiv verändert (Abb. 3). Die Abheilung erfolgt nach 2–3 Wochen, häufig bleiben Restdefekte. Die Letalität beträgt 30 %. Die TEN wird fast ausschließlich durch bis zu 3 Wochen vorangegangene Medikamenteneinnahme ausgelöst, insbesondere Pyrazolon, Antibiotika (Sulfonamide, Penizilline), Antikonvulsiva (Hydantoin), Allopurinol und Butazon. Die genaue Pathogenese ist unklar, z. T. auch infektallergisch oder durch eine zelluläre Immunreaktion (Spättypallergie, Typ IV) bedingt.

Klinik und Differentialdiagnose

Die TEN entwickelt sich rasch aus kleinen, konfluierenden Erythemen, die sich blasig umwandeln und schließlich zur großfetzigen Epidermisablösung führen. Die Schleimhäute sind großflächig mit hämorrhagisch verkrusteten, leicht blutenden Erosionen befallen (Stomatitis, Konjunktivitis, Entzündung der Genital- und Analschleimhaut). Auch die inneren Organe können betroffen sein (nekrotisierende Tracheobronchitis, Bronchopneumonie, Leber-, Darm-, Ösophagus- und Nierenschäden). Die Patienten haben oft hohes Fieber, eine starke Beeinträchtigung des Allgemeinbefindens und eine schwere Störung des Wasser-Elektrolyt-Haushalts. Differentialdiagnostisch kommen das Pemphigoid und das Staphylococcal scalded skin syndrome (SSSS) infrage.

Therapie

Absetzen/Umsetzen aller Medikamente; dermatologische Intensivpflege mit Speziallagerung wie bei großflächigen Verbrennungen (Infusionstherapie, zentrale Analgetika, Thromboseprophylaxe, Herz-Kreislauf-Kontrolle, Abstriche und Kulturen, Infektionsprophylaxe). Ophthalmologisches Konsil wegen narbiger Verklebungen auch im Bereich der Schleimhaut des Auges (Symblepharon), systemische Steroide.

Sweet-Syndrom

Akut fieberhafte, neutrophile Dermatose mit meist grippeähnlichen Prodromalerscheinungen. Nach Besserung plötzlicher Fieberanstieg und Auftreten dunkelroter, ödematöser, erhabener Hautherde im Gesicht oder an den Extremitätenstreckseiten. Extrakutan treten fakultativ Arthralgien und Konjunktividen auf. Histologisch zeigen sich ein starkes Ödem und ein massives, leukozytäres (v. a. neutrophiles) Infiltrat der Dermis.
Die Erkrankung tritt als eigenständiges Krankheitsbild auf oder ist assoziiert mit hämatologischen (z. B. AML), rheumatologischen (z. B. systemischer Lupus erythematodes, Dermatomyositis) oder infektiösen Grunderkrankungen (z. B. Streptokokkeninfekte). Auch Medikamente können ein Sweet-Syndrom auslösen. Verlauf über mehrere Wochen, Rezidive möglich. In der Regel ist eine Steroidbehandlung nötig.

Zusammenfassung

✗ **Erythema (exsudativum) multiforme:** immunologische Reaktion mit Kokarden und Schleimhautläsionen, Herpes-simplex-assoziiert

✗ **Toxische epidermale Nekrolyse, Stevens-Johnson-Syndrom:** schwerwiegend (30 % Letalität), vehementer Befall von Haut und Schleimhaut, ähnlich dem EEM

✗ **Sweet-Syndrom:** akut fieberhafte, neutrophile Dermatose, die eigenständig, im Rahmen von hämatologischen, rheumatologischen oder infektiösen Erkrankungen oder durch Medikamente ausgelöst auftritt

Arzneimittelreaktionen II

Polymorphe Exantheme

Diese generalisierten Exantheme sind grundsätzlich auf die Haut und angrenzende Schleimhaut beschränkt und können unter verschiedenartigen klinischen Bildern auftreten. Sie werden durch Medikamente in therapeutisch üblicher, nicht toxischer Dosierung ausgelöst („Arzneimittelexanthem") und sind die häufigsten Medikamentennebenwirkungen. Die häufigsten Auslöser sind Antibiotika (Ampicillin, Sulfonamide kombiniert mit Trimethoprim, dann Penizilline, Cephalosporine), Salicylate, Pyrazolone, Hydantoine und Barbiturate. Die genaue Pathogenese ist unklar, allergische Reaktionen (v. a. Typ-IV-Reaktionen) sind wohl am häufigsten. Eine pseudoallergische und toxische Genese wird diskutiert. Wegen der unklaren Pathomechanismen ist eine Gruppierung der Arzneimittelexantheme nach morphologischen Gesichtspunkten üblich.

Klinik

Die symmetrischen Exantheme befallen Gesicht (Rötung), Rumpf, Extremitätenstreckseiten und Schleimhaut. Das Aussehen ist sehr unterschiedlich. Allergische Exantheme treten entweder wenige Tage nach Behandlungsbeginn (bereits vorliegende Sensibilisierung) oder nach frühestens einer bis zwei Wochen (so lange dauert die Sensibilisierungsphase) auf. Nach Absetzen des Medikaments bildet sich das Exanthem meist innerhalb von ca. zwei Wochen zurück. Allergische Exantheme treten häufig und besonders charakteristisch an den Unterschenkeln auf, wo sie auch lange persistieren.

Ampicillin-Exanthem

Häufigstes Arzneimittelexanthem, das nach einer charakteristischen Latenz von 7–10 Tagen („Exanthem des zehnten Tages") stammbetont auftritt. Es ist vermutlich nicht allergischer Genese. Das Exanthem ist kleinfleckig, makulopapulös und juckt.

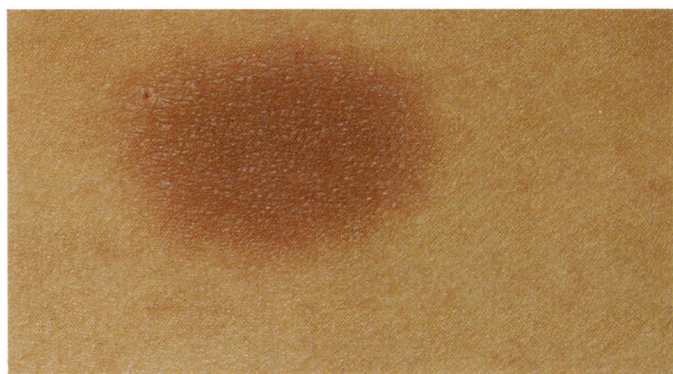

Abb. 4: Fixes Arzneimittelexanthem. [5]

Fast alle Patienten mit Mononucleosis infectiosa, die mit Ampicillin behandelt werden, entwickeln ein Ampicillin-Exanthem, die Gabe von Ampicillin bei Mononukleose ist deshalb kontraindiziert.

Fixes Arzneimittelexanthem

Die genaue Pathogenese dieser oft gelenknah auftretenden, scharf begrenzten, brennenden Flecken (Abb. 4) ist ungeklärt. Sie pigmentieren nach anfänglicher Rötung, können lange persistieren und rezidivieren nach erneuter Zufuhr des Medikaments in konstanter (fixer) Lokalisation.

Erythema nodosum

Das Erythema nodosum (Knotenrose) ist eine Reaktion zirkulierender Immunkomplexe unterschiedlichster Ursache. Frauen sind häufiger betroffen.

Ätiologie

- **Infektallergie:** Infektionen durch Streptokokken, Yersinia enterocolitica, Mykoplasmen, Tbc-Bakterien, Pilze, Viren
- **Medikamentenallergie:** v. a. Antibiotika, Kontrazeptiva, Analgetika, weniger streng auf die Unterschenkelstreckseiten beschränkt; auch makulopapulöse Elemente
- **Chron.-entzündliche Erkrankungen:** Etwa ein Drittel aller Sarkoidosepatienten erkranken an einem Erythema nodosum, v. a. im Rahmen eines Löfgren-Syndroms, der akuten Form der Sarkoidose mit Erythema nodosum, Hiluslymphomen und Polyarthritis; weitere Erkrankungen: chronisch-entzündliche Darmerkrankungen, M. Behçet
- **Idiopathisch:** In 25 % der Fälle ist kein Auslöser eruierbar.

Klinik und Therapie

Die akut auftretenden, schmerzhaften, subkutanen Knoten an den Vorderseiten beider Unterschenkel sind anfangs hochrot und durchlaufen dann alle Farbschattierungen eines Hämatoms (blau → grün → gelb; Abb. 5). Restitutio ad integrum innerhalb von Tagen bis

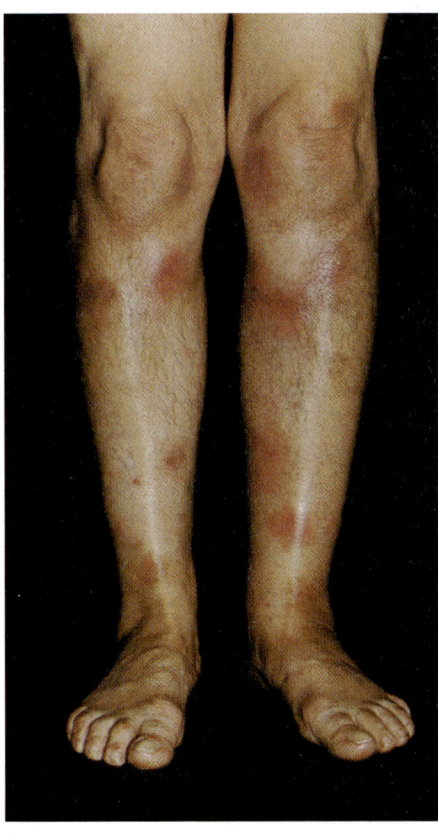

Abb. 5: Erythema nodosum. [5]

■ Tab. 2: Muster der Arzneimittelreaktionen. Nach [4]

Reaktion	Beschreibung	Häufig auslösende Medikamente
Akneiform	Folliküläre Papeln	Androgene, Bromide, Isoniazid, Lithium, Phenobarbital, Steroide
Bullös	Verschiedene Typen, teils fototoxisch, teils fix	Barbiturate, Furosemid, Nalidixinsäure, Penicillamin
Ekzematös	Häufig	Neomycin, Penizillin, Sulfonamide, Lokalanästhetika
EEM	Kokarden	Sulfonamide, Phenytoin, Barbiturate, Penizillin
Erythrodermie	Exfoliative Dermatitis	Allopurinol, Gold, Isoniazid, Phenytoin, Sulfonamide
Fixes Exanthem	Runde rötliche Plaques, an gleicher Stelle	Phenolphthalein, Paracetamol, Sulfonamide, Tetrazykline
Haarausfall	Telogenes, anagenes Effluvium	Antikoagulanzien, Carbimazol, orale Kontrazeptiva, Zytostatika, Acitretin
Hypertrichose	Überschießendes Velushaar	Minoxidil, Ciclosporin A, Phenytoin
LE	LE-artiges Syndrom	Hydralazin, Isoniazid, Penicillamin
Lichenoid	Generalisierte polygonale Papeln	Gold, Isoniazid, Chinin, Penicillamin, Thiazide
Fotosensitivität	Lichtexponierte Stellen, gerötet, blasig o. pigmentiert	Chlorpropamid, Griseofulvin, Nalidixinsäure, Phenothiazine, Tetrazykline, Thiazide
Pigmentierung	Melanin- oder Medikamentenablagerung	Amiodaron, Bleomycin, Psoralene, Chlorpromazin, Minocyclin
Psoriasiform	Erythematosquamöse Areale	β-Blocker, Gold, Methyldopa, Lithium
TEN	Verbrühte Haut	Allopurinol, Barbiturat, Phenytoin, NSAR, Penizilline, Sulfonamide, Antimykotika
Generalisiertes Exanthem	Makulopapulöses, z. T. urtikarielles Exanthem	Antibiotika (v. a. Ampicillin), Gold, Sulfonamide, Thiazide, Allopurinol, Carbamazepin
Urtikaria	Quaddeln	Penizillin, Opiate, Salicylate, Pyrazolonderivate
Vaskulitis	Purpura, Hämorrhagien	Phenytoin, Sulfonamide, Thiazide, Carbamide

wenigen Wochen. Außerdem können – je nach zugrunde liegender Ätiologie – Begleitsymptome auftreten. Histopathologisch liegt eine akut septale Pannikulitis ohne Zerstörung von Fettgewebsläppchen zugrunde.
Die Therapie ist symptomatisch mit Bettruhe, feuchten Umschlägen, nicht steroidalen Antiphlogistika (auch lokal) und bei schwerem Verlauf systemischen Steroiden.

Muster der Arzneimittelreaktionen

Einen Überblick über Reaktionsmuster bei verschiedenen Medikamenten gibt ■ Tab. 2. Ein Beispiel für medikamenteninduzierte Hyperpigmentierung zeigt ■ Abb. 6.

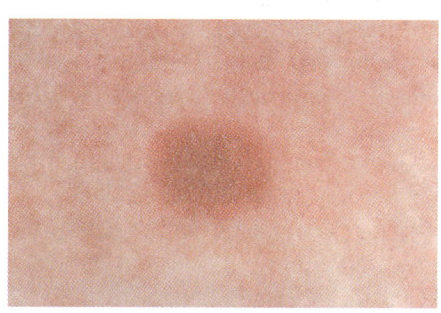

■ Abb. 6: Minocyclininduzierte Hyperpigmentierung. [9]

Zusammenfassung

✱ **Arzneimittelexantheme:** können toxisch, pharmakologisch, idiosynkratisch oder immunologisch bedingt sein; sie beginnen innerhalb von drei Tagen nach Einnahme des Medikaments (sofern es früher schon einmal eingenommen wurde) und verschwinden zwei Wochen nach dem Absetzen. Arzneimittel, die häufig Arzneimittelexantheme verursachen, sind Ampicillin, Sulfonamide, Thiazide, nicht steroidale Antirheumatika. Wichtig ist das Absetzen des Medikaments und Vermeiden verwandter Verbindungen.

✱ **Erythema nodosum:** schmerzhafte, tief gelegene Knoten der Unterschenkel, wird als Immunkomplexreaktion auf Infektionen, Medikamente und innere Erkrankungen angesehen.

Blasenbildende Autoimmunerkrankungen I

Die Blasen kommen durch eine immunologische Reaktion zwischen Autoantikörper und Antigen in der Haut zustande. Diese Reaktion führt zu einem Adhäsionsverlust zwischen den Epidermiszellen oder innerhalb der Basalmembranzone und zum nachfolgenden entzündlichen Einstrom von Gewebsflüssigkeit.

Die blasenbildenden Autoimmunerkrankungen werden nach den betroffenen Zielstrukturen eingeteilt. Man unterscheidet drei Hauptgruppen (Differentialdiagnose s. ▌Tab. 1, S. 71):

▶ Mit intraepidermaler Spaltbildung (Pemphigusgruppe)
▶ Mit subepidermaler Spaltbildung (Pemphigoidgruppe)
▶ Mit subepidermaler Spaltbildung (Dermatitis herpetiformis)

Pemphigusgruppe

Pathogenese und Ätiologie
Durch Autoantikörper (IgG) gegen desmosomale Keratinozytenproteine der epidermalen Interzellularverbindungen kommt es zur Auflösung des Zusammenhalts der Epidermiszellen untereinander (Akantholyse). Eindringendes Serum führt in den unteren Epidermislagen zu einer intraepidermalen Blasenbildung. Innerhalb des Blasenlumens lassen sich im Ausstrichpräparat die losgelösten, deshalb abgerundeten Keratinozyten nachweisen (sog. Tzanck- oder Pemphiguszellen → Tzanck-Test: positiv). Aufgrund der intraepidermalen Lokalisation ist die Blasendecke sehr dünn und die Blasen platzen leicht. Desmosomen dienen als Kontakt- und Verankerungsfläche zwischen Keratinozyten. Desmogleine sind wichtige Transmembranproteine der Desmosomen aus der Familie der Cadherine. Antikörper gegen Desmoglein 3 bewirken einen Kontaktverlust der Schleimhäute und induzieren Blasenbildung.
Bei genetischer Disposition für autoimmunologische Krankheiten können Medikamente, aber auch Viren, Ernährungsfaktoren und UV-Bestrahlung einen Pemphigus induzieren.
Bei zusätzlicher Immunreaktion und Antikörperbildung gegen Desmoglein 1 kommt es außerdem zu einer Mitbeteiligung der Haut. Der Titerverlauf der IgG-Autoantikörper korreliert mit der Schwere der Krankheit. Die verschiedenen Formen des Pemphigus verlaufen sehr unterschiedlich, sind aber unbehandelt alle potenziell tödlich.

Pemphigus vulgaris
Der Pemphigus vulgaris ist die häufigste Form der Pemphigusgruppe.

Klinik
Bei 70 % der Patienten beginnt die Krankheit an der Mundschleimhaut, bei nahezu allen Patienten sind Mund- und andere Schleimhäute im Laufe der Erkrankung involviert (▌Abb. 1). Häufig findet sich zusätzlich ein lokalisierter Befall der Kopfhaut, der dann in eine generalisierte Blasenbildung übergeht (▌Abb. 2). Es entstehen großflächige Läsionen, meist erodiert, teils schuppig-krustig belegt. An den Rändern der Erosionen finden sich zusammengeschobene Epidermisfetzen. Auch unter Therapie langsame Heilungstendenz. Eine reaktive Hyperpigmentierung bleibt noch lange bestehen.

Diagnostik
In akuten Phasen sind die Nikolski-Phänomene positiv (s. ▌Tab. 1 im Anhang); so werden die druckexponierten Intertrigines oft sehr hartnäckig befallen. Histopathologisch lassen sich in den suprabasalen Zellschichten der Epidermis lokalisierte, akantholytische (d. h. entstanden durch Verlust des Zell-Zell-Kontakts und Einströmen von Serum) Blasen und ein unterschiedlich ausgeprägtes entzündliches Infiltrat nachweisen. Die basalen Zellen bleiben intakt, verlieren aber den Kontakt zu den Nachbarzellen (sog. Grabsteinmuster). In der direkten Immunfluoreszenz zeigen sich epidermale interzelluläre Ablagerungen von IgG und C3. Der Nachweis von Desmoglein-Antikörpern im Serum erfolgt z. B. mittels ELISA oder indirekter Immunfluoreszenz.

Therapie
Systemische Steroide sind über mehrere Wochen in hoher Dosierung notwendig; deswegen werden sie schon früh mit verschiedenen Immunsuppressiva kombiniert (u. a. Cyclophosphamid, Azathioprin, Chlorambucil). Zum Beispiel werden alle 3–4 Wochen Cyclophosphamid und Glukokortikoide als hoch dosierte Pulstherapie verabreicht, im Intervall wird die Immunsuppression mit einer niedrig dosierten Gabe von Cyclophosphamid aufrechterhalten. Bei therapieresistenten Verläufen kommen zusätz-

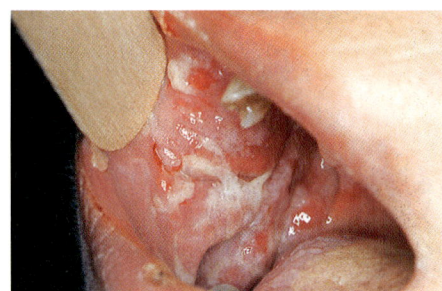

▌ Abb. 1: Erosionen der Mundschleimhaut beim Pemphigus vulgaris. [14]

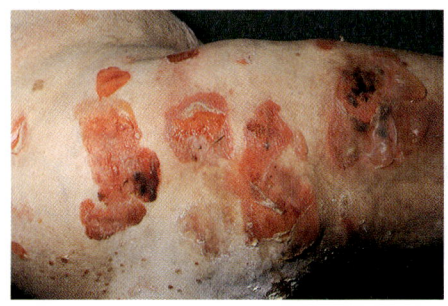

▌ Abb. 2: Pemphigus vulgaris: Die schlaffen Blasen platzen sehr leicht, und die schmerzenden Erosionen heilen nur langsam. [14]

lich Plasmapherese, hoch dosierte i. v. Immunglobuline und/oder Rituximab (CD20-Antikörper) zum Einsatz. Die lokale Therapie erfolgt mit Antiseptika und Metallfolien zur Linderung der Beschwerden, Reepithelisierung und Verhinderung von sekundären Infektionen. Die Mortalität konnte von früher fast 100 % durch den Einsatz der systemischen Steroide auf heute unter 10 % gesenkt werden.

Sonderformen

▶ **Pemphigus vegetans:** Hyperkeratotische verruciforme Areale bei Pemphigus vulgaris, die „Vegetationen" genannt werden. Besonders in intertriginösen Arealen

▶ **Pemphigus foliaceus:** nur Befall der Haut, da sich nur Autoantikörper gegen Desmoglein 1 finden und nicht gegen Desmoglein 3. Im Stratum granulosum lagern sich IgG und Komplement ab.

▶ **Brasilianischer Pemphigus foliaceus:** ähnelt dem Pemphigus foliaceus, ist aber endemisch in Brasilien und betrifft besonders junge Frauen bei familiärer Häufung. Ein unbekannter mikrobieller Auslöser wird diskutiert. Patienten klagen über Schmerzen, die wie Feuer brennen (Fogo selvagem: wildes Feuer). Unter Steroidtherapie in 50 % Heilung

▶ **Pemphigus erythematosus, Senear-Usher-Syndrom:** erythematosquamöse Plaques und akantholytische Blasen in den seborrhoischen Arealen, Kombination von Pemphigus foliaceus und LE, Ig-Ablagerungen entlang der Basalmembranzone (wie bei LE) und zwischen den Keratinozyten (wie bei Pemphigus foliaceus), meist ANA und Pemphigus-AK nachweisbar

▶ **Paraneoplastischer Pemphigus:** Vor allem Schleimhäute sind betroffen, ausgeprägter Befall, häufig assoziiert mit hämatologischen Neoplasien. Autoantikörper sind gegen verschiedene Plaqueproteine der Desmosomen gerichtet.

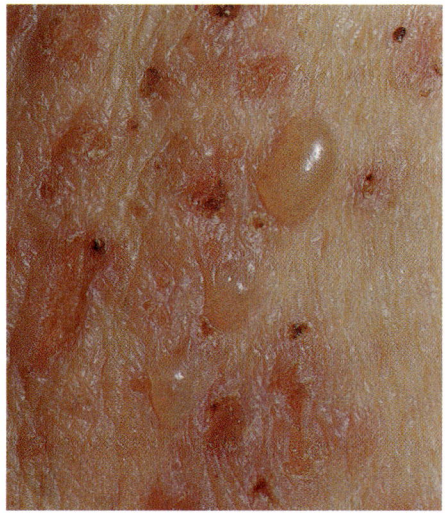

Abb. 3: Pralle Blasen auf erythematösem Grund beim bullösen Pemphigoid. [5]

Pemphigoidgruppe

Bullöses Pemphigoid
Pathogenese und Ätiologie
Beim bullösen Pemphigoid (Abb. 3) führen Antigen-Antikörper-Reaktionen entlang der Basalmembran (Hemidesmosomen) zur Aktivierung der Komplementkaskade und durch Freisetzung von Proteasen zur Ablösung der basalen Keratinozyten vom Korium und so zur subepidermalen Blasenbildung. Typisch sind Autoantikörper gegen Proteine der Hemidesmosomen (Anti-Basalmembran-Antikörper), das Bullöses-Pemphigoid-Antigen 1 und 2 (BP-AG 1 und -AG 2). Die Antikörpertiter korrelieren nicht mit der Krankheitsaktivität. Das bullöse Pemphigoid ist die häufigste blasenbildende Autoimmunerkrankung des Erwachsenen und betrifft v. a. Patienten nach dem 60. Lebensjahr. Es tritt z. B. paraneoplastisch oder durch Medikamente und UV-Licht getriggert auf.

Klinik und Diagnostik
Zunächst treten ekzemartige Erytheme, seltener auch urtikarielle Erytheme auf. Es besteht ein starker Juckreiz. Häufig sind die Beugeseiten der Extremitäten, die Intertrigines und der Abdomen betroffen. Es entwickeln sich im Verlauf intakte, prall gefüllte, teils taubeneigroße Blasen. Die Mundschleimhaut ist selten befallen. Ausgedehnte Erytheme bestehen auch ohne Blasen. Der Blaseninhalt ist meist klar, z. T. hämorrhagisch. Die Blasendecke besteht aus der gesamten Epidermis, die Blasen sind widerstandsfähiger als bei Pemphiguskrankheiten. Wenn sie platzen, entstehen flache Erosionen, die blutig-krustig belegt sind. Die Erosionen heilen von den Rändern ausgehend narbenlos ab. Histopathologisch besteht eine subepidermale Spalte, die obere Dermis ist entzündlich u. a. mit Eosinophilen infiltriert. Immunhistopathologisch sind IgG- und Komplement(C3)ablagerungen entlang der Basalmembran darstellbar. Die BP-Ag1 und BP-Ag2 Ak lassen sich bei ca. 70 % der Patienten nachweisen.

Therapie
Therapeutisch werden topische und systemische Steroide und Immunsuppressiva (MTX, Azathioprin) eingesetzt.

> Das bullöse Pemphigoid spricht besser auf orale Steroide an und hat eine bessere Prognose als der Pemphigus vulgaris. Auch die Therapie kann somit weniger aggressiv erfolgen.

Blasenbildende Autoimmunerkrankungen II

Pemphigoidgruppe (Fortsetzung)

Schleimhautpemphigoid

Meist ältere Patienten betreffende, häufig vernarbende Variante des bullösen Pemphigoids, die sich an den Schleimhäuten, selten an der Haut manifestiert. **Klinik:** An den Schleimhäuten, meist Mundschleimhaut und Konjunktiven, treten kleine Blasen auf, die rasch platzen und mit starker narbiger Schrumpfung und Synechienbildung abheilen. Die Haut ist in ca. 20 % beteiligt. Es werden Autoantikörper gegen BP-AG 2 oder Laminin 5 (Protein der Hemidesmosomen) nachgewiesen. Der Verlauf ist schubweise, es entstehen Komplikationen durch narbige Stenosen und nachlassendes Sehvermögen. **Therapie:** Es gibt keine Standardtherapie, oft sind Steroide wirksam, bei ungenügendem Ansprechen kommen Cyclophosphamid-Dexamethason-Stoßtherapie oder Plasmapherese zum Einsatz. 25 % der Patienten erblinden.

Pemphigoid gestationis

Sehr seltene (1/50 000 Schwangerschaften) Autoimmunerkrankung mit hormoneller und genetischer Abhängigkeit. Man nimmt an, dass bei genetischer Disposition bestimmte Amnionantigene diese fehlgeleitete Immunantwort auslösen. Entlang der Basalmembran finden sich Immunkomplex- und Komplementablagerungen, die wiederum eine inflammatorische Reaktion auslösen. Das wichtige Autoantigen ist BP-AG 2. Die Autoantikörper können auf das Kind übertragen werden, weshalb es zu passageren Hauterscheinungen beim Säugling kommen kann. Diese müssen aber nicht therapiert werden.

Diagnostik

Histopathologisch zeigt sich eine subepidermale Blasenbildung mit auffälliger Nekrose der Basalzellen und entzündlichem Infiltrat im Corium. In der direkten Immunfluoreszenz (DIF) sind lineare Ig- und Komplementablagerungen entlang der Basalmembranzone charakteristisch, in der indirekten Immunfluoreszenz (IIF) BP-AG-2-Autoantikörper im Serum.

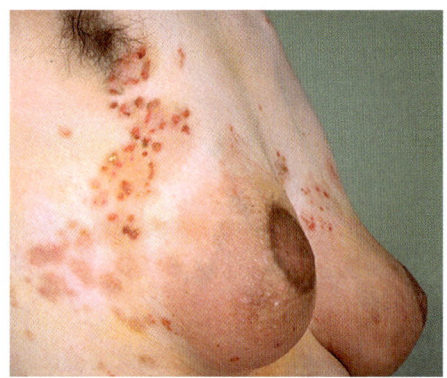

■ Abb. 4: Pemphigoid gestationis. [1]

Klinik und Therapie

Im letzten Schwangerschaftstrimenon, manchmal auch schon im ersten oder postpartal, treten periumbilikal und an den Extremitäten, später auch am gesamten Integument ödematöse, polyzyklische Plaques auf. Darin entstehen verschieden große Blasen, die oft herpetiform angeordnet sind und stark jucken. Durch das gleichzeitige Vorhandensein von ödematösen Plaques, Erythemen, Blasen verschiedener Größe und Krusten entsteht ein polymorphes Aussehen (■ Abb. 4). Die Schleimhäute sind selten betroffen. Nikolski 1 und 2 sind häufig positiv. Therapiert wird mit lokalen oder systemischen Glukokortikoiden. Die Erkrankung rezidiviert häufig bei Folgeschwangerschaften, eine Provokation durch Östrogene und Gestagene ist möglich.

Dermatitis herpetiformis Duhring

Diese seltene, oft chronisch und in Schüben verlaufende Dermatose betrifft v. a. Männer im mittleren Lebensalter und ist genetisch in 80 % mit HLA-DR3, -DQ2, -A1 und -B8 assoziiert. Die meisten Patienten (90 %) haben zugleich eine glutensensitive Enteropathie. Manifestationsfördernd sind Fokalinfekte, Iod, andere Halogene und Gluten.

Klinik und Therapie

An den Extremitätenstreckseiten, Schultern, dem Rumpf und der Glutäalregion bilden sich Erytheme und urtikarielle Plaques mit brennendem bis schmerzhaftem Juckreiz. Darauf entstehen kleine Bläschen, die oft in Gruppen herpetiform angeordnet sind. Diese dehnen sich exzentrisch aus und verkrusten rasch (■ Abb. 5). Hinzu kommen Kratzeffekte bei brennendem Juckreiz. Bei Vorliegen einer glutensensitive Enteropathie ist ein Einhalten einer glutenfreien Diät erforderlich. Die Hautveränderungen sprechen weiterhin sehr gut auf Dapson an.

Diagnostik

Histopathologisch besteht eine subepidermale Blasenbildung mit massenhaft Granulozyten im Blasenlumen und leukozytären Mikroabszessen in den Papillenspitzen. In der DIF lassen sich charakteristische granuläre IgA-Ablagerungen in den Papillenspitzen und in der Basalmembranzone nachweisen, mittels IIF und ELISA IgA-Autoantikörper gegen Endomysium, Gliadin und Transglutaminase im Serum.

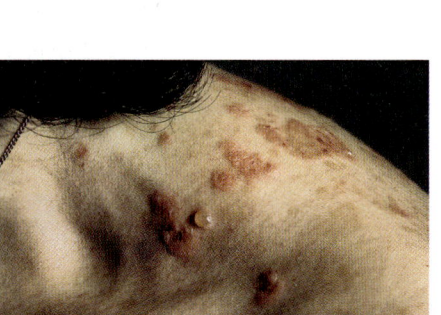

■ Abb. 5: Dermatitis herpetiformis Duhring. [17]

Autoimmunkrankheiten

Differentialdiagnosen blasenbildender Autoimmunerkrankungen

	Pemphigus vulgaris	Bullöses Pemphigoid	Dermatitis herpetiformis Duhring
Geschlechtsverteilung	Gleich	Frauen etwas häufiger	Meist Männer
Erkrankungsalter	30–60 Jahre	Meist älter als 60	20–50 Jahre
Inzidenz	0,1–0,5/100 000/Jahr	1/100 000/Jahr	Selten
Hautbefall	Schlaffe Blasen vorwiegend auf normaler Haut und Erosionen	Pralle, meist große Blasen auf erythematöser Haut und Erosionen	Gruppierte Bläschen auf erythematöser und urtikarieller Haut, Erosionen und Krusten
Schleimhautbefall	Meist, oft zuerst	Selten	Praktisch nie
Juckreiz	Meist keiner	Gelegentlich bis stark	Stark (Kratzeffekte)
Vernarbung	Nein	Nein	Ja
Tzanck-Test	Positiv	Negativ	Negativ
Antigene	Desmoglein 3	BP-AG 1, BP-AG 2,	Gliadin, Endomysium, Transglutaminase
Nikolski-Phän. 1	Positiv	Negativ	Negativ
Nikolski-Phän. 2	Positiv	Positiv	Negativ
Therapie	Steroide, Cyclophosphamid, Azathioprin, Plasmapherese, Rituximab	Steroide, MTX	ggf. glutenfreie und iodfreie Diät, Dapson
Histologie (Abb. 6)	Intraepidermale Blasen, Akantholyse	Subepidermale Blasen	Subepidermale Blasen

Tab. 1: Differentialdiagnostischer Überblick über die wichtigsten blasenbildenden Autoimmunerkrankungen.

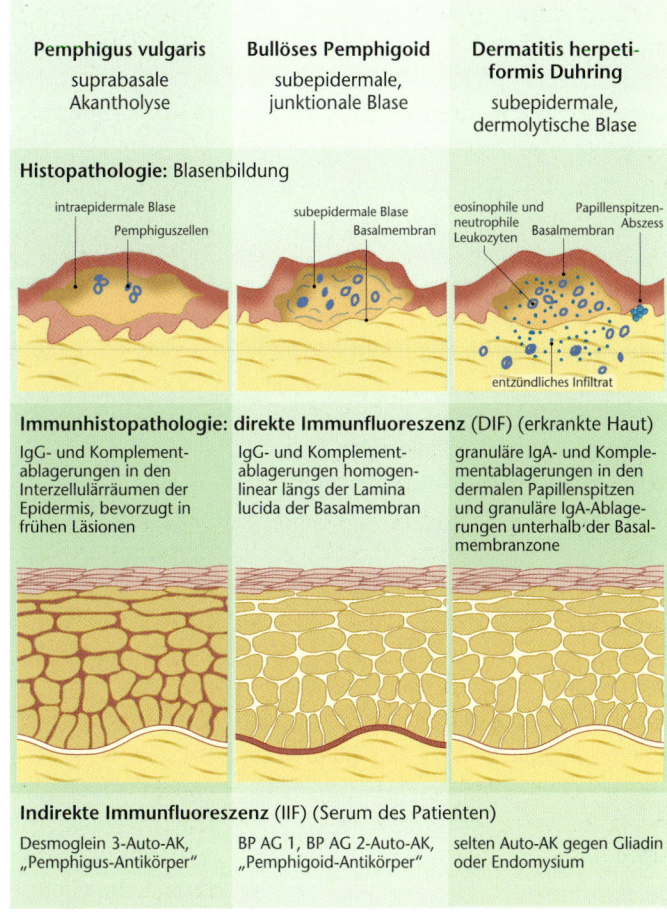

Abb. 6: Histopathologische und immunhistopathologische Befunde bei Pemphigus vulgaris, bullösem Pemphigoid und Dermatitis herpetiformis Duhring. [2]

Lineare IgA-Dermatose

Sehr seltenes, v. a. Frauen und Kinder betreffendes, chronisch verlaufendes Mischbild aus Dermatitis herpetiformis Duhring und bullösem Pemphigoid mit linearen IgA-Ablagerungen entlang der Basalmembranzone. Bei den Bezeichnungen „lineare IgA-Dermatose" und „chronisch-bullöse Dermatose des Kindesalters" handelt es sich um historisch bedingte Krankheitsbegriffe für dieselbe Krankheit verschiedener Altersabschnitte. Therapeutisch werden Steroide und Dapson eingesetzt.

Epidermolysis bullosa acquisita (EBA)

Die EBA ist eine erworbene blasenbildende Dermatose mit subepidermaler Blasenbildung, die v. a. an mechanisch belasteten Regionen auftritt. Die Erkrankung wird durch IgG-Antikörper gegen Typ-VII-Kollagen der dermalen Verankerungsfibrillen der Haut ausgelöst.

Zusammenfassung

- **Pemphigusgruppe:** Pemphigus vulgaris und seine Sonderformen; **Pemphigus vulgaris:** selten, mittleres Alter, v. a. Rumpf, Beginn oft oral, schlaffe Blasen, oft nur Erosionen; intraepitheliale Blasen, interzelluläres IgG; Ther.: hohe Dosen oralen Prednisolons und Cyclophosphamid
- **Pemphigoidgruppe:** bullöses Pemphigoid, vernarbendes Schleimhautpemphigoid, Pemphigoid gestationis; **bullöses Pemphigoid:** nicht selten, Ältere; v. a. Extremitäten, Schleimhautbefall selten, straffe Blasen, subepidermale Blasen, lineares IgG an der Basalmembran; Ther.: mittlere Steroiddosen, MTX
- **Dermatitis herpetiformis Duhring:** Männer mittleren Alters, Streckseiten mit juckenden Blasen, enteropathieassoziiert, subepidermale Blasen, granuläres IgA in dermaler Papille; Ther.: Dapson

Kollagenosen I

Kollagenosen sind erworbene, meist schwer und chronisch verlaufende, teils lebensbedrohliche Erkrankungen. Sie betreffen meist mehrere Organsysteme, es sind aber auch organbeschränkte, „benigne", rein kutane Verläufe möglich.

Lupus erythematodes (LE)

Zum Krankheitsbild des LE gehören Erkrankungen mit erythematösen Hautherden (Erythematodes; Lupus = Wolf [lat.]), die z. T. später vernarben. Man unterscheidet verschiedene Formen des LE:

▶ Der kutane LE bleibt auf die Haut beschränkt und hat einen benignen Verlauf.
▶ Der systemische LE stellt eine Multiorganerkrankung dar, bei der Hautmanifestationen wie bei den kutanen LE-Formen zu finden sind, prognostisch dominiert jedoch der systemische Befall.

Der LE ist eine Autoimmunerkrankung, die auf einer gestörten Immunregulation mit Autoantikörperbildung basiert (Proliferation autoreaktiver B-Zellen infolge Störung der B-Zell-Kontrolle durch T-Lymphozyten). Immunkomplexe entstehen in und lagern sich an Basalmembranen von Gefäßen und von Nierenglomeruli ab. Dies führt zu einer Komplementaktivierung und Gewebsschädigung. Der LE wird bei vorbestehender genetischer Disposition durch exogene Faktoren wie UV-Licht, Medikamente, Hormone, Traumata, Infektionen und Stress getriggert. Er betrifft gehäuft junge Frauen (20.–40. LJ).

Diagnostik

Zum Ausschluss eines SLE ausführliche internistische und neurologische Anamnese und Untersuchungen.
Histologie: Epidermisatrophie, Basalzelldegeneration, follikuläre Hyperkeratose, entzündliche, lymphozytäre Infiltrate im oberen und tiefen Korium;
Immunhistologie: positiver direkter Immunfluoreszenz-(DIF-)Test mit Ablagerungen von Immunglobulinen und Komplementfaktoren (v. a. IgG u. C3)

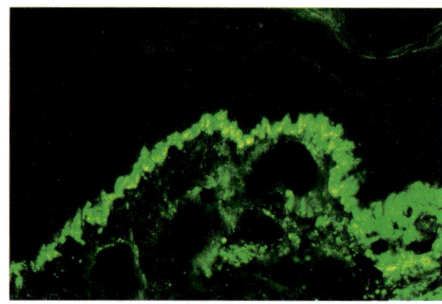

Abb. 1: Systemischer Lupus erythematodes, DIF mit Anti-IgG: grobkörnige Ablagerungen entlang der Basalmembranzone, das sog. Lupusband. [13]

bandförmig im Bereich der Basalmembran, dem sog. Lupusband (Abb. 1). Beim SLE ist die DIF in kranker und gesunder Haut positiv, beim SCLE ist die DIF der nicht befallenen Haut nur in 25 % positiv. Beim CDLE findet sich das Lupusband nur in betroffener Haut, die normale Haut ist immer unauffällig.
Immunserologie: beim CDLE meist negativ; beim SLE in 95 % Nachweis zirkulierender antinukleärer AK (ANA) im Serum. Die Autoantikörper sind z. T. krankheitsspezifisch (gegen native doppelsträngige DNA) und z. T. aussagefähig bezüglich Krankheitsaktivität und Prognose (Anti-Sm-AK bei Nieren- und ZNS-Befall). **Labor:** BB (Zytopenie, Leukopenie, Anämie, Thrombozytopenie?), BSG, Komplement (Verminderung?), Urinstatus und -sediment.

Therapie

Generell gilt es, UV-Licht zu vermeiden. Kleinere Herde des CDLE werden mit lokalen Steroiden oder systemisch mit Chloroquin (Achtung: Retinopathie als Nebenwirkung!) behandelt. Milde Verläufe des SLE werden mit NSAID und Chloroquin therapiert, bei schweren Verläufen kommen systemische Steroide, Immunsuppressiva und Ciclosporin A zum Einsatz.

Chronisch kutaner LE (CDLE)

Diskoider LE

Diese Form verläuft chronisch und meist schubweise. Die Prognose ist gut, in 5 % der Fälle kommt es aber zu einem Übergang in den SLE.

Klinik

Die scheibenförmigen (diskoiden) Herde sind v. a. an Gesicht und Händen zu finden und zeigen eine Dreiphasenentwicklung: Rötung → Keratose → Atrophie. Der hyperästhetische Einzelherd hat einen typischen Aufbau mit erythematösem Rand und zentral zunächst fest haftender Schuppung (Abb. 2). Unter dem **Tapeziernagelphänomen** versteht man einen keratotischen Sporn an der Unterseite der Schuppen, der durch die follikuläre Hyperkeratose bedingt ist. Es kommt zur Ausbreitung durch Herdwachstum und Konfluenz. Die Herde heilen unter Bildung atrophischer, gelegentlich mutilierender Narben ab. Häufig finden sich zusätzlich zu den charakteristischen Herden Teleangiektasien, fleckige Depigmentierungen, eine narbige Alopezie des Kapillitiums, leukoplakische, erosive Läsionen in der Mundschleimhaut und eine zunehmende Fotosensitivität.

LE profundus/Pannikulitis

Seltene Erkrankung unklarer Ätiologie, die auf die Haut beschränkt ist und durch CDLE-Herde und tiefe, subkutane, schmerzhafte Knoten aufgrund einer Pannikulitis (Entzündung des subkutanen Fettgewebes) an Gesicht, Gesäß und Oberschenkeln charakterisiert ist.

Subakut-kutaner LE (SCLE)

Der SCLE zeigt milde extrakutane Symptome (Fieber, Krankheitsgefühl, Arthralgien, Myalgien) und eine extreme Lichtempfindlichkeit. Typisch sind disseminierte, fein schuppende, gerötete, scharf begrenzte Hautherde, die meist in lichtexponierten Hautregionen wie Gesicht, Brust und Rücken auftreten (Abb. 3). Bei 10–15 % der Patienten wird ein Übergang in SLE beobachtet.

Systemischer LE (SLE)

Beim SLE handelt es sich um eine lebensbedrohliche, generalisierte Autoimmunerkrankung mit akut-schubhaftem Verlauf. Charakteristisch sind hohe Titer von Autoantikörpern meist gegen Kernantigene. Die Haut ist in ca.

Autoimmunkrankheiten

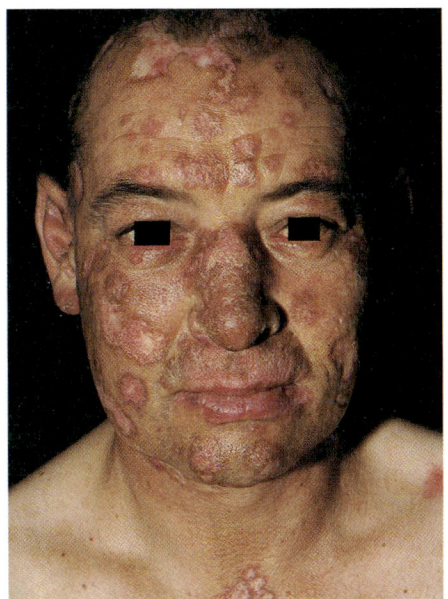

Abb. 2: Chronisch-diskoider Lupus erythematodes. [5]

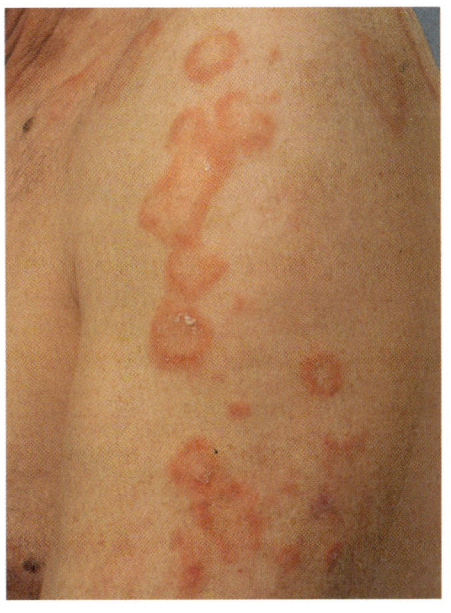

Abb. 3: Subakut-kutaner LE, Hautveränderungen haben fotosensible Verteilung. [5]

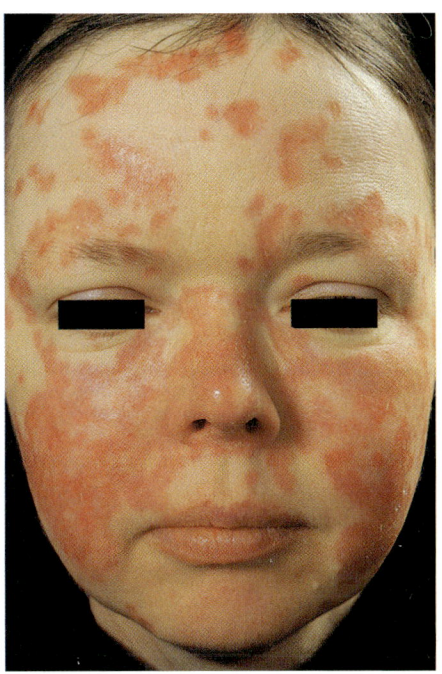

Abb. 4: Systemischer Lupus erythematodes. [5]

drei Vierteln der Fälle betroffen mit polymorphen Effloreszenzen (Abb. 4): Schmetterlingserythem (unscharf begrenztes, symmetrisches Erythem im Gesicht); Rumpf: disseminierte Exantheme; Finger: fleckige, gerötete Keratosen; Nagelfalz, Fingerspitzen: Teleangiektasien, Hämorrhagien; Raynaud-Phänomen; vernarbende Alopezie; Ödeme; Erosionen der Mundschleimhaut; gesteigerte Lichtempfindlichkeit. Die Diagnose des SLE wird gestellt, wenn vier der elf ACR-Kriterien erfüllt sind.

SLE-Kriterien des American College of Rheumatology (ACR)
▶ Schmetterlingserythem
▶ Läsionen des chronisch-diskoiden Lupus erythematodes
▶ Fotosensibilität
▶ Geschwüre der Mundschleimhaut
▶ Arthritis (nicht erosive Arthritis an mehr als zwei Gelenken, Druckschmerz, Schwellung, Erguss)
▶ Serositis (Pleuritis oder Perikarditis)
▶ Nierenbefall (Proteinurie, Zylindrurie)
▶ Beschwerden des Nervensystems, z. B. Krampfanfälle oder Psychosen
▶ Hämolytische Anämie oder Leukopenie oder Thrombopenie
▶ Immunologische Zeichen (LE-Zellen im Blut oder erhöhter Anti-dsDNA-AK-Titer oder Nachweis von Sm-AK oder falsch pos. Luesserologie)
▶ Antinukleäre Antikörper (ANA)

Die Prognose des SLE ist abhängig von der therapie- oder krankheitsbedingten Abwehrschwäche und Nierenversagen, die 10-JÜR liegt bei 60–70 %.

Antiphospholipid-Syndrom

Als Sonderform des SLE oder eigenständiges Krankheitsbild zeigen sich bei jungen Frauen eine Neigung zu thromboembolische Ereignissen und Antiphospholipid-Antikörper (IgG- und IgM-Cardiolipin-AK).

Neonataler LE

Hautveränderungen und kardiale Arrhythmien beim Neugeborenen durch die Übertragung von mütterlichen Anti-Ro-AK.

Arzneimittelinduzierter SLE

Meist milde Verlaufsform des SLE, die sich nach Absetzen des Medikaments zurückbildet. ANA positiv, ds-DNA-AK negativ. Häufige Verursacher sind Hydralazin, Reserpin, Procainamid, Chinidin und Chlorpromazin.

Sharp-Syndrom

Beim Sharp-Syndrom (Syn.: Overlap-Syndrom, Mixed connective tissue disease [MCTD]) treten konsekutiv oder parallel kombinierte Symptome von LE, Dermatomyositis, Sklerodermie, rheumatoider Arthritis oder Sjögren-Syndrom auf.

Zusammenfassung
✖ **Kutaner Lupus erythematodes:** Diskoider LE: auf Haut beschränkt; schuppende, atrophische, narbig abheilende Plaques; **subakut-kutaner LE:** anuläre psoriasiforme Eritheme, extreme Lichtempfindlichkeit, leichte Systemkomponente.
✖ **Systemischer LE:** autoimmune Multiorganerkrankung; Hautsymptome sind u. a. Schmetterlingserythem, Fotosensitivität, Schleimhautulzera und Alopezie. Beteiligung von Gelenken und Nieren ist besonders häufig.

Kollagenosen II

Sklerodermie

Die Sklerodermie ist eine lederartige Verhärtung (Sklerose) der Haut und z. T. innerer Organe. Man unterscheidet zwei Formen: die progressive systemische und die zirkumskripte Sklerodermie.

Progressive systemische Sklerodermie (PSS)

Die PSS ist eine chronisch-progredient verlaufende systemische Entzündung des Gefäßsystems und Bindegewebes, die in zwei Phasen (ödematös-entzündlich und sklerosierend) abläuft und zu einer diffusen Sklerose des Bindegewebes von Haut und inneren Organen führt. Diese seltene Erkrankung betrifft v. a. Frauen zwischen dem 30. und 60. LJ. Die genaue Ursache der Bindegewebsvermehrung ist unklar. Diskutiert wird ein Zusammenspiel verschiedener Faktoren: eine Regulationsstörung der Kollagensynthese, eine genetische Disposition, eine Angiopathie und immunologische Störungen.

Klinik und Diagnostik

Zunächst stehen **kutane Symptome** im Vordergrund. Die **Raynaud-Symptomatik** ist fast immer ein Frühsymptom der Sklerose. Darunter versteht man durch Kälte ausgelöste anfallartige, schmerzhafte Spasmen der Fingerarterien mit Zyanose und nachfolgender Hyperämie. Ein Raynaud-Syndrom ist jedoch kein spezifisches und kein ausreichendes Kriterium. Im Gesicht schwindet das Fettgewebe und Mundöffnung und Lippen werden kleiner (**Mikrostomie**). Die Finger sind zunächst ödematös geschwollen und gerötet, die anschließende Sklerose führt zu einer gespannten Haut, dermatogenen Kontrakturen (Krallenhand) und **Sklerodaktylie** (dünne, blasse, verhärtete Finger mit Nekrosen, Akroosteolysen). Die Sklerosen breiten sich über den ganzen Körper aus und führen zu derb sklerotischer, nicht verschieblicher und unelastischer Haut mit Bewegungseinschränkungen und Depigmentierungen (■ Abb. 5). Weitere Hautsymptome sind **Teleangiektasien**, trophische Störungen der Hautadnexe und eine häufige **Sklerose des Zungenbändchens**. In Gelenknähe lagert sich Kalk ab, der sich nach außen entleeren kann (**Calcinosis cutis**). **Extrakutane Symptome** betreffen, der Häufigkeit nach geordnet, **Ösophagus und Magen-Darm-Trakt** (Motilitätsstörungen, Dysphagie, Refluxösophagitis), **Lunge** (Alveolitis, Lungenfibrose, Ventilationsstörungen), **Herz** (Rhythmusstörungen, Insuffizienz) und **Niere** (Gefäße, Hypertonie). Neben den dermatologischen Untersuchungen ist weiterführende internistische Diagnostik zur Abklärung einer Mitbeteiligung indiziert. In der Histopathologie findet man verdickte Kollagenfaserbündel, einen Schwund der Gefäße neben diskreten perivaskulären Infiltraten. ANA im Serum sind bei vielen Patienten nachweisbar, außerdem finden sich Antikörper gegen eine DNA-Topoisomerase (SCL-70) und Anti-Zentromer-Antikörper (ACA). Die Untersuchung der erweiterten Kapillaren im Nagelbett und des atrophen Nagelhäutchens mithilfe der Kapillarmikroskopie kann zur Verlaufskontrolle dienen.

Verlaufsformen

▶ **Typ I, akrosklerotischer Typ:** Sie beginnt akral und breitet sich zentripetal aus, die milde Beteiligung der inneren Organe erfolgt meist erst nach langem Verlauf.
▶ **Typ II, aszendierend akrosklerotischer Typ:** zusätzlich Befall von Unterschenkeln, Unterarmen und Kopf
▶ **Typ III, diffuse Sklerodermie, zentrosklerotischer Typ:** Diese Form beginnt hauptsächlich im Schulter- und Thoraxbereich, dehnt sich schnell zentrifugal aus und befällt früh weitere Organe.
▶ **CREST-Syndrom:** Eine benigne Verlaufsform der Akrosklerodermie mit pathognomonischen ACA. „CREST" steht für C: Calcinosis; R: Raynaud-Syndrom; E: Ösophagitis (einzige häufige Organbeteiligung); S: Sklerodaktylie; T: Teleangiektasie (■ Abb. 5).

Therapie und Prognose

Die Therapie wirkt antiinflammatorisch und immunregulatorisch (Steroide, Immunsuppressiva), bindegewebsbeeinflussend (Chloroquin, Penizillin) und durchblutungsfördernd (Ca^{++}-Antagonisten, ASS, Pentoxifyllin, Prostaglandine, ACE-Hemmer). Sehr gute Erfolge werden weiterhin durch die extrakorporale Fotopherese berichtet. Das Patientenblut wird entnommen und separiert, die Leukozyten und Teile des Plasmas werden mit UVA-Licht bestrahlt und dem Patienten zurückgegeben. Wichtig sind außerdem physikalische Maßnahmen wie Bewegung, Wärme, Massagen und Bäder. Die Prognose ist abhängig von der Klinik und den betroffenen Organen, besonders Niere, Herz und Lunge. Die 10-JÜR liegt bei 40 %.

Zirkumskripte Sklerodermie

Die zirkumskripte Sklerodermie (chronisch-kutane Sklerodermie) ist eine auf die Haut begrenzte Erkrankung unbekannter Ätiologie, bei der es an umschriebener Stelle zu einem entzündlich-ödematösen Erythem und zu einer plaqueartigen Sklerose der Haut mit Atrophie kommt. Sie tritt mit einer Häufigkeit von 2,7 Neuerkrankungen/100 000/Jahr auf und betrifft bevorzugt Frauen zwischen 20 und 40. Meist kommt es zur Defektheilung nach mehrjährigem Verlauf ohne syste-

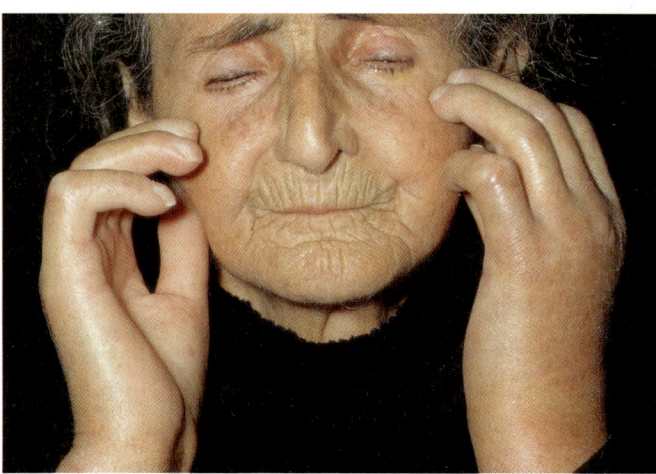

■ Abb. 5: Systemische Sklerodermie, verhärtete Haut, Deformitäten. [5]

Autoimmunkrankheiten

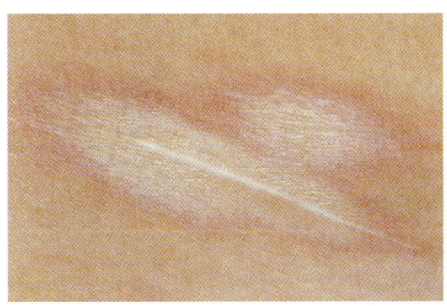

Abb. 6: Morphaea, Plaque mit glänzender Oberfläche und lila Rand. [5]

mische Beteiligung. Histologisch zeigen sich diskrete lymphozytäre Infiltrate, ein Ödem im Korium und eine Verdickung der kollagenen Fasern. Therapeutisch werden bei einzelnen Herden hochpotente topische Steroide eingesetzt, weiterhin Lichttherapie und bei zahlreichen und rasch zunehmenden Herden systemische Steroide und Immunsuppressiva.

Verlaufsformen

▶ **Plaquetyp (Morphaea, herdförmige zirkumskripte Sklerodermie):** Die wenigen, umschriebenen, bis 15 cm großen Herde am Stamm sind zunächst erythematös und dann elfenbeinfarben und verhärtet. Ein fliederfarbener Ring (lilac ring) bleibt bestehen (Abb. 6), schließlich Atrophie/Pigmentierung des Hautbereichs und der Hautadnexe.

▶ **Linearer Typ (bandförmige zirkumskripte Sklerodermie):** Die bandförmigen Herde liegen meist einseitig an Extremitäten oder Gesicht und reichen tief ins Gewebe mit entsprechenden Defektzuständen (auch Hemiatrophia faciei).

Eosinophile Fasziitis (Shulman-Syndrom)

Sklerodermieähnliche Hautverhärtungen mit Gelenkkontrakturen, Bluteosinophilie und entzündlichem Infiltrat der Gelenkfaszien, aber ohne Beteiligung innerer Organe.

Dermatomyositis

Diese Entzündung der Haut (Dermatitis) und Muskulatur (Myositis) ist wahrscheinlich eine Mikroangiopathie autoimmunologischer Ätiologie. Sie ist insgesamt selten und betrifft v. a. Frauen. Die klinische Bandbreite reicht von einer Polymyositis mit reinem Muskelbefall zu einer amyopathischen Dermatomyositis, die nur durch Hautbefall gekennzeichnet ist. Weiterhin gibt es eine kindliche Form mit einem Erkrankungsgipfel um das zehnte Lebensjahr und eine adulte Form.

> Die adulte Form ist nicht selten mit Malignomen assoziiert, sie zählt zu den fakultativen Präkanzerosen.

Klinik

Charakteristisch sind Ödeme mit rötlich-livider Verfärbung periorbital, an Stirn und Wangen. An den Fingerstreckseiten befinden sich livid-rötliche, z. T. atrophische Plaques der Fingerstreckseiten (Gottron-Papeln; Abb. 7) und an den Fingernagelfalzen atrophische und teleangiektatische Areale (Keinig-Zeichen). Die symmetrische, progressive Schwäche und Schmerzhaftigkeit im Bereich der Schulter- und Beckenmuskulatur zeigt sich oft beim Kämmen und Treppensteigen.

Diagnostik

Die CK ist der beste Indikator für die Krankheitsaktivität, oft sind auch LDH und Aldolase erhöht. Bei ca. 30 % der Patienten finden sich ANA, bei ca. 25 % Anti-Mi (ANA gegen ein nukleäres 220-kDa-Protein) und bei ca. 20 % der Patienten Anti-Jo1-AK (AK gegen Antisynthetase). Im Elektromyogramm finden sich typische Abweichungen im Bereich der befallenen Muskeln. Die Muskelbiopsie ist der sicherste diagnostische Test.

Therapie und Prognose

Es werden Steroide und Immunsuppressiva (Azathioprin, Methotrexat), weiterhin Immunglobuline und Plasmapherese eingesetzt. Ist die Erkrankung paraneoplastisch, so kann es nach einer konsequenten onkologischen Therapie zu einer Besserung kommen. Weiterhin wichtig sind Sonnenschutz und Ruhe.

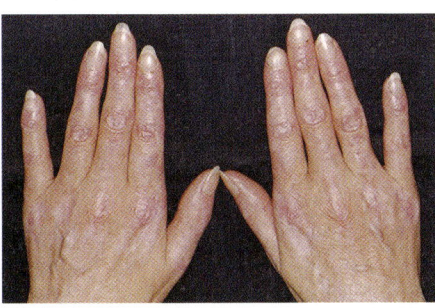

Abb. 7: Gottron-Papeln bei der Dermatomyositis. [5]

Zusammenfassung

✱ **Progressive systemische Sklerodermie (PSS):** schwere Multisystemerkrankung, Hautphänomene: Sklerodaktylie, Raynaud-Phänomen, Teleangiektasien, Sklerose und Kalzinose der Haut. Man unterscheidet akrosklerotische und diffuse Formen. **Zirkumskripte Sklerodermie:** auf Haut beschränkt, weiße indurierte Plaques, v. a. an Rumpf und Extremitäten. Man unterscheidet den Plaquetyp (Morphaea) und den bandförmigen, linearen Typ.

✱ **Dermatomyositis:** autoimmune Entzündung von Haut und Muskulatur, Hautveränderungen: livide, periorbitale Ödeme, rote Plaques an den Fingerstreckseiten (Gottron-Papeln), Atrophie und Teleangiektasien der Fingernagelfalze (Keinig-Zeichen)

UV-Strahlung

Biologisch wirksam an der Haut sind v. a. UVB-Strahlen, die zu Sonnenbrand und massiven Schäden führen, und UVA-Strahlen (Abb. 1), die zu Hautalterung führen. UVB dringt nur bis in die Basalzellschicht ein, UVA auch in tiefere Schichten. Sonnenbänke emittieren UVA und rufen bei Menschen mit Hauttyp 2, 3 und 4 eine Bräunung hervor. Nebenwirkungen der Sonnenbanknutzung sind sehr häufig, akut v. a. Juckreiz, Rötung und Trockenheit.

> Je kurzwelliger die Strahlung, desto energiereicher ist sie, desto stärker wird sie aber auch absorbiert und desto geringer ist ihre Reichweite.

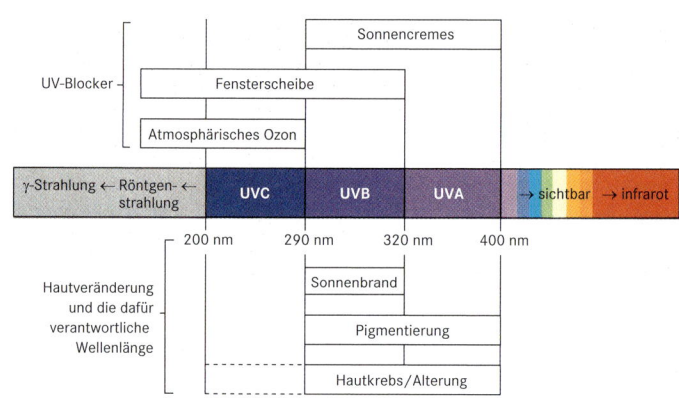

Abb. 1: Das Emissionsspektrum der Sonne. [4]

Hauttypen des Menschen

Die Hauttypen sind definiert nach der Hautreaktion auf 30-minütige Sonnenexposition (Tab. 1).

> Man unterscheidet akuten UV-Schaden (Sonnenbrand), chronischen UV-Schaden (Lichtalterung, Karzinogenese) und abnorme Lichtreaktionen mit oder ohne bekannten Fotosensibilisator (Lichtdermatosen).

Akuter UV-Schaden

Sonnenbrand (Dermatitis solare) entsteht v. a. durch UVB-Strahlung. Von UVA-Strahlung werden viel höhere Dosen benötigt, die aber wegen des hohen Anteils an UVA im Sonnenlicht durchaus erreicht werden. Bei Hellhäutigen entstehen Sonnenbrände sehr häufig, bei gut pigmentierter Haut sehr selten. Kinder sind besonders gefährdet, über drei Viertel der schweren Sonnenbrände ereignen sich bis zum 20. Lebensjahr.
Das Erythem entsteht bereits wenige Stunden nach Exposition, das Maximum wird nach 12–24 h erreicht, nach 48–72 h klingt es ab. Die akute Entzündung der Haut zeigt sich als eine schmerzhafte Rötung, Schwellung und gelegentliche Blasenbildung, beschränkt auf den Ort der Lichteinwirkung (Abb. 2). Schwere Verläufe sind von Fieber und Krankheitsgefühl begleitet. Die Dermatitis solaris heilt nach 1–2 Wochen ab. Als Folgeläsionen treten Pigmentverschiebungen wie Pigmentnävi, Epheliden und Lentigines auf.
Mit Lotionen und Schüttelmixturen wird kühlend lokal behandelt, auch lokale Steroide kommen zum Einsatz. Bei ausgedehnten, blasigen Verläufen ist die stationäre Aufnahme indiziert.

Chronischer UV-Schaden

Die Aktionsspektren von Lichtalterung und Karzinogenese entsprechen dem des akuten UV-Schadens: UVB ist wirksamer als UVA; UVA ist wegen seines hohen Anteils im Sonnenlicht dennoch relevant beteiligt.

Hautalterung
Die Lichtalterung ist ein vom natürlichen Alterungsprozess unterschiedener, wenn auch überlagerter Prozess. Sie ist scharf auf die sonnenexponierten Areale begrenzt (Abb. 3) und wird auch als „Landmannshaut" bezeichnet. Am auffälligsten ist die **solare Elastose**. UVA-bedingt nimmt das Elastin zu und führt durch Einlagerung in fast die gesamte Dermis zu einer pflastersteinartigen Textur der Haut. Außerdem ist sie schlaff, faltig und grob gefeldert, v. a. bei älteren Männern kann man zusätzlich weißgelbliche Follikelzysten und Komedonen finden **(M. Favre-Racouchot)**. Charakteristisch für die Lichtalterung der Haut ist auch eine scheckige Hyper- und Hypopigmentierung durch ephelidenartige Lentigines und rundliche helle, konfettiartige Flecken (Hypomelanosis guttata). Beim natürlichen Alterungsprozess nimmt der Hautturgor ab, die Hautgefäße werden brüchiger (Purpura senilis) und wegen der abnehmenden Talg- und Schweißdrüsenaktivität wird die Haut trockener und schuppt. Kosmetisch korrigierend können plastisch-chirurgische Operationen („Facelift"), Lasertherapie, Säurepeelings, Faltenunterspritzung mit sogenannten „Fillern" wie Hyaluronsäure und die Infektion von Botulinumtoxin eingesetzt werden. Vorbeugend empfiehlt sich eine konsequente UV-Karenz.

UV-induzierte Karzinogenese
Aktinische Keratosen und Plattenepithelkarzinome korrelieren mit der kumulativen UV-Dosis, Melanome mit der Zahl der schweren Sonnenbrände.

Hauttyp	Erythem	Bräunung	Haarfarbe	Augen	Haut	Typ
1	Immer	Keine	Rotblond, rot	Grün	Sommersprossen	„Keltisch"
2	Immer	Manchmal	Blond	Blau	Hellhäutig	„Germanisch"
3	Selten	Immer	Dunkelblond, braun	Braun	Mittelstark pigmentiert	„Mittel-Europäisch"
4	Sehr selten	Immer	Dunkel	Dunkel	Dunkelhäutig	„Mediterran"
5	Nie				Braun	„Indisch"
6	Nie				Schwarz	„Afrikanisch"

Tab. 1: Hauttypen des Menschen nach Fitzpatrick.

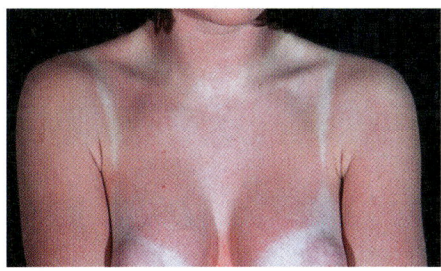

Abb. 2: Dermatitis solaris. [13]

Lichtdiagnostik

Lichttreppe: Sie steht grundsätzlich am Anfang, um die individuelle Lichtempfindlichkeit zu ermitteln. Es erfolgt die Applikation von UVB- bzw. UVA-Strahlung in aufsteigender Dosierung. Erytheme entstehen ab einer Schwellendosis, der minimalen Erythemdosis (MED). Bei der **Fotoprovokation** (UVA, UVB) wird an drei aufeinander folgenden Tagen bestrahlt, beim **Fotopatchtest** (UVA) werden Testsubstanzen appliziert und dann wird bestrahlt.

Lichttherapie

Die Wirkweise ist noch nicht völlig verstanden, es werden Immunzellen eliminiert, überschießende Proliferation gebremst und Apoptose induziert. Wichtig ist dabei, vor Therapiebeginn die Einnahme von fototoxisch oder fotoallergisch wirkenden Pharmaka auszuschließen. Obligat ist das Tragen von Lichtschutzbrillen. Unterschieden werden:

▶ **UVB-Bestrahlung:** Die selektive UV-Fototherapie (SUP, 305–325 nm) mit UVB-Strahlung führt zur Drosselung der überschießenden Epidermopoese. Die Schmalband-UVB-Bestrahlung (TL01) liegt bei 311 nm. Ind.: Psoriasis, polymorphe Lichtdermatose, Pruritus, Vitiligo, atopisches Ekzem

▶ **UVA-Fototherapie:** Die konventionelle UVA-Therapie liegt zwischen 320–400 nm, die UVA1-Fototherapie zwischen 340–400 nm. Ind.: atopisches Ekzem, zirkumskripte Sklerodermie, Prurigo, Lichen sclerosus et atrophicus

▶ **Fotochemotherapie mit Psoralen (PUVA):** Der Lichtsensibilisator Psoralen wird systemisch oder lokal verabreicht, anschließend UVA-Bestrahlung; langfristige NW: vorzeitige Hautalte-

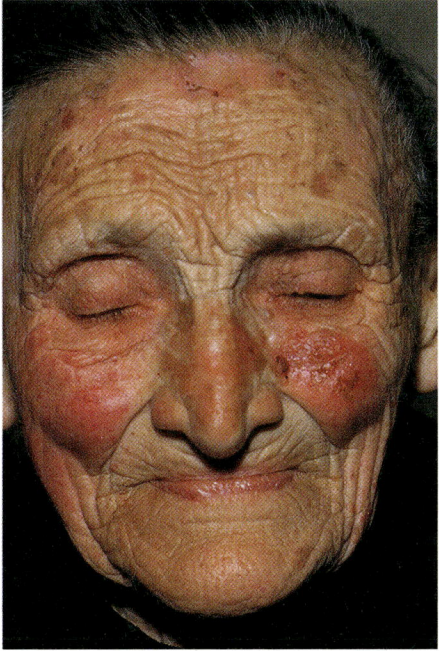

Abb. 3: Trockene, faltige, dünne Altershaut mit verlorener Elastizität, Lentigines solares u. seniles. [5]

rung, erhöhte Inzidenz von aktinischen Keratosen, Plattenepithelkarzinomen, Basalzellkarzinomen, erhöhte Lichtsensibilisierung bei lokaler PUVA für 3 h, bei systemischer für 12 h.
– Systemische Applikation des Psoralens (als Tbl.) und UVA-Bestrahlung nach 1–3 h, Ind.: großflächige u. pustulöse Psoriasisformen, kutane Lymphome, Mastozytosen, GvHD u. a.
– PUVA-Bad-(oder Creme-PUVA-)Fotochemotherapie: externe Applikation des Psoralens in Form eines Medikamentenbads. Unmittelbar danach UVA-Bestrahlung; zusätzliche Ind. u. a.: zirkumskripte Sklerodermie, Hand- und Fußekzeme

▶ **Light-Hardening:** Abhärten durch eine Fototherapie mit sehr vorsichtiger Dosissteigerung, prophylaktische Behandlung von Fotodermatosen im Frühjahr bzw. vor Reisen, Nachteile: jährliche Wiederholung, hohe kumulative UV-Dosen

▶ **Fotodynamische Diagnostik und Therapie:** experimentelle Diagnostik und Therapiemodalität mit Licht im roten Spektralbereich, die auf der besonderen Affinität exogener Fotosensibilisatoren (Porphyrine) zu entzündlich verändertem Gewebe und Tumoren basiert. Ind.: aktinische Keratose, M. Bowen, Basalzellkarzinom, oberflächliche Plattenepithelkarzinome

▶ **Extrakorporale Fotopherese:** UVA-Bestrahlung von Lymphozyten und Plasma in einem extrakorporalen Kreislauf nach Sensibilisierung mit Psoralen; Effekt wahrscheinlich durch Immunmodulation. Ind.: kutanes T-Zell-Lymphom, Sklerodermie, Pemphigus etc.

> Verbesserung unter UV-Licht: z. B. Psoriasis, atopisches Ekzem, Pruritus, Prurigo simplex
> Verschlechterung unter UV-Licht: z. B. M. Darier, LE, Viruserkrankungen (Herpes simplex), periorale Dermatitis, Rosazea

Lichtschutzmittel

Natürlicher Schutz: z. B. Haare; chemischer Schutz: z. B. Filtersubstanzen wie Benzophenonderivate (cave! Sensibilisierungsgefahr); physikalischer Schutz: Zinkoxidsalben, textiler Schutz
Der Lichtschutzfaktor richtet sich nur nach der UVB-Strahlung, Lichtschutzfaktoren stellen lediglich einen zusätzlichen Schutz dar und sollten nicht zu längeren Sonnenbädern verleiten.

Zusammenfassung

✖ **Hauttypen:** Nach Fitzpatrick werden sechs Hauttypen unterschieden, definiert nach der Reaktion auf eine 30-minütige Sonnenexposition.

✖ **Akuter UV-Schaden** (Sonnenbrand) durch UVB oder seltener durch UVA

✖ **Chronische UV-Schäden:** Karzinogenese; Hautalterung als chronischer Lichtschaden durch die Summation der lebenslangen UVA-Bestrahlung; Elastosis cutis: kolloide Degeneration elastischer Fasern

✖ **Indikationen für die Lichttherapie** sind u. a. Psoriasis, chronische Ekzeme, kutane T-Zell-Lymphome, Sklerodermie.

Fotodermatosen

Fotodermatosen sind abnorme Reaktionen auf UV-Licht, die durch z. T. nicht identifizierte, exogene und endogene, fotosensibilisierende Substanzen vermittelt werden.

Fototoxische Reaktionen

Dies sind obligat fototoxische Hautreaktionen durch Zusammenwirken eines fototoxischen Stoffs mit sichtbarem Licht und UVA. Frauen sind häufiger als Männer betroffen. Bei **systemischer Zufuhr** bestimmter Substanzen wie Tetrazyklinen, Phenothiazinen, Furosemid, Psoralen (z. B. in Feige, Sellerie) und nachfolgender Sonnenexposition kommt es zu sonnenbrandähnlichen, streng auf die exponierte Region begrenzten Reaktionen. Bei der **lokalen fototoxischen Reaktion** kommt es einige Stunden bis Tage nach Sonnenbestrahlung zu erythematösen Veränderungen an den Kontaktstellen mit fototoxischen Stoffen, wie z. B. Psoralen, ätherischen Ölen und Teer. Blasenbildung ist möglich, außerdem bestehen Juckreiz und Brennen. Nach 2–4 Wochen heilen die Herde mit häufig persistierender, starker Hyperpigmentierung ab. Therapeutisch werden lokale oder systemische Glukokortikoide eingesetzt. Typische Formen sind:

▶ **Gräserdermatitis:** akute, fototoxische Dermatitis durch Kontakt mit bestimmten Pflanzen (z. B. Herkulesstaude). Streifige Muster (Abdrücke der Blätter) zeigen die Kontaktstellen an sonnenexponierten Hautstellen (Abb. 1).

▶ **Berloque-Dermatitis:** kaum entzündliche Reaktion auf Bergamottöl (häufig in Kosmetika) nach anschließender Sonnenexposition, die sich schnell in eine dunkelbraune, oft jahrelang bestehende, scheckige Pigmentierung umwandelt

Fotoallergische Reaktionen

Abzugrenzen von der fototoxischen Reaktion ist die fotoallergische (Tab. 1). Bekannte Fotoallergene sind u. a. Sulfonamide, Diuretika, Lichtschutzstoffe, Duftstoffe und Pflanzenextrakte, die sich aber oft nicht nachweisen lassen. Die fotoallergischen Reaktionen sind Sonderformen der allergischen Spätreaktion der Haut (Typ IV). Das Allergen geht als kleinmolekulares Hapten nur unter UVA-Einfluss eine chemische Reaktion mit Trägerproteinen ein, wodurch das vollwertige Antigen entsteht. Das Erythem an den sonnenexponierten Körperteilen entsteht dann erst einige Stunden nach Exposition, ist mäßig scharf begrenzt, zeigt Papulovesikel, Blasen und Erosionen und juckt. Die **chronische aktinische Dermatitis** hat charakteristische Symptome: starker Juckreiz, Lichenifikation, Schuppung, ggf. Nässen, derbe Infiltration und Pigmentationen (Abb. 2). Fotoallergien treten immer häufiger auf.

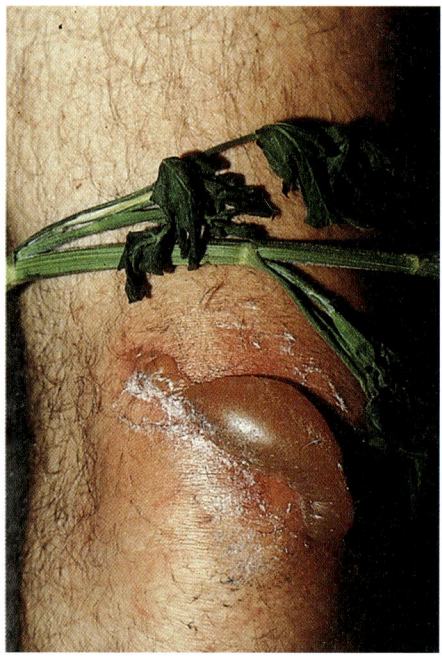

Abb. 1: Gräserdermatitis. [5]

Abb. 2: Chronische aktinische Dermatitis. [5]

In ca. 30 % bleibt auch nach Allergenkarenz die Lichtempfindlichkeit gesteigert und es treten persistente Lichtreaktionen auf, die allein durch Belichtungen ausgelöst werden.
Die chronische aktinische Dermatitis geht in ca. 5–10 % in die Maximalvariante, das **aktinische Retikuloid**, über, eine extrem juckende, ausgedehnte und therapieresistente Rötung und Lichenifikation der Haut mit lymphomähnlicher Klinik und Histologie. Vor allem ältere Männer sind betroffen. Die Hautveränderung persistiert über Jahre, eine spontane Rückbildung ist aber möglich. Neben konsequentem Lichtschutz und lokalen Glukokortikoiden ist Chloroquin hilfreich.

Fotoallergisch	Fototoxisch
Selten	Häufig
Vorhergehende Sensibilisierung	Reaktion auch bei Erstkontakt
Persistierende Lichtreaktion möglich	Keine persistierende Lichtreaktion
Kreuzreaktionen	Keine Kreuzreaktion
Niedrige Auslöser- und Lichtkonzentration	Hohe Auslöser- und Lichtkonzentration
Streuphänomene	Auf bestrahltes Hautareal beschränkt
Klinischer Aspekt: Ekzem	Klinischer Aspekt: Sonnenbrand (evtl. bullös)

Tab. 1: Fotoallergische und fototoxische Reaktionen im Vergleich.

Idiopathische Lichtdermatosen

Diese Lichtdermatosen sind wahrscheinlich immunologisch vermittelt, mit unbekanntem Sensibilisator. Prophylaktisch wird das sogenannte Light-Hardening (s. S. 77) eingesetzt.

Polymorphe Lichtdermatose („Sonnenallergie")

Häufige, chronisch-rezidivierende, erworbene Lichtunverträglichkeitsreaktion, v. a. durch UVA. Erstauftreten im Frühjahr an sonnenentwöhnter Haut oder nach erhöhter Sonnenexposition mit einer Latenzperiode von einigen Stunden bis Tagen. Initial Juckreiz und Schmerzen, dann Erytheme mit Papeln und Bläschen, die zu unregelmäßig begrenzten Plaques konfluieren (Abb. 3). Betroffen sind meist Gesicht, Dekolleté (90%), Arme und Beine. Im Lauf einer Saison kommt es zur Toleranzentwicklung, aber von Jahr zu Jahr meist zu einer Verschlechterung.

Follikulär gebundene Form (Mallorca-Akne, Acne aestivalis)

An sonnenexponierten, talgdrüsenreichen Arealen finden sich bei Sonnenexposition monomorphe, kleine, follikuläre Papeln. Die Beteiligung öliger Sonnenschutzpräparate an der Entstehung ist möglich.

Porphyrie

Bei dieser Stoffwechselstörung der Hämsynthese durch genetisch oder toxisch bedingte Enzymdefekte treten je nach Defekt unterschiedliche Anhäufungen bestimmter Zwischenprodukte der Porphyrinsynthese in pathologischen Konzentrationen auf. Symptome an der Haut entstehen durch Reaktion von Porphyrin mit UV-Licht und treten daher ausschließlich an lichtexponierten Körperstellen auf. Die akuten Formen zeigen intermittierende, akute, abdominelle, neurologische, kardiovaskuläre und psychische Symptome, die chronischen Formen äußern sich meist als Lichtdermatosen.

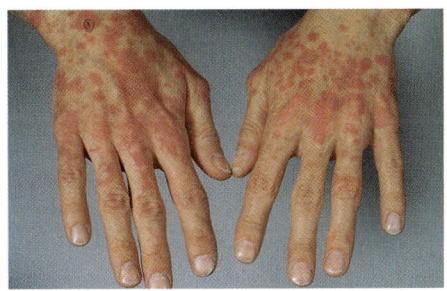

Abb. 3: Polymorphe Lichtdermatose. [5]

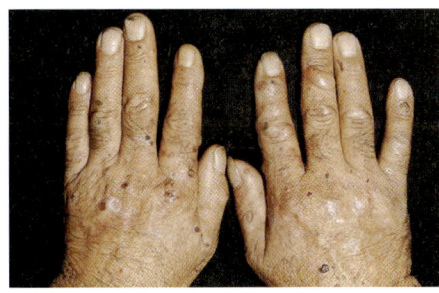

Abb. 4: Porphyria cutanea tarda (Patient leidet auch an Vitiligo). [5]

Porphyria cutanea tarda

Häufigste, dermatologisch relevante Porphyrie (ca. 1 % der 40- bis 70-Jährigen), die meist durch eine Hepatopathie, selten durch einen angeborenen Enzymdefekt bedingt ist. Lichtexponierte Hautpartien sind verletzbarer, es bilden sich Blasen und eine Hypertrichose (Abb. 4). Die Heilung erfolgt unter Narbenbildung und Milien. Typisch ist ein brauner Urin mit roter Fluoreszenz. Therapie: Chloroquin, Aderlass, Meidung von Licht und lebertoxischen Stoffen.

Erythropoetische Protoporphyrie

Seltene, autosomal-dominant vererbte Porphyrie mit erhöhter Lichtempfindlichkeit. Nach Sonnenexposition treten an den bestrahlten Stellen brennende und juckende, ödematöse Rötungen auf, die tagelang persistieren und gelegentlich hämorrhagisch einbluten. Nach langer Bestandsdauer kommt es zu diffusen Verdickungen (Pachydermie) durch Einlagerung von Lipoproteinen. Therapie: Lichtschutz, β-Karotin.

Kongenitale erythropoetische Porphyrie

Sehr seltene, autosomal-rezessiv vererbte, schwerste Form der Porphyrie. An lichtexponierter Haut Rötungen mit hämorrhagischen Vesikeln und Blasen. Mutilationen der mehrfach befallenen Stellen, vorab der Akren, mit Narbenkarzinomen, hämolytischer Anämie, Splenomegalie, Hypertrichose; roter Urin.

Zusammenfassung

- **Fotodermatosen**: abnorme Reaktionen auf UV-Licht, die durch fotosensibilisierende, nicht immer identifizierte Substanzen vermittelt werden. Man unterscheidet fototoxische und fotoallergische Reaktionen.
- Die polymorphe Lichtdermatose ist eine **idiopathische Lichtdermatose**, prophylaktisch wird das Light-Hardening eingesetzt.
- Auch Stoffwechselstörungen wie die der Hämsynthese (Porphyrien) können zu einer erhöhten Lichtempfindlichkeit führen.

Physikalische und chemische Hautschäden

Thermische Hautschäden

Verbrennung, Verbrühung (Combustio)

Schwere Verbrennungen großen Ausmaßes müssen intensivmedizinisch in Verbrennungszentren versorgt werden. Leichte Verbrennungen gehören in die Dermatologie. Hitze führt zur Inaktivierung und Koagulation zellulärer Proteine, was sich in der maximalen Ausprägung als Koagulationsnekrose manifestiert. In der submaximalen Ausprägung kommt es zur Entgleisung des lokalen Stoffwechsels mit Anhäufung saurer toxischer Produkte, Entzündungsmediatoren und oft exzessiver Ödembildung durch Permeabilitätssteigerung der Gefäße.

Bei Befall von mehr als 10 % der Körperoberfläche (◾ Abb. 1) besteht die Gefahr der **Verbrennungskrankheit.** Als Folge der Ödeme kommt es dann zur Hämokonzentration, die in einen hämodynamischen Schock (Verbrennungsschock) mit metabolischer Azidose übergehen kann. Die vorübergehende Immunsuppression durch Funktionsstörungen von Neutrophilen und Makrophagen führt auch zur gesteigerten Infektionsgefahr. Komplikationen in der Spätphase sind schwerer Katabolismus und Schädigung verschiedener Körperfunktionen (z. B. durch Narben). Je nach Ausprägung werden unterschieden:

▶ **Grad 1:** Erythem, Schwellung, Schmerzen, Restitutio ad integrum
▶ **Grad 2:** Erythem, Ödem, Schmerzen, Blasen (◾ Abb. 2), Restitutio ad integrum bzw. postinflammatorische Hyperpigmentierung; subepidermale Blasenbildung bei epidermal-dermaler Hautschädigung (Grad 2a) bzw. weißlich derbe, teils nekrotische Beläge bei tiefer dermaler Schädigung (Grad 2b)
▶ **Grad 3:** Koagulationsnekrosen von Epidermis (und – je nach Tiefe – von Dermis, subkutanem Fett bzw. Muskel): weiße, trockene Nekrosen, die sich im Lauf von Tagen in schwarze Schorfe umwandeln. Diese werden innerhalb von Wochen demarkiert und abgestoßen. Dieser langwierige Spontanheilungsprozess führt zu einer Schwächung der Patienten und zu unschöner Narbenbildung. Deshalb ist eine Frühexzision mit anschließender Transplantation empfehlenswert.

Therapie

▶ **Sofortmaßnahmen:** Analgesie mit Morphinderivaten, Kleider entfernen, Flüssigkeitssubstitution, Kälteschutz, Abkühlung der Haut mit kaltem Wasser
▶ **Lokalbehandlung:**
– **Grad 1:** Zinkschüttelmixtur; steroidhaltige Lotion, Gele oder Cremes
– **Grad 2:** Blasen zur Vermeidung bakterieller Infektionen nicht eröffnen; steroidhaltige Lotion, Gele oder Cremes mit Desinfizienz; sterile Verbände mit Metalline-Folie
– **Grad 3:** desinfizierende Puderverbände oder Farbstoffe; vorsichtige chirurgische Nekroseabtragung erst nach dem 3.–5. Tag; Defektdeckung mit Spalthaut

Chron. Wärmeschaden, Erythema e calore, Erythema ab igne

Unscharf begrenzte, netzförmige, bräunliche Pigmentierungen und Teleangiektasien, die an Körperteilen mit chronischer Wärmeexposition (z. B. Wärmflasche) entstehen.

Erfrierung (Congelatio)

Beim akuten Kälteschaden der Haut kommt es zunächst zu einer reflektorischen Hyperämie. Kann diese nicht mehr aufrechterhalten werden, verengen sich die Hautgefäße und die toxischen Metaboliten werden nicht mehr abtransportiert. Das Erfrieren erfolgt langsam, Allgemeinsymptome fehlen. Je nach Ausprägung werden unterschieden:

▶ **Grad 1:** Blässe, nach Wiedererwärmung Erythem
▶ **Grad 2:** nach Wiedererwärmung Erythem und Blasen, oft hämorrhagisch, Ödeme, Restitutio ad integrum
▶ **Grad 3:** Nekrose, weiße, steif gefrorene Bezirke, besonders an den Akren. Nach Auftauen kommt es zu Mumifikation und Gewebsverlust mit der Gefahr der Ausbildung einer feuchten Gangrän. Es bleiben Narben bzw. der Verlust von Körpergliedern.

Therapie: lokale Wärmeapplikation als passive Wiedererwärmung (warmer Raum) und als aktive Wiedererwärmung (warmes Vollbad); Analgesie; antibakterielle Prophylaxe; Blutverdünnung

Chronischer Kälteschaden

Frostbeulen (Perniones, *engl.* chilblains) sind chronische Läsionen an kälteexponierten Körperteilen. Der Verlauf ist wechselhaft. Im Intervall sind sie bis auf livide Eytheme kaum bemerkbar, bei Temperaturwechsel zeigen sich dann rotlivide, teigige, schmerzhafte Schwellungen.

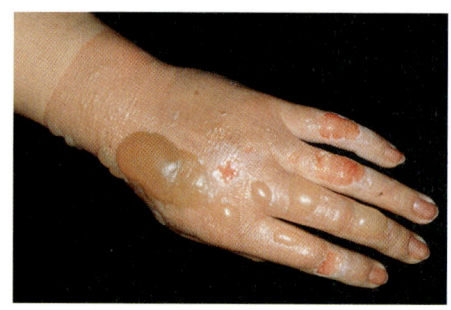

◾ Abb. 2: Verbrennung 2. Grades. [5]

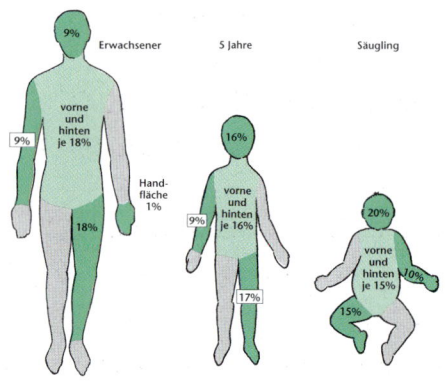

◾ Abb. 1: Figurenschema zur Neunerregel, Prozent der Körperoberfläche. [1]

Abnorme Reaktionen auf Temperaturreize

Funktionelle Gefäßkrankheiten

Diese betreffen arteriovenöse Anastomosen, die für die Thermoregulation bedeutsam sind, die sich v. a. an den Akren finden. Die Hautdurchblutung wird durch lokale, nervale und hormonelle Faktoren reguliert. Therapeutisch werden Kälte- und Nikotinkarenz sowie Gefäßtraining mit Wechselbädern empfohlen.

Akrozyanose

Diese funktionelle Störung der Gefäßdurchblutung mit passiver Hyperämie wird durch Kältereize ausgelöst. Die Finger zeigen blaurote, schmerzhafte, fleckige oder diffuse Verfärbungen mit Hyperhidrose und Parästhesie (Abb. 3). Im akuten Anfall weichen die Veränderungen nur langsam, nach Jahren kommt es evtl. zur Abschwächung der Symptome.

Livedo reticularis (Cutis marmorata)

Subkutane Gefäßplexus erweitern sich und führen zu einer netzförmigen Zeichnung der Haut, v. a. an den proximalen Extremitäten. Ausgelöst wird diese vegetative Dysregulation durch Temperaturschwankungen. Meist bildet sich die Erscheinung spontan zurück.

Raynaud-Phänomen

Auf Kälte reagieren die Fingerarterien mit anfallartigen, schmerzhaften Spasmen mit Minderdurchblutung und nachfolgender Hyperämie. Die Ursache ist unbekannt. Das Raynaud-Phänomen tritt auch als Begleitsymptom bei verschiedenen Systemerkrankungen auf, z. B. der Sklerodermie.

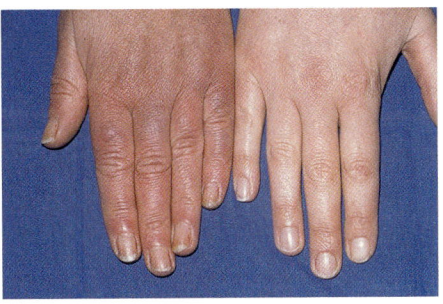

Abb. 3: Links Akrozyanose, rechts normale Haut. [9]

Ionisierende Strahlen

Schäden durch ionisierende Strahlen entstehen fast ausschließlich als unerwünschte Folge der Strahlentherapie.

▶ **Akute Radiodermatitis:** Bei allen Strahlenarten tritt nach einigen Stunden oder Tagen ein Röntgenerythem auf.

▶ **Chronische Radiodermatitis (Radioderm):** Zu diesen Veränderungen kommt es oft erst Jahre bis Jahrzehnte nach Exposition und heute durch Modernisierung der Technik kaum mehr. Die Haut ist atrophisch mit Kollagenverhärtung und Schwund der Hautanhangsgebilde. Infolge Reduzierung der Gefäßversorgung kommt es zu Ulzerationen. Außerdem finden sich Pigmentverschiebungen, Teleangiektasien und Röntgenkeratosen (Präkanzerosen) mit Entwicklung von Basaliomen und Spinaliomen.

Chemische Schäden (Verätzung, Kauterisation)

Akutes toxisches Kontaktekzem

Hautschädigende Substanzen (Säuren, Laugen, Seifen, Lösungsmittel, UV-Strahlen) lösen im Einwirkungsbereich eine akute Entzündung mit Rötung, Ödem und Bläschenbildung aus, bei starker Schädigung mit Blasen und Nekrosen.

▶ **Säureverätzung:** Koagulationsnekrose, die durch Säurebindung und Eiweißfällung keine Ausbreitungstendenz hat
▶ **Laugenverätzung:** Kolliquationsnekrose, durch Eiweißauflösung ist eine Ausbreitung möglich.

Therapie: Abspülen mit Wasser. Bei toxischer Kontaktdermatitis und leichten Verätzungen feuchte Umschläge, lokale Steroide; bei schweren Verätzungen Nekroseentfernung und plastische Deckung.

Zusammenfassung

✖ **Thermische Hautschäden:** Akute Hautschäden sind Verbrennung und Erfrierung, bei chronischem Wärmeschaden kann sich ein Erythema ab igne ausbilden, bei chronischem Kälteschaden Frostbeulen.

✖ **Abnorme Reaktionen:** Die Hautdurchblutung wird durch lokale, nervale, hormonelle Faktoren reguliert, Störungen sind isoliert oder mit anderen Veränderungen assoziiert.

✖ **Ionisierende Strahlen:** Schäden durch ionisierende Strahlen, die fast ausschließlich als unerwünschte Folge der Strahlentherapie entstehen.

✖ **Chemische Strahlen:** Hautschädigende Substanzen lösen im Einwirkungsbereich eine akute Entzündung aus, bei starker Schädigung Blasen und Nekrosen.

Keratinisierungsstörungen I

Ichthyosen

Ichthyosen sind diffuse Verhornungsstörungen mit einer Akkumulation von Hornzellen (Hyperkeratosen) und deshalb schuppenartiger Umgestaltung der Hautoberfläche.

Hereditäre Ichthyosen

Die sehr heterogenen molekularen Grundlagen sind teilweise bekannt. Die Erkrankung bleibt lebenslang bestehen und bringt neben der Funktionsstörung der Haut wegen der eventuell großen Beeinträchtigung des Aussehens psychosoziale Folgen mit sich.

Klassifikation
▶ **Kongenitale Ichthyosen mit meist milder Ausprägung ohne entzündliche Komponente.** Die Symptomatik beginnt verzögert im Lauf der ersten Lebensmonate (▪ Tab. 1 und Abb. 1).
▶ **Kongenitale Ichthyosen mit häufig schwerer klinischer Symptomatik und entzündlicher Komponente.** Beginn der Symptomatik bei bzw. kurz nach der Geburt (▪ Tab. 2 und Abb. 2)

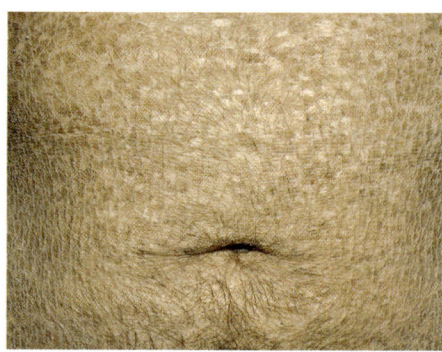

▪ Abb. 1: Ichthyosis vulgaris. [5]

▶ **Ichthyosis-Syndrome:** Sehr selten können hereditäre Ichthyosisformen zusammen mit verschiedenen Störungen anderer Organe unter dem Bild bestimmter Syndrome auftreten (u. a. Netherton-Syndrom, Refsum-Syndrom).

Therapie
Es ist keine kausale Therapie möglich. Zum Einsatz kommen:

▶ Keratolyse (Salicylsäure, Milchsäure, Kochsalz)
▶ Hydratisierung (Harnstoff, Rückfettende Hautpflege)
▶ Klimatherapie (Öl- und Kochsalzbäder, Höhensonne, Sauna, Nordseeaufenthalt), denn Besserung der Ichthyosen im Sommer
▶ Bei schweren Fällen: orale Retinoide (Acitretin), Steroide
▶ Außerdem: genetische Beratung, pränatale Diagnostik, rechtzeitige Berufsberatung

Symptomatische Ichthyosen (Pseudoichthyosen)

> Bei jeder spät manifesten Ichthyose (Syn. akquirierte ichthyosisähnliche Zustände) muss nach malignem Prozess gefahndet werden! Mögliche Ursachen: paraneoplastisch, infektiös, Vitaminmangel, medikamentös u. a.

Follikularkeratosen

Eine verstärkte follikuläre Verhornung kann bei zahlreichen genetisch bedingten Dermatosen auftreten.

	Autosomal-dominante Ichthyosis vulgaris (ADI)	X-chromosomale Ichthyose (XRI)
Gendefekt/Pathogenese	Fehlende oder reduzierte Synthese von Profilaggrin und Filaggrin	Steroidsulfatasemangel
Synonyme	–	Steroidsulfatasemangelsyndrom
Manifestation	Alter ≅ 3 Monate; häufigste und leichteste Form (1:250)	Alter: kurz nach Geburt bis 1. LJ; zweithäufigste Form (1:2000–6000 der männlichen Bevölkerung)
Klinik	Vor allem Extremitätenstreckseiten, Gelenkbeugen bleiben frei; trockene Haut (Xerodermie); polygonale, weißgraue, stark anhaftende Schuppen; palmoplantar: verdickte Haut, verstärkte Handlinienfurchung („Ichthyosishand"); (follikuläre) Hyperkeratosen	Vor allem Stamm, Beugen, Unterschenkelstreckseiten; Schuppen sind braun, gröber und rhomboid, stärkerer Befall; palmoplantar frei, Handlinien normal, keine follikulären Keratosen
Begleitsymptome (fakultativ)	Atopie, Keratosis pilaris	Hornhautveränderungen, Kryptorchismus, Plazentastörungen, Hodenkrebs
Histopathologie	Retentionshyperkeratose, verschmälertes Str. granulosum, follikulär betonte Verhornung	Retentionshyperkeratose, Str. granulosum normal bis mäßig verbreitert

▪ Tab. 1: Auswahl kongenitaler Ichthyosen mit meist milder Ausprägung.

	Lamelläre Ichthyosis congenita	Bullöse Ichthyosis congenita Typ Brocq
Gendefekt	Transglutaminase-1	Keratin 1 oder 10
Synonyme	Kongenitale ichthyosiforme Erythrodermie	Erythrodermia congenitalis ichthyosiformis bullosa; epidermolytische Hyperkeratose Typ Brocq
Manifestation	1:100 000	1:300 000 – 1:1 000 000
Klinik	Geburt: „Kollodium*-Baby", von pergamentartiger Hülle umgeben, die sich in den folgenden Wochen ablöst, dann groblamelläre, rund-ovale oder rhombisch gefelderte, dunkle Schuppung mit generalisiertem Hautbefall	Geburt: „verbrühtes Kind", blasige Epidermisablösungen auf gerötetem Grund; schubartige Blasen und Erosionen, nach Jahren narbenfreie Heilung; Haut wird dann trocken, hyperkeratotisch und schmutzig braun; Hornbildungen können stachelig wirken; generalisierter Hautbefall
Begleitsymptome	Ektropium, Schwitzstörung, bakterielle Hautinfektionen	Neigung zu Hautinfektionen
Histopathologie	Proliferationshyperkeratose, Akanthose	Epidermolytische Hyperkeratose (Akantholyse und Keratinozytolyse)
Erbgang	Autosomal-rezessiv	Autosomal-dominant

* Kollodium: dickflüssige Lösung von Zellulosedinitrat (Colloxylinum) in einem Alkohol-Äther-Gemisch, hinterlässt beim Verdunsten einen dünnen Film

▪ Tab. 2: Auswahl kongenitaler Ichthyosen mit schwerer Ausprägung und Entzündung.

Hereditäre Hautkrankheiten

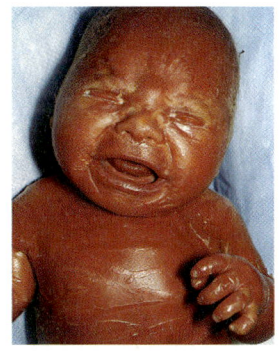
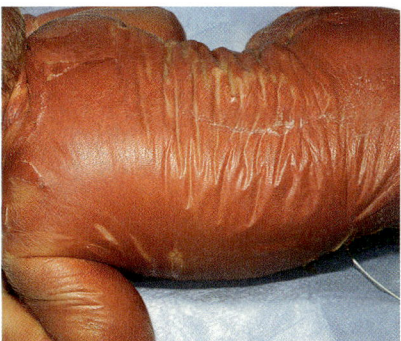

Abb. 2: „Kollodium-Baby". Dieses Neugeborene ist mit einer transparenten Membran bedeckt zur Welt gekommen und entwickelte später eine lamelläre Ichthyose. [15]

Keratosis pilaris

Die Keratosis pilaris ist eine besonders bei Kindern und Jugendlichen und bei Ichthyosis vulgaris auftretende follikuläre Hyperkeratosen an Streckseiten der Extremitäten.

Follikularkeratosen durch Defekte in Kalziumkanalpumpen

Morbus Darier (Dyskeratosis follicularis)

Autosomal-dominante Verhornungsstörung (Enzymdefekt: Ca^{++}-ATPase) mit variabler Expressivität, die sich ab der Pubertät v. a. an den talgdrüsenreichen, seborrhoischen Arealen (Kopf, Brust, Rücken) manifestiert. Verschlechternde exogene Faktoren sind Hitze, Schwitzen und Traumata. Besserung tritt in der kalten Jahreszeit auf. Charakteristisch sind einige Millimeter große, follikuläre, von einer braunen Hornmasse besetzte Papeln, die isoliert oder gruppiert stehen und konfluieren können (Abb. 3). Betroffene Areale neigen zu Superinfektion und sekundärem fötidem Geruch. Hände und Füße weisen warzenähnliche Keratosen (Acrokeratosis verruciformis) und Unterbrechungen des Papillarleistenmusters auf. Die Nägel sind längs gerillt und brüchig, die Mundschleimhaut zeigt leukoplakieartige Herde. Fakultativ assoziiert sind Intelligenzminderung und psychische Auffälligkeiten.

Therapie: Lokal wird keratolytisch und mit Lokalretinoiden behandelt, schwere Fälle erhalten Retinoide systemisch. Wichtig sind eine Berufs- und eine genetische Beratung.

M. Hailey-Hailey (Chronischer familiärer benigner Pemphigus)

Die Erkrankung ist keine Autoimmunerkrankung, sollte also nicht mit den Erkrankungen der Pemphigusgruppe verwechselt werden. Es ist eine seltene, autosomal-dominant vererbte Erkrankung, die im jungen Erwachsenenalter einsetzt und lebenslang besteht. Sie ist bedingt durch Mutationen am ATP_2C_1-Gen, welches für eine ATPase kodiert. Es finden sich erythematöse, erosiv-ulzerierende und nässende Läsionen (Abb. 4) v. a. in den intertriginösen Arealen (Nacken, Achselfalten, Ellbogen, submammäre Region, Skrotum). Mikroskopisch sieht man kleine und zarte Bläschen, die sich zu den typischen Läsionen entwickeln. Später kommen Krustenbildung und Schuppung hinzu. Superinfektionen sind häufig, v. a. mit Candida albicans und Staphylococcus aureus. Das kann die Akantholyse beschleunigen und den Krankheitsprozess unterhalten. Differentialdiagnostisch müssen Intertrigo, Kandidose, Kontaktdermatitis und M. Darier (v. a. histologische Ähnlichkeit) beachtet werden. Zur Therapie kommen Antiseptika, Retinoide, bei ausgedehntem und schwerem Befall Exzision oder CO_2-Laserabtragung.

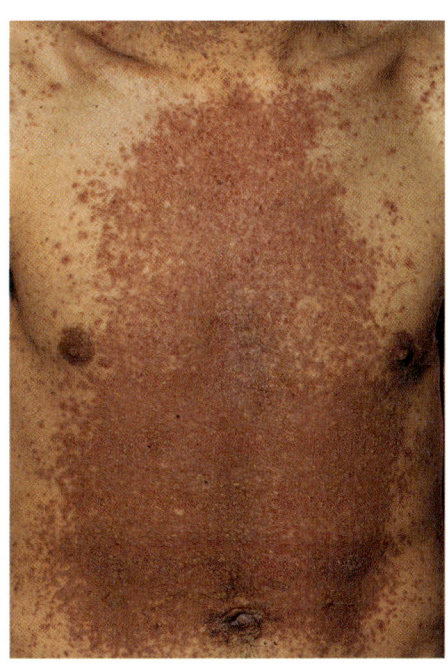

Abb. 3: M. Darier. [5]

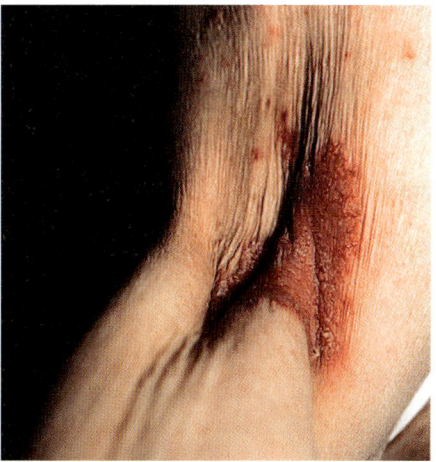

Abb. 4: Morbus Hailey-Hailey. [16]

Zusammenfassung

* **Ichthyosen:** angeborene Störungen der Keratinisierung mit schuppiger und trockener Haut; Ichthyosis vulgaris mit milden Symptomen und Beginn im ersten Lebensjahr häufigste Form
* **Follikularkeratosen:** Verhornungsstörungen der Haarfollikel: Keratosis pilaris, angeborene Störungen der Kalziumhomöostase (**Morbus Darier, Morbus Hailey-Hailey**)

Keratinisierungsstörungen II und hereditäre Epidermolysen

Keratodermie/Erythrokeratodermie

Diese autosomal-dominante Krankheitsgruppe ist durch stabile oder variable Erytheme gekennzeichnet, die von unterschiedlich stark ausgeprägten Keratosen (psoriasiform) überlagert werden.

▶ **Erythrokeratodermia figurata variabilis (Mendes da Costa):** Die schubweise, zentrifugal wachsenden und konfluierenden, erythrokeratotischen Erytheme bestehen ab Geburt und finden sich an Gesicht, Glutäi und proximalen Oberschenkeln.

▶ **Erythrokeratodermia symmetrica progressiva (Gottron):** Die scharf begrenzten, langsam wachsenden, oft symmetrischen, erythrokeratotischen Herde manifestieren sich erst im Schulalter an Gesicht, Knie, Ellbogen und Akren.

Palmoplantarkeratosen (PPK)

Bei den PPK handelt es sich um flächenhafte oder umschriebene Verhornungsstörungen der Handteller und Fußsohlen, die überwiegend erblich bedingt sind. Die palmoplantare Haut unterscheidet sich von der anderer Körperregionen in der Oberflächenstruktur, der dickeren und anders aufgebauten Hornschicht (Keratin lX) und der Schweißdrüsendichte, auch wird die Verhornung der palmoplantaren Haut auf eigenen Genen vererbt.

Klassifikation
Die Klassifizierung der PPK erfolgte bisher nur vorläufig nach klinischem Bild und Erbgang.

Isolierte hereditäre PPK
▶ **Keratosis palmoplantaris diffusa circumscripta** (Vörner; Unna-Thost): häufigste, autosomal-dominant vererbte Form, manifestiert sich in der frühen Kindheit. Handteller und Fußsohlen sind diffus, flächenhaft, gelblich-wachsartig verdickt mit einem rötlichen Randsaum, Rhagadenbildung und Hyperhidrose.

▶ **Keratosis palmoplantaris papulosa (maculosa)** (Buschke-Fischer): Die autosomal-dominant vererbten, hornigen, warzenartigen Papeln manifestieren sich ab der Adoleszenz mit variabler Penetranz.

▶ **Keratosis palmoplantaris transgrediens** (Mal de Meleda): früh manifeste, autosomal-rezessiv vererbte, über die Palmoplantargrenze hinausgehende, diffuse Keratose mit Bewegungseinschränkungen und Hyperhidrose und Fingerabschnürungen mit Atrophie des klobig verdickten Endes (Pseudoainhum)

PPK-Syndrome
PPK können assoziiert sein mit extrakutanen Erkrankungen wie z. B. Periodontopathie (Erkrankung der Zahnwurzelhaut; Papillon-Lefèvre-Syndrom), Pachyonychien (Nagelverdickung; Pachyonychia-congenita-Syndrom; Jadassohn-Lewandowsky) oder auch als Begleitsymptom einer ektodermalen Entwicklungsstörung mit generalisierter Verhornungsstörung (Ichthyose, Erythrokeratodermien, M. Darier, Pityriasis rubra pilaris) auftreten.

Erworbene (symptomatische) PPK
Differentialdiagnostisch müssen einige Dermatosen abgegrenzt werden, die ebenso eine ausschließlich palmoplantare Lokalisation aufweisen können. Diese können hormonellen, infektiösen, mechanischen, paraneoplastischen, toxischen oder trophischen Ursprungs sein oder bei bestimmten Hautkrankheiten (z. B. Schwielen, Psoriasis vulgaris, Handmykosen, Handekzeme, Lichen ruber, Lues 2) auftreten. Sie haben daher meist ein späteres Manifestationsalter als die hereditäre PPK.

Therapie
Die Therapie ist nur symptomatisch, es werden Salicylsäure-, Vitamin-A- und harnstoffhaltige Rezepturen sowie lokale PUVA-Therapie angewandt. In schweren Fällen werden auch orale Retinoide und eine chirurgische Therapie in Erwägung gezogen.

Hereditäre Epidermolysen

Die hereditären Epidermolysen bilden eine heterogene Gruppe genetisch bedingter Defekte von Strukturproteinen der Keratinozyten und der dermoepidermalen Junktionszone. Die Neigung der Haut und Schleimhäute, auf geringfügige Traumata mit Blasen zu reagieren, besteht lokalisiert oder generalisiert. Die Inzidenz, kumulativ für alle Formen, beträgt 5 : 100 000.

Klassifikation
Nach der Lokalisation der Spaltebene lassen sich drei wichtige Untergruppen der mehr als 20 Formen voneinander abgrenzen.

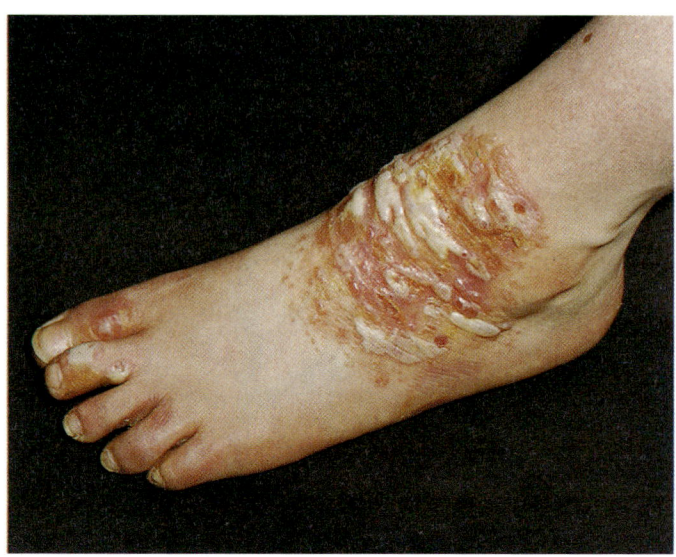

Abb. 5: Epidermolysis bullosa simplex. [5]

Epidermolysis bullosa simplex (EBS)

Die Spaltbildung erfolgt epidermolytisch durch einen Defekt der Zytoskelettkeratine in den basalen Keratinozyten. Die Blasen heilen ohne Narbenbildung ab (Abb. 5); Beginn meist nach Geburt oder in früher Kindheit. Diese häufigste Gruppe (1 : 50 000) verläuft milde und geht ohne Entwicklungsrückstand und weitere Veränderungen einher.

▶ **Epidermolysis bullosa simplex generalisata (Typ Köbner):** Generalisierte, jedoch milde Blasenbildung an allen mechanisch belasteten Stellen der Haut. Diese häufigste Epidermolyse wird autosomal-dominant vererbt und manifestiert sich sehr früh.

▶ **Epidermolysis bullosa simplex localisata (Typ Weber-Cockayne):** Diese autosomal-dominant vererbte, akral betonte Blasenbildung manifestiert sich erst im frühen Jugendalter.

Epidermolysis bullosa junctionalis (EBJ)

Die autosomal-rezessiv vererbte Spaltbildung erfolgt junktional, in der Lamina lucida der Basalmembranzone. Die Strukturproteine Laminin 5 bzw. bullöses Pemphigoid-Antigen 2 an den Hemidesmosomen sind defekt; die Spaltbildung beginnt bei Geburt. Schwere Verläufe mit ausgedehnter Blasenbildung und schlecht heilenden Erosionen bis hin zu einem letalen Ausgang sind möglich.

▶ **Epidermolysis bullosa junctionalis gravis (Typ Herlitz):** schwere, meist letal verlaufende Form mit großflächigen Epidermolysen auch der Schleimhaut bereits bei Geburt. Betroffene sterben meist in den ersten Lebensjahren an Infektionen, respiratorischen Erkrankungen und Auszehrung.

▶ **Epidermolysis bullosa junctionalis (Typ Non-Herlitz):** mildere, nicht lebensbedrohliche Form mit Defektheilung der Herde (Atrophie), z. B. atrophische Alopezie.

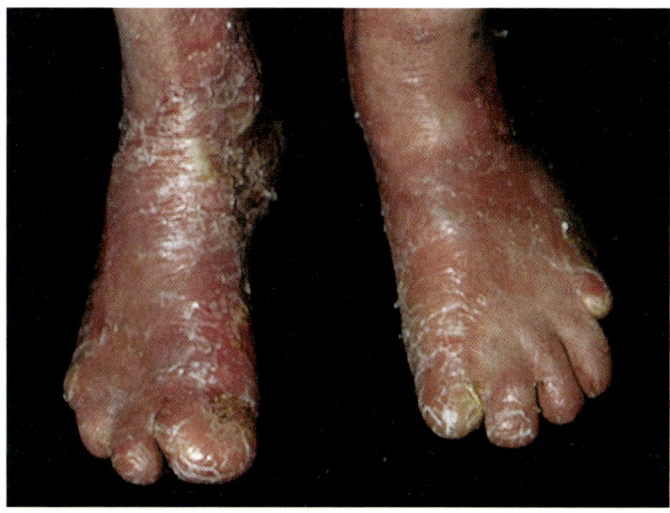

Abb. 6: EBD, Typ Hallopeau-Siemens. [5]

Epidermolysis bullosa hereditaria dystrophica (dermal, EBD)

Die Spaltbildung erfolgt dermolytisch, in der Dermis, unterhalb der Lamina densa der Basalmembranzone durch Defekte der Ankerfibrillen (Kollagen-VII-Mutationen). Die Blasen heilen unter Narbenbildung ab. Folgen sind Milienbildung, Mutilationen, Synechien und Syndaktilienbildung.

Epidermolysis bullosa hereditaria dystrophica; aut.-rez. (Typ Hallopeau-Siemens): Aufgrund der chronisch-rezidivierenden Erosionen und Reepithelisierung resultieren eine atrophische, glänzende, äußerst vulnerable Haut und eine Tendenz zur Synechienbildung, besonders zwischen den Fingern (Abb. 6); schwere Mundschleimhautbeteiligung mit Gefahr von narbigen Schleimhautstenosen. Es handelt sich um eine schwer verlaufende, generalisierte Form mit Wachstums- und Entwicklungsrückstand und Zahnanomalien (Schmelzdefekte).

Zusammenfassung

✶ **Keratodermien:** autosomal-dominante Krankheitsgruppe mit stabilen oder variablen Erythemen, von Keratosen überlagert

✶ **Palmoplantarkeratosen:** flächenhaft oder umschriebene Verhornungsstörungen der Handteller und Fußsohlen, am häufigsten: Keratosis palmoplantaris diffusa circumscripta

✶ **Hereditäre Epidermolysen:** heterogene genetische Defekte von Strukturproteinen im Grenzbereich Epidermis – Corium mit Spaltbildung epidermolytisch, junktional oder dermolytisch. Variable Klinik von milder Blasenbildung bei unpassendem Schuhwerk bis hin zur letalen Blasenbildung bei Geburt

Neurokutane Erkrankungen und andere Syndrome

Einige Genodermatosen gehen mit erheblicher Beteiligung innerer Organe einher. Hierzu zählen die neurokutanen Krankheiten (Phakomatosen), die angeborenen Erkrankungen des Bindegewebes und die Syndrome der vorzeitigen Alterung oder Vergreisung.

Phakomatosen

Phakomatosen (hereditäre neurokutane Syndrome) sind eine Gruppe erblicher Fehlbildungssymptome, die durch Läsionen sowohl der Haut als auch des ZNS und/oder PNS gekennzeichnet sind.

Neurofibromatose

Diese autosomal-dominant vererbte oder durch Spontanmutationen bedingte Erkrankung unterschiedlicher Expressivität und Heterogenie (8 Typen) entsteht durch Entwicklungsstörungen von Zellen der Neuralleiste (neuronale Zellen, Melanozyten, Chondrozyten) und zeigt entsprechende klinische Fehlbildungssyndrome. Der Verlauf ist chronisch-progredient, die Lebenserwartung reduziert. 10–25% der Patienten entwickeln maligne Tumoren des lymphatischen und hämatopoetischen Systems.

Neurofibromatose 1, Typ Recklinghausen

Diese ist die häufigste Form (1 : 3000) und weist einen variablen Phänotyp auf. Typisch sind die **Hautveränderungen** (■ Abb. 1): Oft einziges Symptom sind die bereits frühkindlich vorhandenen, ovalen, scharf begrenzten, regellos verteilten, homogen kaffeebraunen Pigmentflecken (Café-au-Lait-Flecken). Ab der Pubertät treten multiple, kutane und subkutane, ebenmäßig runde, weiche, hautfarbene Neurofibrome auf, die sehr groß und lappenartig sein können. Große Neurofibrome können selten sarkomatös entarten. Störende Neurofibrome werden exzidiert, was allerdings einen Funktionsausfall des betroffenen Nervs mit sich zieht. In der Adoleszenz findet man weiter kleinfleckige Hyperpigmentierungen v. a. der Axilla (Freckling).

Zu den **extrakutanen Symptomen** zählen die Lisch-Knötchen (mehrere runde gelbbraune, scharf begrenzte

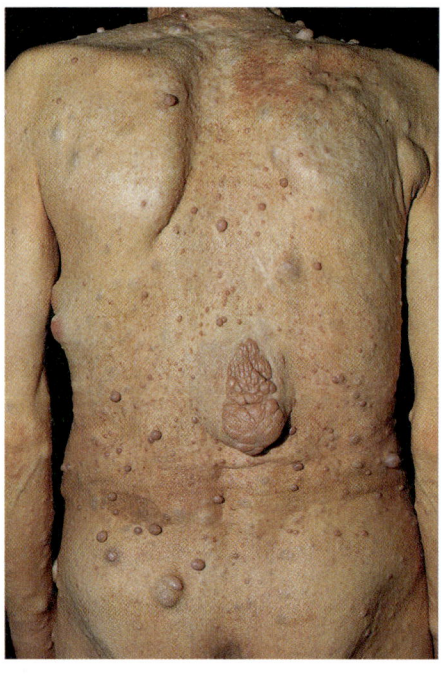

■ Abb. 1: Neurofibromatose 1 mit multiplen Neurofibromen und Café-au-Lait-Flecken über der linken Hüfte. [5]

Neurofibrome der Iris) und Optikusgliome. Durch den ZNS-Befall kann es zu einer psychomotorischen Entwicklungsstörung, Oligophrenie und durch die Neurofibrome zu Kompressionssyndromen mit entsprechenden Ausfällen und epileptischen Anfällen kommen. Weitere extrakutane Symptome finden sich z. B. am Skelettsystem. Die Diagnose wird anhand der charakteristischen Hautsymptome, multipler histopathologisch gesicherter Neurofibrome und mindestens sechs Café-au-Lait-Flecken > 1,5 cm postpubertär gestellt.

Tuberöse Hirnsklerose

Die tuberöse Hirnsklerose (M. Bourneville-Pringle) ist ein autosomal-dominant vererbtes, in über 60% auf Neumutationen beruhendes, heterogenes neurokutanes Multisystemfehlbildungssyndrom mit einer Häufigkeit von ca. 1 : 10 000. Der genetische Defekt führt zu fokalen Bindegewebs-Glia-Wucherungen mit Knotenbildung in Haut, ZNS und anderen Organen. Die Lebenserwartung ist eingeschränkt und wird durch die zentralnervösen Symptome und die in 5–10% auftretenden Fibrosarkome an Herz und Niere bestimmt. **Hautveränderungen:** Von Geburt an bestehen hypopigmentierte, ovale, blattförmige Flecken („Eschenlaubflecke"). Erst später entstehen multiple, kleine, rötliche Angiofibrome in den zentralen Gesichtspartien (Adenoma sebaceum, ■ Abb. 2) und andere Hautsymptome wie Chagrinflecke (lederartige Plaques) und Koenen-Tumoren (Fibrome am Nagelfalz). **Extrakutane Manifestationen** betreffen das ZNS (Epilepsie, Intelligenzminderung, Verhaltensstörungen; ab 1. Lebensjahr), die Augen (Netzhauttumoren) sowie Niere, Lunge, Herz und Leber.

Neurokutane Angiomatosen

▶ **Sturge-Weber-Syndrom:** kraniofaziale Angiomatose mit zerebraler Verkalkung. Es tritt v. a. sporadisch, nicht vererbt auf. Eine Gesichtshälfte ist von einem lateralen Naevus flammeus und einer angiomatösen Veränderung des gleichseitigen Auges (mit Glaukom) und des Gehirns (mit Krampfanfällen und Ausfallsyndromen) betroffen.

▶ **Hippel-Lindau-Syndrom:** beinhaltet ein autosomal-dominant vererbtes retinozerebellares Hämangioblastom, was fast nur das ZNS durch multiple kapilläre Angiome der Hirnhäute betrifft. Seltener

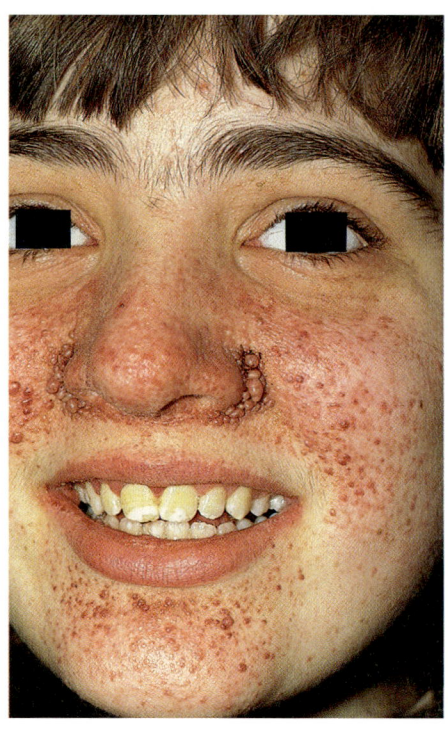

■ Abb. 2: Adenoma sebaceum bei tuberöser Hirnsklerose. [5]

sind Retina, Haut (lateraler Naevus flammeus) und andere Organe befallen.
▶ **Klippel-Trenaunay-Syndrom:** beinhaltet den Naevus flammeus einer Extremität mit Varikosis, Extremitätenhypertrophie und Beckenschiefstand. Es tritt meist sporadisch auf. Arteriovenöse Anastomosen können zu starken Schmerzen führen und müssen operiert werden.

Angeborene Erkrankungen des Bindegewebes

Xeroderma pigmentosum

Sehr seltene (2–4 : 1 Mio.), autosomal-rezessive Erbkrankheiten mit Defekt der DNA-Reparatur, genauer der Exzisionsreparatur von UV-induzierten Thymindimeren. Bis jetzt sind elf Typen bekannt, die sich durch Manifestationsalter, Häufigkeit, Schwere und Art der lichtinduzierten Tumoren unterscheiden. Die Patienten weisen als **Sofortsymptome** eine Sonnenlichtempfindlichkeit und schwere Sonnenbrände auf. Als **chronische Lichtschäden** mit degenerativen Veränderungen sind Pigmentverschiebungen, trockene, atrophische Haut und aktinische Elastose sowie lichtinduzierte Neubildungen (multiple Präkanzerosen, maligne Hauttumoren) vorhanden. Zusätzlich können Augenschäden und neurologische Symptome auftreten. Lebenswichtig sind das Vermeiden von Lichtexposition und das Entfernen manifester Tumoren.

Ehlers-Danlos-Syndrom

Seltene, heterogene Gruppe mit überwiegend autosomal-dominanter Vererbung des bekannten molekulargenetischen Defekts und chronisch-progredientem Verlauf. Durch gestörte und verminderte Kollagensynthese sind die bindegewebsreichen Strukturen der Haut (Cutis hyperelastica; deshalb verzögerte Wundheilung, ▮ Abb. 3), der Gelenke (Überstreckbarkeit) und der Blutgefäße (Ekchymosen, Massenblutungen) betroffen.

Pseudoxanthoma elasticum

Diese heterogene, sehr seltene, meist autosomal-dominant vererbte Krankheit des elastischen Bindegewebes mit Verkalkung der elastischen Fasern zeigt

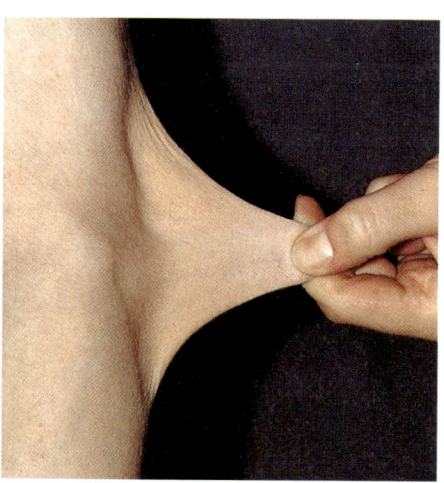

▮ Abb. 3: Ehlers-Danlos-Syndrom. [5]

Manifestationen an der Haut (symmetrische, fleckige und plattenartige Elastikaschollen der oberen Dermis in den Beugestellen), am Auge (gefäßähnliche Streifen am Augenhintergrund [„angioid streaks"], die zu Blutungen und Sehstörungen führen können) und an Arterien des elastischen Typs (Gefahr von Blutungen und vorzeitiger Arteriosklerose).

Vergreisungssyndrome (Progerie-Syndrome)

Sehr seltene Gruppe von Erbkrankheiten (autosomal-rezessiv) mit vorzeitiger und beschleunigter Alterung der Haut und innerer Organe durch Störung der molekularen Abläufe des zellulären Alterns (Reduktion der Zellteilungen, vorzeitiges Zusammenbrechen des Zellstoffwechsels). Es gibt keine Therapie, die Prognose ist abhängig von den kardiovaskulären Veränderungen.

▶ **Akrogerie** (Gottron): regionale, akral beginnende Hautalterung mit Vogelgesicht
▶ **Progerie** (Hutchinson-Gilford): schwere, frühkindlich beginnende Vergreisung der Haut und inneren Organe, Minderwuchs, Tod meist vor dem 20. Lebensjahr
▶ **Werner-Syndrom** (Progeria adultorum): Stopp des normalen Wachstums mit ca. 17 Jahren, dann vorzeitiges Altern der Haut und inneren Organe

---

Zusammenfassung

✱ **Neurofibromatose:** relativ häufig, aut.-dom. vererbt; Café-au-Lait-Flecken, dermale Neurofibrome, auch skelettale und neurologische Störungen

✱ **Tuberöse Sklerose:** selten, aut.-dom. vererbt; typische Hautveränderungen, mentale Retardierung, Epilepsie

✱ **Xeroderma pigmentosum:** DNA-Reparaturdefekt, dadurch extreme Lichtempfindlichkeit

✱ **Ehlers-Danlos-Syndrom:** Gruppe erblicher Kollagenkrankheiten, Hyperelastizität der Haut und Hypermobilität der Gelenke

✱ **Pseudoxanthoma elasticum:** Elastindefekte, faltige Haut mit gelblichen Papeln, retinale Veränderungen

✱ **Vergreisungssyndrome:** Erbkrankheiten mit vorzeitiger und beschleunigter Alterung von Haut und inneren Organen

Benigne Tumoren

Zysten der Haut

Zysten sind epithelumkleidete Hohlräume mit wässrigem oder zähflüssigem Inhalt. Sie entstehen durch die traumatische Verlagerung von Epidermis in das Bindegewebe oder durch Verstopfung von Ausführungsgängen.

Milien

Diese häufigen, intraepithelialen, verhornenden Zysten an Drüsenausführungsgängen oder auch interfollikulär präsentieren sich als multiple, halbkugelige, 1–2 mm kleine, weißliche, derbe Hornzysten (Milium = Hirsekorn; ❙ Abb. 1). Pseudomilien können auch als Begleitsymptom von bullösen Dermatosen mit subepidermaler Spaltbildung vorkommen. Nach Inzision können die Zysten exprimiert werden, alternativ Abtragung mit dem CO_2-Laser.

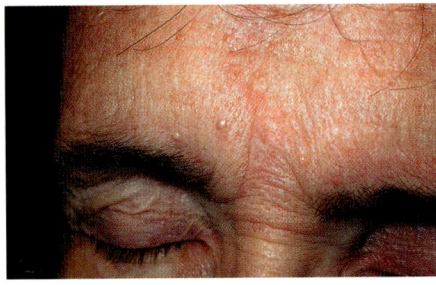

❙ Abb. 1: Milien. [16]

Epidermale Zyste (Atherom)

Diese sehr häufige Läsion entsteht meist durch Verschluss der Haarfollikelmündung und Weiterproliferation des Follikelepithels. Es entstehen hautfarbene, bis mehrere Zentimeter große, kugelige, derbe bis pralle Knoten in der Haut (❙ Abb. 2). Zentral besteht ein Porus, der Inhalt ist schmierig. Prädilektionsstellen sind Gesicht, Rumpf und proximale Extremitäten. Die Zyste kann in toto exstirpiert werden, alternativ wird nach Anritzen der Zyste und Entleeren des Inhalts die epitheliale Zystenwand gefasst und herausgezogen. Bei unvollständig entfernter Zystenwand besteht die Gefahr eines Rezidivs.

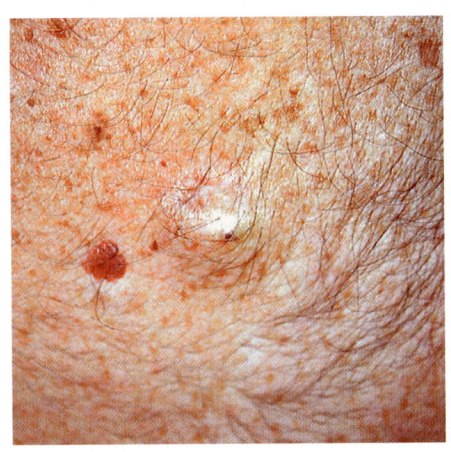

❙ Abb. 2: Epidermoidzyste. [16]

Trichilemmalzyste (Grützbeutel)

Trichilemmalzysten gehen von den tiefen Haarfollikelanteilen aus, der Inhalt besteht aus Hornmasse und Talg. Sie sitzen meist auf der Kopfhaut und sind klinisch der epidermalen Zyste sehr ähnlich, jedoch meist ohne zentralen Porus. Die Therapie besteht in einer Ausschälung wie bei der epidermalen Zyste.

Seltenere Zysten

▶ **Steatocystoma multiplex:** An Rumpf, Gesicht und proximalen Extremitäten bilden sich diese autosomal-dominant vererbten, unzähligen zystischen Läsionen des Talgdrüsenausführungsgangs.

Tumoren der Epidermis

Seborrhoische Keratose

Dieser benigne, epidermale Tumor (Alterswarze, Verruca seborrhoica) ist sehr häufig. Er tritt im Lauf der zweiten Lebenshälfte fast regelmäßig auf.

Klinik und Therapie

Die harmlosen, symptomlosen Tumoren treten solitär oder multipel, meist am Oberkörper und in großer morphologischer Variationsbreite auf. Sie können spontan teils oder ganz abfallen. Zunächst zeigen sich flache, scharf abgegrenzte, regelmäßig konturierte, leicht pigmentierte Flecken mit matter, fettiger Oberfläche. Sie können so bestehen bleiben als endophytische Variante (Lentigo senilis) oder vergrößern sich flächig, werden erhaben und pigmentieren zunehmend. Später ist die Oberfläche

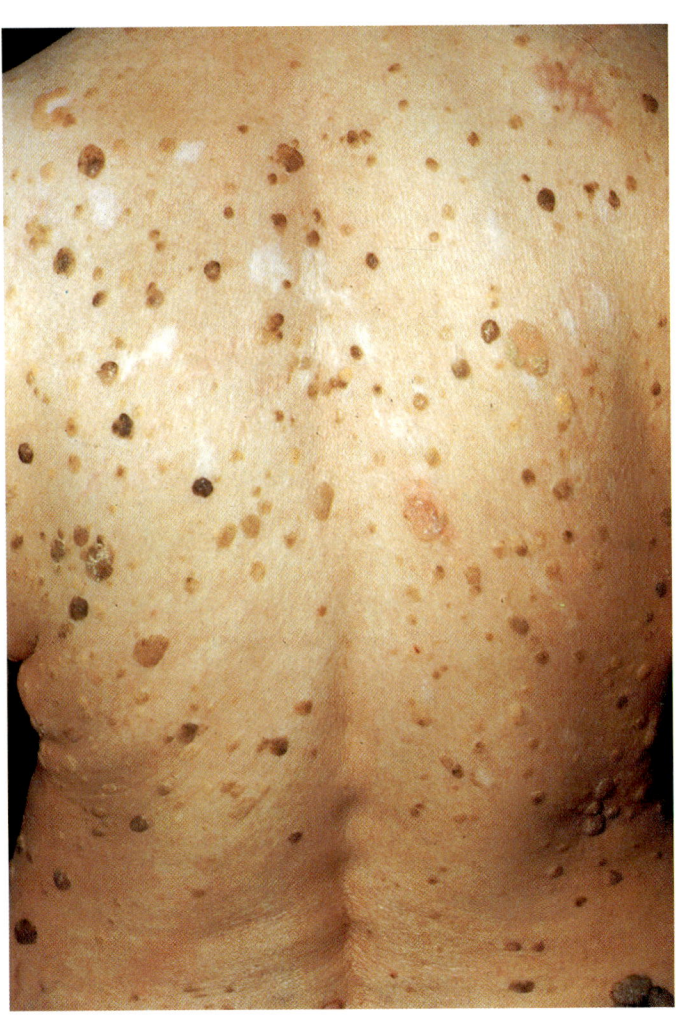

❙ Abb. 3: Seborrhoische Warzen. [5]

zerklüftet, die regelmäßige papilläre Beschaffenheit und die porenreichen Krater entstehen durch Abstoßung zahlreicher kleiner Hornzysten und Hornpfröpfe. Seborrhoische Keratosen bleiben immer rund und sind homogen aufgebaut, sie konfluieren kaum (Abb. 3). Wenn eine Therapie gewünscht ist, können seborrhoische Keratosen meist ohne Substanzdefekt mit dem scharfen Löffel oder der elektrischen Schlinge kürettiert werden.

Sonderformen
- **Melanoakanthom:** besonders starke Akanthose mit warzig ausgeformter Oberfläche und braunschwarzer Hyperpigmentierung
- **Stuckokeratosen:** plane, unpigmentierte, multipel und kleinfleckig auftretende Hyperkeratosen an den Beinen älterer Menschen mit trockener Haut
- **Eruptive V. seborrhoicae:** plötzlich auftretende sehr zahlreiche, oft heftig juckende seborrhoische Warzen, v. a. am Stamm (von manchen Autoren als „Paraneoplasie" bezeichnet: Leser-Trélat-Zeichen)

Bindegewebige Tumoren

Histiozytom
Diese extrem häufige Fibroblasten- und Histiozytenproliferation entsteht meist nach Insektenstich oder Traumata an den unteren Extremitäten Erwachsener (Synonyme: Dermatofibrom, hartes Fibrom). Der einige Millimeter bis Zentimeter große, derbe intradermale Knoten ragt gering über das Hautniveau heraus und ist oft mit einer leichten Hämosiderinpigmentierung oder einem Pigmenthof versehen. Beim Zusammendrücken entsteht eine zentrale Einsenkung. Exzision ist nur aus differentialdiagnostischen Erwägungen erforderlich.

Weiches Fibrom
Sehr häufiger, bindegewebiger Tumor (Fibroma molle, Fibroma pendulans, Skin tag; Abb. 4), der als Hautanhängsel in zwei Varianten auftritt:

- Multiple, kleine, durch Reibung entstehende, gestielte, schlaffe Knötchen mit hautfarbener oder pigmentierter Oberfläche
- Als solitäres, großes Fibroma molle, seltener, bis mehrere Zentimeter groß, sackartiges Gebilde

Wenn eine Therapie gewünscht wird, kommen Scherenschlag, Kauterabtragung und Exzision infrage.

Keloide und hypertrophe Narben

Bei den hypertrophen Narben ist die überschießende Bindegewebsreaktion auf den Bereich des Traumas beschränkt, bei den Keloiden greift sie darüber hinaus.
Klinik: Es handelt sich um wulstartig erhabene, derbe, prall gespannt wirkende Läsionen, anfangs hellrot, im späteren Verlauf hautfarben oder etwas hyperpigmentiert. Diese Hypertrophien gehen mit der Gefahr der dermatogenen Kontraktur und der Beweglichkeitseinschränkung einher. Besonders am Sternum kommt es auch zu sogenannten Spontankeloiden ohne eruierbares vorangegangenes Trauma. Eine höhere Inzidenz besteht bei negroiden Rassen und jungen Patienten.
Therapeutisch werden Kortikoidsalben unter Okklusion, monatelange spezielle Druckverbände und die intraläsionale Injektion von Depotsteroiden versucht. Unmittelbar nach einer Exzision muss der Bereich wegen der Rezidivgefahr bestrahlt werden. Außerdem werden Silikonpflaster und Kryotherapie eingesetzt.

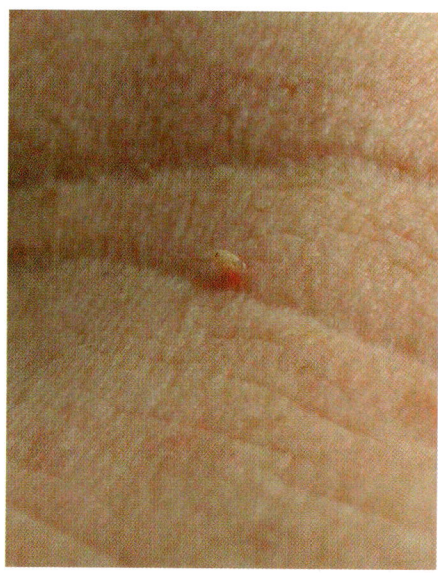

Abb. 4: Fibroma molle. [13]

Zusammenfassung
- **Milien:** stecknadelkopfgroße, hautfarbene oder graugelbe oberflächliche Hornzysten
- **Retentionszysten,** die von den Ausführungsgängen der Talgdrüsen ausgehen: epidermale Zysten vom epidermisnahen Anteil, Trichilemmalzysten vom tiefen Anteil
- **Seborrhoische Keratose:** gelbbraune bis schwarze, breitbasig aufsitzende Papillome, v. a. am Rumpf
- **Fibrom:** wahrscheinlich reaktive, umschriebene Fibroblasten- und Kollagenvermehrung, hartes und weiches Fibrom
- **Keloide:** überschießende Proliferation des Bindegewebes nach Hautverletzung

Gutartige Blutgefäßproliferationen und -fehlbildungen

Die zahlreichen hierher gehörenden und oft summarisch als „Angiome" bezeichneten Läsionen werden in echte Gefäßproliferationen und Gefäßfehlbildungen aufgrund einer zunehmenden Ektasie der betroffenen Gefäßstruktur unterteilt. Erstere beruhen auf Proliferation endothelialer Zellen (Hämangiome, Hämangioendotheliome, Tufted angiome), Letztere auf einer progressiven Weitstellung der Gefäße, wobei der kapilläre, arterielle, venöse und lymphatische Schenkel betroffen sein kann. Eine weitere Einteilung kann aufgrund anderer Charakteristika (z. B. angeboren/erworben, isoliert/im Rahmen von Syndromen) erfolgen.

Gutartige Gefäßproliferationen

Infantile Hämangiome

Hämangiome (gutartige Angiome, Blutschwämmchen) sind häufige Tumoren des Säuglingsalters mit einer Inzidenz von bis zu 10 % und angeborenem oder frühkindlichem Auftreten. Es handelt sich um eine umschriebene, gutartige, endotheliale Gefäßproliferation in der Haut mit charakteristischem Proliferations- (Wachstums-) und Regressionsverhalten. Die Hämangiome sind je nach anatomischer Lage der Gefäßproliferation hellrot bis blaurötlich und je nach Wachstumsphase prall-elastisch bis weich-kompressibel. Hiernach werden oberflächliche (überwiegende junktional/oberflächlich dermale Proliferation der Endothelzellen), kombinierte (junktionale und dermale endotheliale Proliferation) und tiefe Formen (vorwiegend subkutan/tief dermal gelegene Proliferation der Endothelzellen) unterschieden. Die weitere Einteilung erfolgt nach Ausdehnung in fokale, segmentale oder diffuse Hämangiome.

Während die Proliferationsphase in der Regel bis zum zwölften Lebensmonat abgeschlossen ist, folgt eine unterschiedlich lange Regressionsphase, innerhalb derer sich die einzelnen Unterformen in unterschiedlichem Ausmaß zurückbilden. Allgemein gilt, dass oberflächliche Hämangiome sich rascher und vollständiger zurückbilden als tiefe, subkutan gelegene Hämangiome, deren Restbefund häufig noch zu signifikanten kosmetischen Beeinträchtigungen führen kann. In der Regel ist die maximale Rückbildung bis zum zehnten Lebensjahr erreicht (Abb. 1). Eine frühere, aktive Therapie mit Laser- oder Kryotherapie wird nur empfohlen, wenn sensorisch oder vital wichtige Funktionen betroffen sind oder die regelrechte Entwicklung eines Organs beeinträchtigt ist.

Granuloma pyogenicum

Häufiger, gutartiger, bevorzugt an Händen und im Gesicht lokalisierter reaktiver Hauttumor, der nach einem Minimaltrauma oder Insektenstich innerhalb von 1–3 Wochen aufschießt. Die weichen, kugeligen, leicht vulnerablen Tumoren sitzen breitbasig in der Haut oder auf derselben und sind unvollständig oder kaum mit Epidermis überzogen (Abb. 2). Es besteht eine starke Blutungsneigung. Histologisch handelt es sich um überschießendes Granulationsgewebe mit den Charakteristika eines kapillären Hämangioms. Differentialdiagnostisch müssen Fibrome, Angiofibrome, Naevus Spitz sowie (amelanotische) Melanome bedacht werden. Die Tumoren werden unter Mitnahme der entzündlichen Basis exzidiert.

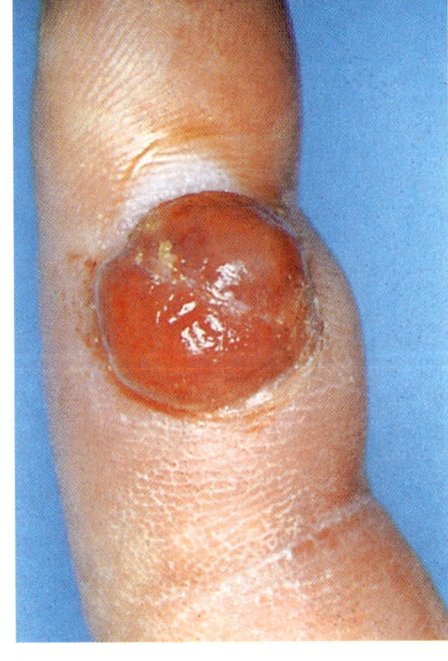

Abb. 2: Granuloma pyogenicum. [14]

Senile Angiome

Die wenige Millimeter großen, halbkugeligen, blauroten, benignen Knötchen sind insbesondere am Stamm lokalisiert und treten häufig multipel auf. Zu Beginn echte Proliferation, im späteren Stadium finden sich lediglich ektatische Gefäße.

Glomustumoren

Dieser benigne Gefäßtumor stammt von dermalen arteriovenösen Anastomosen (Hoyer-Grosser-Organ, Glomusorgan) ab. Er tritt bevorzugt unter den Nägeln als schmerzhaftes, blaurotes Knötchen auf. Multiples familiäres Auftreten ist beschrieben.

Gutartige Gefäßfehlbildungen

Naevus flammeus (Feuermal)

Die nävoide Fehlbildung dilatierter oberflächlicher dermaler postkapillärer Blutgefäße äußert sich als scharf begrenzter, unregelmäßig konfigurierter, hellroter

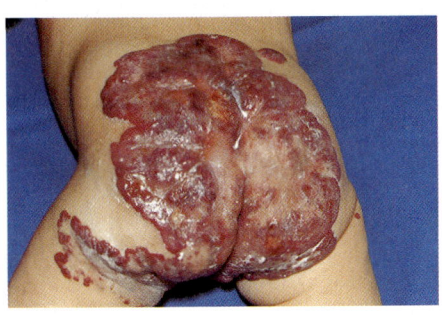 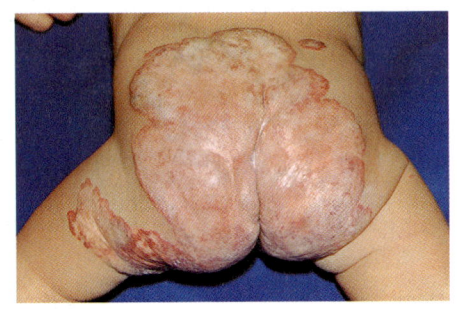

Abb. 1: Infantiles Hämangiom (links) und seine Rückbildung (rechts). [5]

Tumoren

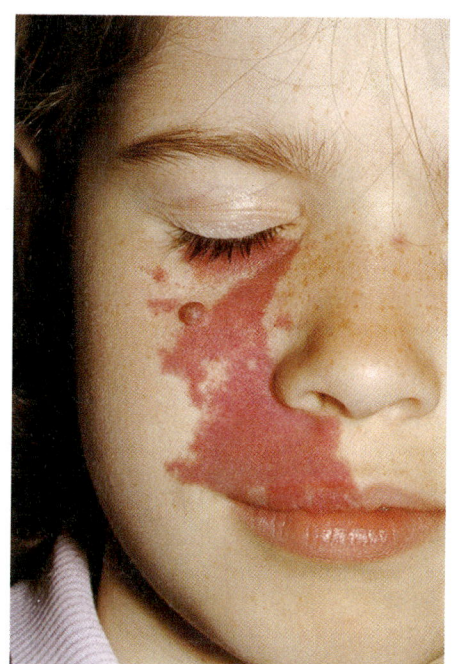

Abb. 3: Naevus flammeus. [5]

strichförmig) verschwindet unter Glasspateldruck. Therapeutisch kommt der Farbstofflaser zum Einsatz.

N. araneus (Spider-Nävus)

Diese punktförmigen Teleangiektasien strahlen radiär unter der Hautoberfläche von einem Quellgefäß aus, sie befinden sich v. a. an Gesicht und Oberkörper (Abb. 4). Bei Kindern treten sie einzeln oder mehrfach auf und bilden sich gelegentlich spontan zurück. Bei Erwachsenen bilden sie sich im Laufe von progressiven Leberleiden exanthematisch am Oberkörper.

Familiäre hämorrhagische Teleangiektasie (M. Osler)

Autosomal-dominante, seltene Erbkrankheit der Haut, der Schleimhäute und innerer Organe mit starker Blutungsgefahr.

Angiokeratome

Angiokeratome können nävoid am Körper (Angiokeratoma circumscriptum), streifig an den Fingern (lineares Angiokeratom) oder umschrieben am Skrotum (Angiokeratoma Fordyce) vorkommen. Im Rahmen des Angiokeratoma corporis diffusum (M. Fabry) sind disseminierte Angiokeratome das

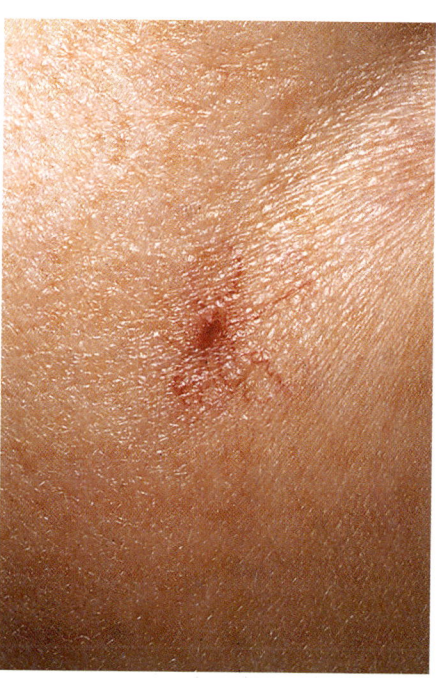

Abb. 4: Spider-Nävus. [14]

kutane Leitsymptom eines angeborenen Stoffwechseldefekts (Glykosphingolipidose aufgrund eines Defekts der Galaktosidase A). Angiokeratome sind blaurote bis schwärzliche angiomatöse Knoten mit einer charakteristischen, rauen, keratotischen Oberfläche. Je nach Unterform zeigen sie sich in kleinpapulöser, streifiger oder umschriebener Ausprägung.

bis livider Fleck (Abb. 3). Sie ist angeboren oder tritt frühkindlich auf.
Mediale Naevi flammei sind sehr häufig (ca. 30 % aller Kinder), meist diskret, im Nacken und zentral an der Stirn gelegen und bilden sich bis zum zweiten Lebensjahr deutlich zurück (sog. Storchenbiss).
Laterale Naevi flammei sind sehr selten (Inzidenz bis zu 0,3 % der Neugeborenen) und meist streng auf eine Gesichtshälfte oder eine Extremität beschränkt. Oft ist die Ausdehnung auf Bereiche der Trigeminussegmente begrenzt. Diese zeigen keine Rückbildungstendenz und können im Erwachsenenalter sogar knotige Gefäßproliferationen ausbilden (pflastersteinartig, Bindegewebshypertrophie, progressive Gefäßerweiterung). Sie können diagnostische Bedeutung im Rahmen von komplexen Fehlbildungssyndromen erlangen (s. S. 86).

Teleangiektasien

Die erweiterten, kleinkalibrigen Blutgefäße der oberen Dermis kommen primär (idiopathisch) oder sekundär (symptomatisch, z. B. im Rahmen von Grunderkrankungen) vor. Die rötliche Gefäßzeichnung (makulös, papulös oder

---

Zusammenfassung

✖ **Gutartige Gefäßproliferationen**
- **Infantile Hämangiome:** angeborene oder frühkindlich auftretende, kräftig rote oder bläuliche, weiche, flach erhabene bis große tumoröse Gefäßneubildungen, die sich durch ein charakteristisches Wachstumsverhalten auszeichnen und sich großteils spontan zurückbilden
- **Granuloma pyogenicum:** sich meist im Anschluss an eine Verletzung entwickelndes, blutgefäßreiches Granulationsgewebe, klinisch meist pilzförmiger, rötlich livider bis blauschwärzlicher Tumor, der leicht blutet.

✖ **Gutartige Gefäßfehlbildungen**
- **Naevus flammeus:** angeborene oder frühkindlich auftretende, hell- bis dunkelrote, scharf und unregelmäßig begrenzte, flache Hautveränderungen in dermatomaler Verteilung. Man unterscheidet eine mediane und eine laterale Form, Letztere ist oft mit anderen Fehlbildungen assoziiert und bildet sich im Gegensatz zur medialen Form nicht spontan zurück.

Nävi

Unter „Nävus" (Mal) versteht man eine umschriebene, gutartige Fehlbildung (Hamartom) der Haut verschiedener Natur. Es werden Nävi des melanozytären Systems (Pigmentnävi) abgegrenzt von Nävi, die von einzelnen oder mehreren Schichten der Haut ausgehen (epitheliale Nävi, Bindegewebsnävi, Blutgefäßnävi).

Epitheliale Nävi

Epidermaler Nävus
Synonyme sind „hyperkeratotischer Naevus", „Naevus verrucosus" und „Naevus striatus". Es handelt sich um angeborene, aber meist nicht familiäre, scharf begrenzte, streifige Verdickungen der Epidermis mit Hyperkeratose.
Klinik: Die häufig vorkommenden Nävi sind verrukös, weich und bräunlich (❚ Abb. 1). Sie folgen meist den Blaschko-Linien.
Therapie: Wenn die Nävi stören, werden sie in Serien exzidiert. Dermabrasion und Kürettage sind wegen der hohen Rezidivgefahr meist unzureichend.

Sonderformen
ILVEN (inflammatorischer linearer verruköser epidermaler Nävus)
Diese linear oder halbseitig auftretende verruköse Form mit entzündlicher Reaktion und Juckreiz manifestiert sich in der Kindheit. Sie breitet sich langsam aus und kann gelegentlich auch zu einer Nageldystrophie führen. Gehäuft assoziiert sind ZNS- und Skelettanomalien.

Naevus sebaceus
Bei dieser mittelhäufigen, meist angeborenen epithelialen Fehlbildung sind die Talgdrüsen, aber auch die Epidermis, Dermis und apokrinen Drüsen beteiligt.
Klinik: Die umschriebenen, streifigen oder unregelmäßigen, immer scharf begrenzten, oft fast kugeligen Gebilde finden sich meist in der Kopfhaut. Meistens fehlen die Haare in diesem Bereich vollständig. Im Corium finden sich knotige Anreicherungen von Talgdrüsenläppchen, die kaum Talg sezernieren. Nach der Pubertät besteht eine Rückbildungstendenz.
Therapie: Bei Persistenz im Erwachsenenalter ist die Totalexzision indiziert, da Exophytien und in 15–30 % der Fälle Basalzellkarzinome und andere Tumoren auftreten können.

Melanozytäre Nävi

Epidermale melanozytäre Nävi
Neben den folgenden sind weitere Pigmentflecken unter „Hyperpigmentierungen" (siehe S. 118) abgehandelt.

Epheliden (Sommersprossen)
Epheliden sind kleine, runde, scharf begrenzte, disseminierte bräunliche Flecken an lichtexponierten Arealen, die bei hellhäutigen Kindern nach Sonnenbränden auftreten. Diese permanenten Läsionen blassen im Winter ab, treten aber bei neuerlicher Sonneneinstrahlung wieder hervor. Sie entstehen durch Vermehrung von Melanin.

Lentigines
Lentigines sind den Epheliden ähnlich, aber größere (ca. 5 mm) und dunklere Flecke. Sie entstehen durch Vermehrung von Melanozyten. **Lentigo simplex** tritt meist solitär und UV-unabhängig im Kindesalter auf. **Multiple Lentigines** treten meist generalisiert, UV-unabhängig auf und sind häufig mit Syndromen assoziiert. **Lentigines seniles** (solares) entstehen als chronischer UV-Schaden in lichtexponierten Arealen.

Café-au-Lait-Fleck
Café-au-Lait-Flecken sind hellbraune, scharf begrenzte Flecken, die solitär oder als Teilsymptom z. B. bei der Neurofibromatose (s. S. 86) auftreten.

Naevus spilus
Naevus spilus ist ein relativ häufiger, angeborener Pigmentfleck, der 2–10 cm groß und scharf begrenzt ist. Er ist hellbraun mit kleinen, dunkleren Einsprengungen, die zunehmen können (❚ Abb. 2).

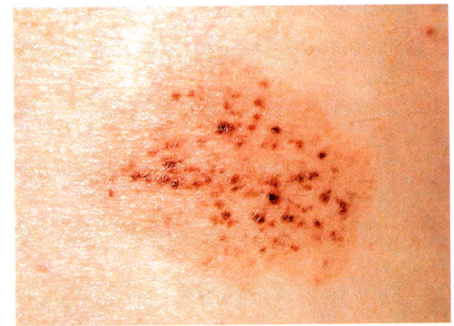

❚ Abb. 2: Naevus spilus. [15]

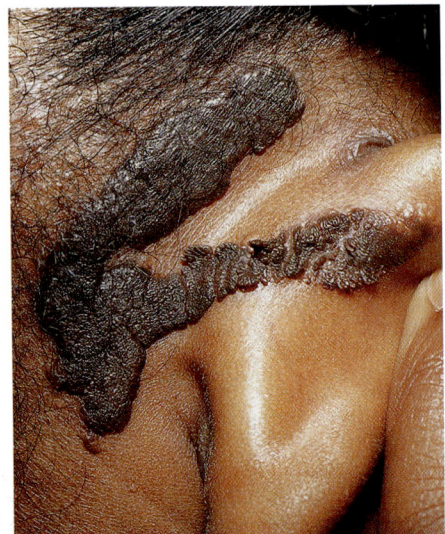

❚ Abb. 1: Epidermaler Nävus. [15]

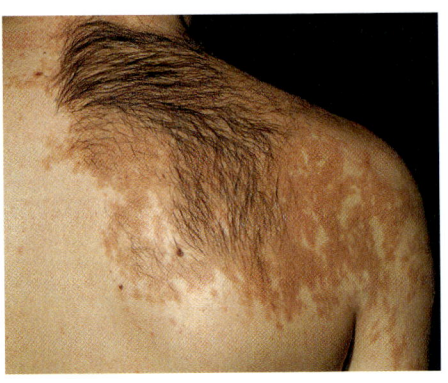

❚ Abb. 3: Becker-Nävus. [5]

Tumoren

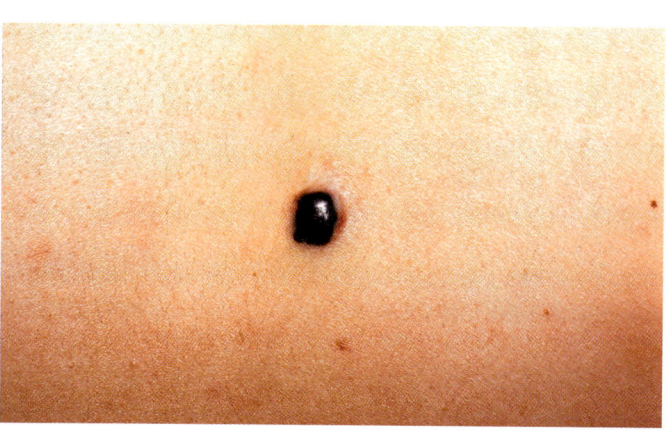

Abb. 4: Naevus bleu. [16]

Becker-Nävus
Ein Becker-Nävus ist ein komplexes, handflächengroßes, gut abgegrenztes, pigmentiertes Hamartom mit Hypertrichose (Abb. 3). Es entwickelt sich meist bei jungen Männern in der zweiten Dekade, betroffen sind ca. 2 % der Bevölkerung.

Dermale melanozytäre Nävi
Mongolenfleck
Der Mongolenfleck ist ein schwach bläulicher, unscharf begrenzter, flächiger Nävus im Kreuzbeinbereich, der sich meist in der Kindheit zurückbildet. Bei Neugeborenen der mongolischen Rasse ist er in 90–100 % zu beobachten, bei Weißen tritt er nur selten auf.

Naevus fuscocoeruleus
Häufig bei Mongolen und Japanern ist ein **Nävus Ota,** eine blauschwarze, flächige Pigmentierung im Versorgungsbereich der beiden ersten Trigeminusäste. Der **Nävus Ito** ist eine Variante des Nävus Ota an der Schulter.

Naevus bleu
Diese gutartige und meist erworbene Ansammlung von Melanozyten in der Dermis (Syn.: blauer Nävus, Naevus coeruleus) findet sich bei 2–3 % der Bevölkerung. Das derbe, schiefergraue oder blauschwarz schimmernde Knötchen hat eine glatte, glänzende Oberfläche (Abb. 4). Es handelt sich um einen benignen Tumor dendritischer Melanozyten, die durch Melaninproduktion in tiefen Gewebsschichten blau erscheinen. Histologisch finden sich feingranulär pigmentierte Spindelzellen in der Dermis oder beim zellulären Typ zellreiche Tumoren in Dermis und oberer Subkutis mit sehr stark pigmentierten, zytoplasmareichen polygonalen Melanozyten.

Zusammenfassung

- **Epitheliale Nävi:** Epidermale Nävi sind angeborene, aber meist nicht familiäre, scharf begrenzte, streifige Verdickungen der Epidermis mit Hyperkeratose. Sie sind verrukös und weich. Sonderformen: ILVEN und Naevus sebaceus.
- **Melanozytäre Nävi:**
  - **Epidermale melanozytäre Nävi:** Epheliden (Sommersprossen) sind braune Flecken, mit verstärkter Melaninbildung und normaler Melanozytenzahl, Lentigines sind etwas größere braune Flecken mit erhöhter Melanozytenzahl. Café-au-Lait-Flecken sind hellbraune Veränderungen, die solitär oder im Rahmen von Syndromen auftreten. Ein Naevus spilus ist hellbraun mit dunkleren Einsprengungen. Ein Becker-Nävus ist ein komplexes, handflächengroßes, gut abgegrenztes, pigmentiertes Hamartom mit Hypertrichose.
  - **Dermale melanozytäre Nävi:** Der Mongolenfleck ist ein schwach bläulicher, unscharf begrenzter Nävus im Kreuzbeinbereich, der v. a. bei Neugeborenen der mongolischen Rasse auftritt. Naevi fuscocoerulei treten bevorzugt bei Mongolen und Japanern auf. Der Naevus bleu ist eine gutartige, meist erworbene Ansammlung von Melanozyten in der Dermis.

Nävuszellnävi

Die morphologisch vielfältige Gruppe gutartiger, melanozytärer Läsionen ist histologisch durch Nävuszellnester definiert. Diese werden aus kugeligen oder spindeligen Nävuszellen gebildet, die die dendritische Form von Melanozyten verloren haben und Melaninpigment zwar besitzen, aber nicht weitergeben können. Ihre örtliche Proliferation und die Neigung, aneinander zu haften, führen zu Nävuszellnestern oft beträchtlicher Größe. Kongenitale und histopathologisch dysplastische Nävi haben ein höheres Risiko zur Umwandlung in ein Melanom.

Erworbener Nävuszellnävus

Erworbene Formen sind im Gegensatz zu kongenitalen Nävuszellnävi multipel, regellos disseminiert, rund und klein. Bei den gewöhnlichen erworbenen NZN handelt es sich um umschriebene kleine Hauttumoren mit variabler Oberfläche, die wahrscheinlich unter dem Einfluss von Besonnung im Kindesalter entstehen. Sie sind sehr häufig. Auf jede Person in der erwachsenen Bevölkerung kommen durchschnittlich ca. 20 erworbene Nävuszellnävi. Im Kindesalter imponieren sie als flach erhabene oder im Hautniveau liegende, hautfarbene, bräunliche oder schwärzliche Tumoren. Sie werden zunehmend papillomatös, die Pigmentierung nimmt gegebenenfalls ab. Dem entspricht die histologische Entwicklung: Sie scheinen zunächst als kugelige Gebilde an der Junktionszone auf (Junktionsnävi), tropfen später teils in die Dermis ab (Compound-Nävi) und bilden dort strang- oder haufenartige Aggregate aus. Schließlich sind sie nur noch in der Dermis vorhanden (dermale Nävuszellnävi; Abb. 1). Nävuszellnävi können aber auch eine Regression zu dysplastischen Nävi durchlaufen.

Junktionsnävus

Junktionsnävi sind früh auftretende, kleine Nävi mit homogener hell- bis dunkelbrauner Pigmentierung. Die Nävuszellen befinden sich in der Junktionszone zwischen Dermis und Epidermis.

Compound-Nävus

Compound-Nävi sind große, knotige, erhabene, braun bis braunschwarze, scharf begrenzte Nävi, häufig mit zerklüfteter Oberfläche und Hypertrichose. Die Nävuszellnester befinden sich in der Junktionszone und im dermalen Bindegewebe. Compound-Nävi bilden sich in der Regel aus Junktionsnävi im Laufe der Pubertät durch Reifung und Tiefenausdehnung.

Dermaler Nävus

Dermale Nävi stellen den Endzustand der Nävusentwicklung dar. Sie sind braun, papulös und wulstig. Dermale Nävi sind häufig mit Haar besetzt und pigmentarm. Sie bilden sich zurück und wandeln sich bindegewebig oder lipomatös um.

Therapie

Ist eine Selbstbeobachtung nicht möglich und verändert sich das Aussehen, müssen die Nävuszellnävi exzidiert werden. Die Aussehensveränderung kann sich manifestieren als asymmetrisches Wachstum, unscharfe Begrenzung, glänzende Oberfläche, Größenzunahme, (meist dunkle) Farbveränderungen, Juckreiz und Blutung bei mechanischer Belastung. Wichtig sind auch – besonders bei multiplen Pigmentnävi – ein ausreichender Lichtschutz und die Vermeidung von Sonnenbränden.

Kongenitaler Nävuszellnävus

Diese Formen sind seltener, größer und weniger symmetrisch als erworbene Nävuszellnävi; sie dringen auch tiefer in die Haut ein und haben eine geringere Tendenz zur Rückbildung. Die Inzidenz bei Neugeborenen beträgt 1 %. Je größer die kongenitalen NZN sind, desto seltener sind sie. Wegen der gehäuften Entartung (1–5 %) sollten sie möglichst bereits im Kindesalter exzidiert werden.

Kongenitaler Riesenpigmentnävus

Diese Nävusform ist selten und tritt meist im Rahmen einer neurokutanen Melanose kongenital als Badehosennävus im Lenden- und Gesäßbereich auf. Es handelt sich um einen einheitlich bräunlichen oder gesprenkelten, oft behaarten Pigmentnävus („Tierfellnävus"), der sich über weite Bereiche der Körperoberfläche erstreckt (Abb. 2). In 15 % der Fälle treten frühkindliche Melanome auf, die sich durch den oft unbemerkten Beginn und aggressiven Verlauf auszeichnen.

Therapie

In der ersten Lebenswoche sollten die Riesenpigmentnävi großflächig geschliffen oder später in Serie exzidiert werden. Bei der Exzision besonders der knotigen Bereiche besteht aber ein hohes Risiko für Narbenkontrakturen. Wegen der Gefahr der malignen Entartung müssen kongenitale Riesenpigmentnävi alle drei Monate kontrolliert werden.

> Die Gesamtzahl melanozytärer und dysplastischer Nävi werden als Risikofaktoren für die Entwicklung eines malignen Melanoms diskutiert.

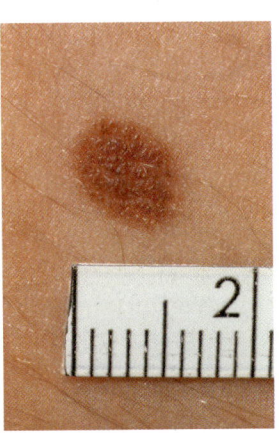 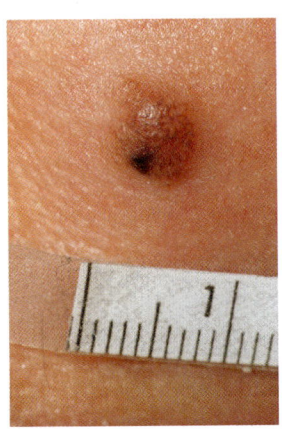 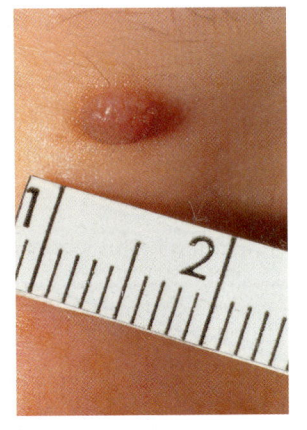

Abb. 1: Junktionsnävus (links), Compound-Nävus (Mitte), dermaler Nävus (rechts). [5]

Läsion	Unterscheidungsmerkmale
Dermaler Nävus	Braun, papulös und wulstig
Lentigines solares	Gelbbraune Makulä an lichtexponierten Stellen
Seborrhoische Keratosen	Wirken wie aufgesetzt und sind hyperkeratotisch
Hämangiom	Vaskulär, kann auch pigmentiert sein
Histiozytom	An den Beinen lokalisiert, derb
Pigmentiertes Basaliom	Oft im Gesicht lokalisiert, mit Perlschnurrand, zentralen Ulzerationen und Teleangiektasien
Malignes Melanom	Nimmt an Größe zu, kann entzündet sein, nässen, jucken und bluten

Tab. 1: Unterscheidungskriterien pigmentierter Läsionen.

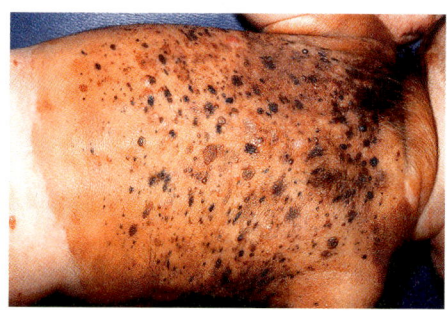

Abb. 2: Kongenitaler Riesenpigmentnävus. [15]

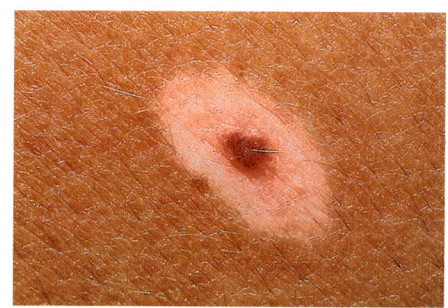

Abb. 3: Halonävus. [5]

Sonderformen

Spindelzellnävus

Dieser solitäre, umschriebene und gutartige, knotige Nävus wird auch als „benignes juveniles Melanom" bezeichnet. Die häufige Form bei Kindern nennt sich „Nävus Spitz", die pigmentierte Variante bei Erwachsenen „Nävus Reed". Diagnostisch entscheidend ist neben der Klinik und Auflichtmikroskopie letztlich die Histologie. Hier findet man Junktions-, Compound- oder dermale Nävi mit großen, zytoplasmareichen („epitheloiden") Melanozyten und ausgeprägter Kernpolymorphie bzw. sehr stark pigmentierten Spindelzellen. Die Histologie kann an ein malignes Melanom erinnern.

Halonävus

Dieser erworbene Nävuszellnävus mit einer bräunlichen Makula oder Papel mit depigmentiertem Hof (Abb. 3) wird auch als „Sutton-Nävus" bezeichnet und entsteht durch Autoaggression. Histologisch findet sich ein Junktions- oder Compound-Nävus mit sehr dichter lymphozytärer Infiltration zwischen den Melanozyten.

Differentialdiagnose melanozytärer Nävi

Manchmal ist es schwierig, NZN von anderen pigmentierten Hautveränderungen abzugrenzen. Die wichtigsten Merkmale der Differentialdiagnosen sind in Tab. 1 dargestellt.

Zusammenfassung

✱ Gutartige Hautgeschwulst (Hamartom) mit Anreicherung von Nävuszellen an der Epidermis-Kutis-Grenze (Junktionsnävus), in der Kutis (dermaler Nävus) oder in Epidermis und Kutis (Compound-Nävus)

✱ Scharf begrenzt, rundlich (flach bis halbkugelig, gestielt oder breitbasig aufsitzend) und mit glatter, höckeriger oder warziger Oberfläche

✱ Kongenitale Nävuszellnävi sind seltener, größer und weniger symmetrisch als erworbene und haben ein erhöhtes Risiko der malignen Entartung. Kongenitale Riesenpigmentnävi sind einheitlich bräunlich, oft gesprenkelt und behaart und erstrecken sich über weite Teile der Körperoberfläche. Weitere Sonderformen sind der Halonävus mit weißem Hof um bräunlichen Fleck oder Papel und der Spindelzellnävus mit einer unruhigen, oft fehlleitenden Histologie.

In-situ-Karzinome, weitere Karzinome

In-situ-Karzinome

In-situ-Karzinome befinden sich ausschließlich oberhalb der epithelialen Basalmembran in der Epidermis. Da sich dort keine für eine Metastasierung notwendigen Blut- oder Lymphgefäße befinden, besteht eine exzellente Prognose. In ein invasives Karzinom gehen sie über, wenn die aggressivsten Zellklone die Basalmembran überwinden. Zu den fakultativen Präkanzerosen zählen chronisch-entzündliche Hautveränderungen wie chronische Ulzera, Lichen ruber mucosae und Lichen sclerosus et atrophicus. Durch die chronische Zellproliferation besteht ein erhöhtes Mutationsrisiko.

Aktinische Keratose

Dieses häufigste In-situ-Karzinom der Haut hellhäutiger Menschen hat einen Altersgipfel ab dem 50. Lebensjahr und betrifft v. a. Männer. Chronische UV-Exposition führt besonders bei hellen Hauttypen zu irreparablen Schäden an der DNA. Aus diesen kann sich dann mit einer Latenzzeit von bis zu 20 Jahren eine aktinische oder solare Keratose entwickeln, die in 10–20 % in ein Plattenepithelkarzinom übergeht. Bei immunsupprimierten Patienten wie bei Organtransplantierten liegt die Zahl bei 30 %.

Auf den sonnenexponierten Arealen der Haut finden sich meist multiple, anfangs rötliche und atrophische, später dann gelbgraue bis bräunliche, flächig hyperkeratotische, leicht verletzliche Herde (Abb. 1). Ein Sonderfall ist das Cornu cutaneum, bei dem von einer oft leicht geröteten Basis aus der Tumor die Haut v. a. des Gesichts überwächst (Abb. 2). Ein Cornu cutaneum kann von verschiedenen Hautveränderungen seinen Ursprung nehmen: aktinische Keratose, Verruca seborrhoica, Verruca vulgaris, Arsenkeratose, M. Bowen, Plattenepithelkarzinom und Basalzellkarzinom. In der Regel finden sich weitere Zeichen des chronischen Lichtschadens der Haut, z. B. solare Elastose. Bei einem flächigen Schaden spricht man auch von „Feldkanzerisierung". Zur Diagnose führt neben Inspektion und Palpation der typischen Rauheit die Histopathologie mit dem meist atrophischen, selten hypertrophischen Epithel. Differentialdiagnostisch sollte an In-situ-Karzinome und Keratosen anderer Genese wie atypische seborrhoische Warzen, M. Bowen und superfizielle Basalzellkarzinome gedacht werden. Aktinische Keratosen werden flächig mit Diclofenac 3 % in Hyaluronsäure, Imiquimod oder PDT behandelt, einzelne Keratosen auch mit Kryochirurgie. Wichtig sind Lichtschutzmaßnahmen und klinische Kontrollen.

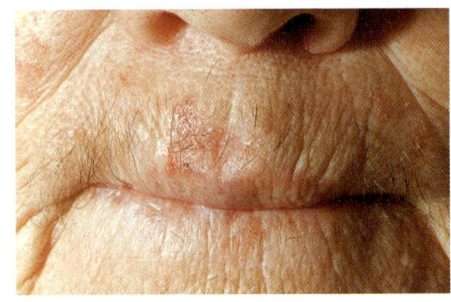

Abb. 1: Aktinische Keratosen. [5]

Arsen-, Radio-, Teerkeratosen

Jahrzehnte nach Arsenexposition entwickeln sich palmoplantar multiple, warzenähnliche Keratosen, die in ein Plattenepithelkarzinom übergehen können und auch ein erhöhtes Risiko für superfizielle Basaliome und M. Bowen darstellen. In ca. 20 % besteht eine Koinzidenz mit Lungen-, Leber- oder Dickdarmkarzinomen.

Radiokeratosen sind flächenhafte Hyperkeratosen nach vorausgegangener Bestrahlung, oft mit Erosionen, Teleangiektasien und Ulzerationen. Übergang in ein Plattenepithelkarzinom in über 30 %. Teerkeratosen sind seltene In-situ-Karzinome als Folge einer langjährigen beruflichen Teerexposition mit möglichem Übergang in ein Plattenepithelkarzinom.

Morbus Bowen

Dieses intraepidermale Karzinom der Haut (Carcinoma in situ) tritt bevorzugt jenseits des 40. Lebensjahres an Rumpf und Extremitäten als flacher, scharf begrenzter, erythematosquamöser, zum Teil keratotischer Herd auf (Abb. 3). In der ungeordneten Epidermis finden sich atypische, dyskeratotische Zellen. Der Übergang in ein Bowen-Karzinom ist möglich. Von den Differentialdiagnosen Psoriasis und nummuläres Ekzem lässt sich der M. Bowen durch seine Persistenz und den solitären Herd abgrenzen. Plaques werden exzidiert oder mit Laser, Kryochirurgie oder 5-Fluorouracil behandelt.

Erythroplasie Queyrat

Dem M. Bowen ähnliche, solitäre, intraepidermale Proliferation dysplastischer Zellen der Schleimhäute und Übergangsschleimhäute, v. a. im Genitalbereich. Häufig bei Personen im fortgeschrittenen Alter. „High-risk"-HPV werden oft nachgewiesen. Der scharf begrenzte, erosive, exsudative Fleck kann langfristig in ein invasives Karzi-

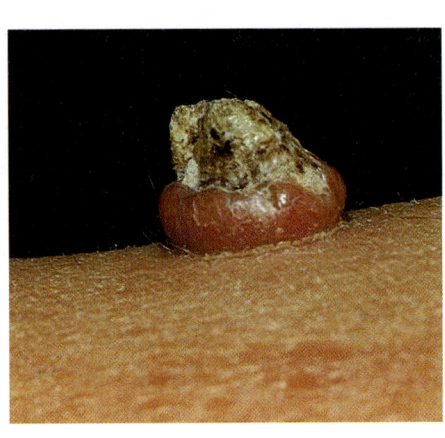

Abb. 2: Cornu cutaneum. [5]

nom übergehen. Nach der Entfernung empfiehlt sich eine langfristige Nachsorge.

Leukoplakie

An Schleimhäuten vorkommende, scharf begrenzte, nicht abwischbare, plane, manchmal erosive, weißliche Veränderungen mit relativ geordneter histologischer Struktur des Epithels. Leukoplakien werden oft durch chronische, mechanische oder chemische Reize hervorgerufen. Ein Übergang in ein Plattenepithelkarzinom ist selten, aber möglich. Häufig bessern sich die Herde spontan nach Weglassen der Noxe. Bei erosiver und ulzeröser persistierender Leukoplakie ist die Exzision aber notwendig.

Weitere Karzinome

Morbus Paget

Diese einseitige, langsam progrediente, scharf begrenzte, ekzemähnliche, juckende oder schmerzhafte Veränderung im Bereich der Brustwarze betrifft v. a. Frauen jenseits des 40. Lebensjahres. Die frühere Einordnung als In-situ-Karzinom ist überholt, der M. Paget muss als intraepidermales Adenokarzinom der Brustdrüse angesehen werden. Klinische Untersuchungen haben gezeigt, dass vielfach ein Karzinom der Milchdrüsenausführungsgänge, also ein Mammakarzinom, vorhanden ist. Man nimmt an, dass von diesem die Einwanderung von Paget-Zellen, das heißt von Karzinomzellen, in die Epidermis erfolgt. Differentialdiagnosen sind das Mamillenekzem, M. Bowen und Psoriasis. Es wird eine Mastektomie nach axillarer Lymphknotenausräumung durchgeführt.

Extramammärer M. Paget: Sehr seltenes, meist Männer betreffendes intraepidermales Karzinom der Drüsenausführungsgänge, meist in der Anogenital-, Axilla- oder Nabelregion.

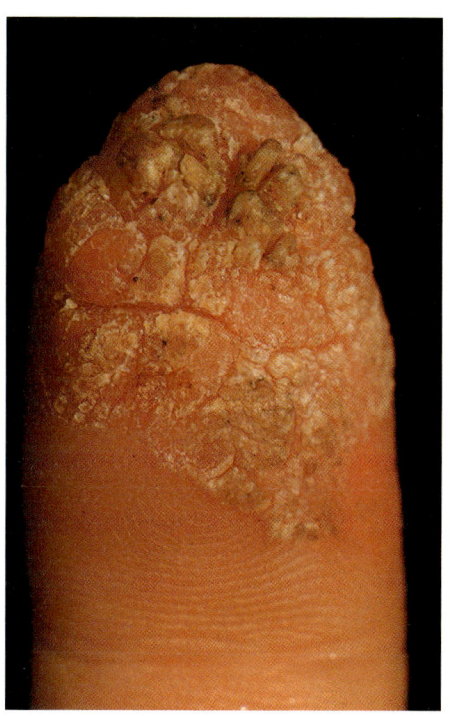

Abb. 3: M. Bowen. [5]

Merkel-Zellkarzinom

Merkel-Zellkarzinome entstehen aus neuroendokrinen Zellen der oberen Dermis oder den epidermalen Merkel-Zellen. Sie sind mit anderen neuroendokrinen Karzinomen wie dem kleinzelligen Bronchialkarzinom verwandt. Es zeigen sich rasch wachsende hautfarbene bis rötlich-livide Knoten, die meist an chronisch lichtexponierten Arealen wie Gesicht und oberer Extremität auftreten.

Anschließend an eine Exzision mit Sicherheitsabstand und Wächterlymphknotenentfernung sollte ggf. eine Strahlentherapie durchgeführt werden. Die Häufigkeit von Rezidiven und Lymphknotenmetastasen ist hoch.

Zusammenfassung

* **Aktinische Keratose:** Chronische UV-Exposition kann mit einer Latenzzeit von bis zu 20 Jahren zu diesem häufigsten In-situ-Karzinom führen, welche in 10–20 % in ein Plattenepithelkarzinom übergeht. **Cornu cutaneum:** Hauthorn, das sich aus verschiedenen Hautveränderungen entwickeln kann. **Arsen-, Radio-, Teerkeratosen:** Übergang in ein Plattenepithelkarzinom oft nach langer Latenzzeit möglich. **M. Bowen:** intraepitheliales Karzinom der Haut, erythrosquamöser Herd. **Erythroplasie Queyrat:** dem M. Bowen analoge Läsion der Schleimhaut. **Leukoplakie:** weißliche Veränderungen der Schleimhäute mit seltenem Übergang in ein Plattenepithelkarzinom
* **M. Paget:** intraepidermales Adenokarzinom der Brustdrüse, ekzemähnliche Läsion. **Merkel-Zellkarzinom:** seltener, neuroendokriner Tumor der Haut, rezidiv- und metastasierfreudig

Malignes Melanom I

Das maligne Melanom ist ein hochgradig maligner Tumor, der von den Melanozyten ausgeht und frühzeitig lymphogen und hämatogen metastasieren kann. Das biologische Verhalten der Tumoren ist typenabhängig. Noduläre maligne Melanome (NMM) metastasieren häufiger als superfiziell spreitende Melanome (SSM). Besonders bei NMM und akrolentiginösen Melanomen (ALM) sind amelanotische, hautfarbene Primärtumoren möglich. Bei Schwarzen und Asiaten kommen wegen des fehlenden Pigmentschutzes dieser Areale fast ausschließlich ALM und Schleimhautmelanome vor. Der Verlauf ist bei allen Melanomen gleich: Sie entwickeln sich aus einem einzigen neoplastischen Zellklon, aus dem der Primärtumor resultiert. Dieser wächst zunächst intraepidermal als Melanoma in situ (Abb. 1) und – nach Durchbrechen der Basallamina – als invasives Melanom. Man unterscheidet eine frühe horizontale flächige und eine spätere vertikale knotige Wachstumsphase, die allerdings nicht klar voneinander zu trennen sind.

Epidemiologie

Inzidenzraten (Melanom/100 000 Einwohner/Jahr) sind in Schwarzafrika am niedrigsten (0,1) und in Queensland/Australien (weiße Rasse) am höchsten (60), in Deutschland liegt die Inzidenz bei 12,3/100 000/Jahr. Die Inzidenz steigt jährlich um 4–8 % und verdoppelt sich in ca. 15 Jahren. Die meisten Melanome werden zwischen dem 30. und 70. Lebensjahr entdeckt. Frauen sind etwas häufiger betroffen als Männer (1,5–2 : 1). Bei Frauen sind Melanome am häufigsten an den Unterschenkeln, bei Männern am Rücken lokalisiert (Abb. 2).

Risikofaktoren zur Melanomentstehung

Ein malignes Melanom kann sich aus einem seit Jahren bestehenden Nävuszellnävus (NZN) oder auf unauffälliger Haut entwickeln (Tab. 1). Folgende Häufigkeiten beruhen auf Schätzungen:

- ▶ 30–70 % der Melanome entstehen aus seit Jahren bestehenden Nävuszellnävi (40 % dieser melanozytären Tumoren zeigen histologisch das Muster der kongenitalen melanozytären Nävi, 60 % das der dysplastischen Nävi).
- ▶ 30–70 % der Melanome entstehen auf klinisch unauffälliger Haut.
- ▶ 10–20 % der Melanome entwickeln sich nach Jahren aus einer melanotischen Präkanzerose (s. Lentigo maligna).
- ▶ 10 % der Melanome treten familiär gehäuft auf (z. B. im Rahmen eines dysplastischen Nävussyndroms):
- **Clark-Nävus, atypischer, dysplastischer Nävus:** Die Begrenzung ist unregelmäßig und die Nävi haben verschiedene Farben. An manchen Stellen können sich atypische Nävi zurückbilden und an anderen Randausläufer ausbilden. Die Oberfläche ist lichenoid und flach.
- **Familiäres atypisches Nävus- und Melanom-Syndrom (FAMMM-Syndrom; Abb. 3):** Die Diagnosekriterien für dieses früher als „dysplastisches Nävussyndrom" bekannte Krankheitsbild sind laut der NIH Consensus Conference on the Diagnosis and Treatment of Early Melanoma: (1) Verwandter 1. oder 2. Grades mit mehr als einem malignen Melanom, (2) > 50 NZN, einige davon klinisch atypisch (atypisch im Sinne der ABCD-Regel) und (3) histopathologisch atypisch. Patienten mit FAMMM-Syndrom müssen alle 3–6 Monate kontrolliert werden, progrediente dysplastische Nävi werden exzidiert. Melanome beim FAMMM-Syndrom treten früh (20.–40. Lebensjahr), oft multipel und bis zum 70. Lebensjahr zu 100 % auf. Weiterhin besteht bei Anlageträgern ein erhöhtes Risiko für Pankreaskarzinome.

Dispositionelle Faktoren	Fitzpatrick-Hauttyp 1 und 2 Albinismus DNA-Reparaturstörung (z. B. Xeroderma pigmentosum) Positive Familienanamnese Weibliches Geschlecht
Erworbene Faktoren	Schwere, intermittierende Sonnenbrände Höherer sozioökonomischer Status Immundefizienz
Vorläuferläsionen	Multiple typische NZN, atypische NZN, kongenitale NZN

Tab. 1: Risikofaktoren zur Melanomentstehung. Nach [8]

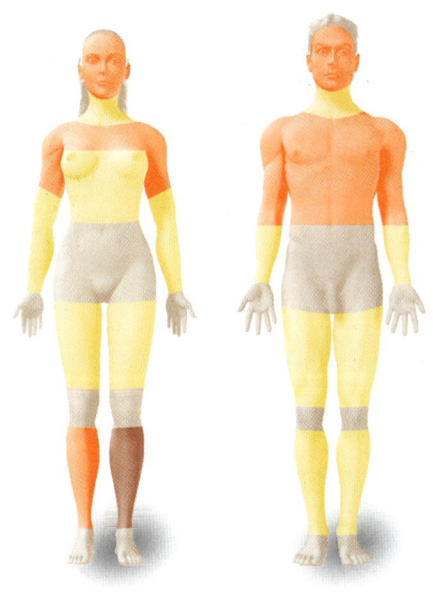

Abb. 2: Verteilung und relative Häufigkeit von Melanomen bei Männern und Frauen. [2]

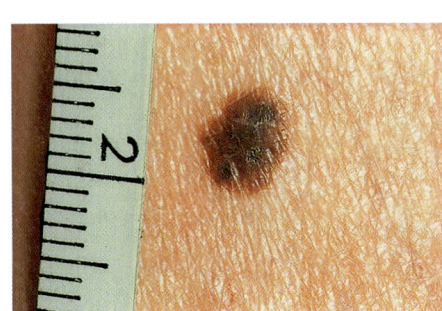

Abb. 1: Melanoma in situ. [5]

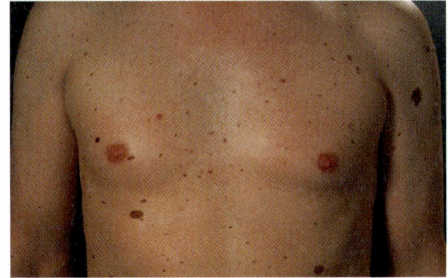

Abb. 3: FAMMM-Syndrom – die zahlreichen Nävi sind teilweise unregelmäßig begrenzt und größer als gewöhnliche Nävi. [5]

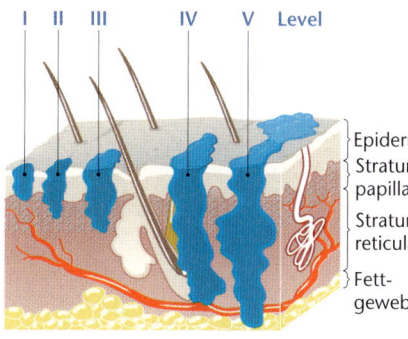

Abb. 4: Tumoreindringtiefen der Melanome (nach Clark I–IV). [2]

Diagnostik

Als Hilfe für Klinik und Auflichtmikroskopie in der Diagnostik der Melanome gilt die ABCD-Regel (siehe S. 100). Bei etwaigen Melanomen gilt wegen der Gefahr der vorzeitigen Metastasierung die Devise, keine Probebiopsie zu entnehmen, sondern die Läsion komplett zu entfernen. Die endgültige Diagnose wird histologisch gestellt, in der Immunhistologie können die Melanomzellen zusätzlich durch den Nachweis melanomspezifischer Tumorantigene (z. B. Melan-A/MART-1; S-100, HMB45) dargestellt werden. Differentialdiagnostisch muss an alle pigmentierten benignen und malignen Tumoren gedacht werden.

Staging

Zum Staging werden folgende Untersuchungen durchgeführt:

▶ Eindringtiefe, Tumordicke (Histologie des Primärtumors)
▶ Bei Primärmelanomen > 1 mm: Sentinel-(Wächter-)Lymphknoten-Exstirpation
▶ Zur Entdeckung von Fernmetastasen: Ergebnisse aus körperlicher Untersuchung und bildgebenden Verfahren (Ultraschall, Röntgen, Sono, CT, MRI, PET)
▶ Marker im Serum: S-100 (v. a. bei Fernmetastasierung), MIA-Protein, bei Tumorprogression ist LDH als unspezifischer Metastasenmarker oft erhöht.

Die Tumoreindringtiefe nach Clark wird bestimmt in Relation zu den betroffenen anatomischen Hautschichten (Abb. 4). Die absolute maximale Tumordicke nach Breslow, die mit einem Messokular bestimmt wird, hat aber inzwischen die größere Bedeutung.
In ca. 50 % treten Metastasen zuerst in der regionalen Lymphknotenstation auf, in ca. 25 % entweder in der Peripherie des Primärtumors (Satellitenmetastasen) oder als „In-Transit-Metastasen", also Metastasen in den ableitenden Lymphwegen vor der nächsten Lymphknotenstation, in einem Abstand von mehr als 2 cm vom Primärtumor. In 25 % werden zuerst Fernmetastasen manifest. Eine Metastasierung ist prinzipiell in jedes Organ möglich, am häufigsten sind Haut, Subkutis, Lymphknoten, Lunge, Leber, Gehirn und Knochen betroffen (Abb. 5).

Prognose

Für die Prognose des malignen Melanoms sind neben der Tumordicke nach Breslow die histologische Art des Melanoms, die etwaige Metastasierung – insbesondere in die Sentinel-Lymphknoten – und die Lokalisation des Primärtumors von Bedeutung. Der histologische Status der bei Tumoren > 1 mm durchgeführten Wächterlymphknotenbiopsie ist von prognostischer Bedeutung: unabhängig von der Tumordicke beträgt bei negativem Wächter-LK die 5-JÜR 85 %, bei positivem Befall 30 %. Melanome an den Extremitäten haben eine bessere Prognose als Melanome am Rumpf, da von den Extremitäten die Metastasierung nur in eine Seite erfolgen kann.
Neben der TNM-Klassifikation des malignen Melanoms gibt es u. a. noch eine grobe Stadieneinteilung des AJCC (American Joint Committee on Cancer) aus dem Jahr 2001 (Tab. 2).

Therapie und Nachsorge des MM (nach den Empfehlungen der Arbeitsgemeinschaft dermatologische Onkologie 2005)

Die erste Maßnahme ist die sofortige und vollständige Entfernung des Primärtumors mit entsprechendem Sicherheitsabstand (Tab. 3). Bei Befall des Wächterlymphknotens wird derzeit die radikale Lymphadenektomie der entsprechenden Lymphknotenregion empfohlen. Bei allen Patienten mit einem High-Risk-Melanom ≥ 1,5 mm oder bei Zustand nach Entfernung von lokalen oder LK-Metastasen wird derzeit eine adjuvante Therapie mit Interferon α empfohlen. Ein gesicherter Überlebensvorteil liegt allerdings nicht vor. Bei Fernmetastasen kommen systemische Chemotherapien in palliativer Absicht zum Einsatz, Standardchemotherapie ist Dacarbazin mit einer Ansprechrate von ca. 20 %. Knochen- und Hirnmetastasen werden bestrahlt.

Nachsorge nach Tumorstadien

▶ **Stadium 1, Tumordicke ≤ 1 mm:** Nach Entfernung des Primärtumors wird zunächst fünf Jahre lang alle sechs Monate und weitere fünf Jahre lang alle zwölf Monate eine klinische Kontrolle durchgeführt.
▶ **Stadien 1 und 2, Tumordicke > 1 mm:** In den ersten fünf Jahren alle drei Monate eine klinische Kontrolle, in den folgenden fünf Jahren alle sechs Monate. Halbjährlich zusätzlich Laborkontrolle und LK-Ultraschall.
▶ **Stadium 3:** Zusätzlich zum Stadium 2 werden weitere bildgebende Verfahren durchgeführt.
▶ **Stadium 4:** Individuell zu gestaltende Nachsorge

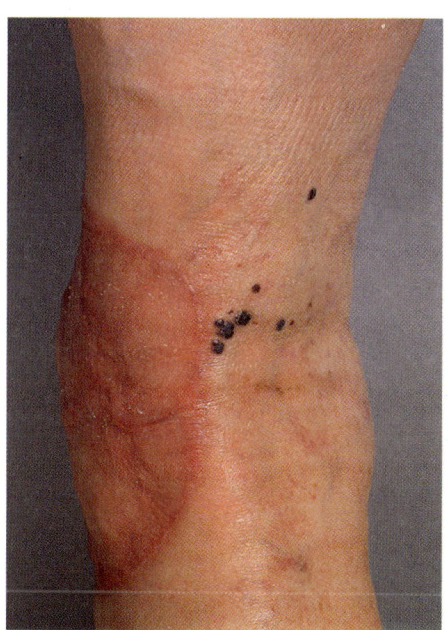

Abb. 5: Metastasen eines malignen Melanoms. Der Primärtumor (SSM) war ein Jahr zuvor am Außenknöchel entfernt worden. [5]

Stadium	Klinische Charakterisierung	10-JÜR
Stadium I	Tumor < 1,0 mm Dicke mit Ulzeration, Tumor < 2,0 mm Dicke ohne Ulzeration, N0, M0	> 90 %
Stadium II	Tumor jeder Dicke, N0, M0	> 43 %
Stadium III	Tumor jeder Dicke, Lymphknotenbefall, M0	> 19 %
Stadium IV	Fernmetastasen (M1)	3 %

Tab. 2: Stadien und Prognose nach AJCC.

Tumordicke nach Breslow	Sicherheitsabstand
In situ	0,5 cm
Bis 2 mm	1 cm
> 2 mm	2 cm

Tab. 3: Sicherheitsabstand zum Tumor bei dessen Entfernung.

Malignes Melanom II

Formen und Klinik

Bei den Melanomen unterscheidet man vier klassische Wuchsformen und Sonderformen. Allen gemeinsam sind die Unregelmäßigkeiten nach der **ABCD-Regel** in Kontur (**A**symmetrie), **B**egrenzung, Farbe (**C**olor, Kolorierung, Farbänderung, Farbmischung) und Größe (**D**urchmesser, Wachstum, > 5 mm). Symptome können Jucken und spontanes Bluten sein. Die Angaben zum Durchmesser beziehen sich auf den durchschnittlichen Zeitpunkt des Entdecktwerdens – alle Melanome fangen natürlich auch mal klein an.

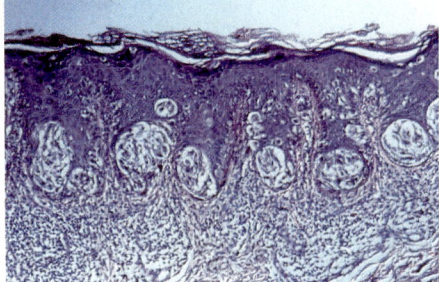

■ Abb. 7: SSM im histopathologischen Schnitt – pleomorphe Melanozyten in der Epidermis und oberen Dermis, heftige Entzündungsreaktion. [10]

Superfiziell spreitendes malignes Melanom (SSM)

> Relative Häufigkeit: 65%; betroffen: sonnenexponierte Regionen; mittleres Erkrankungsalter: 50 Jahre.

Die horizontale Wuchsphase dauert mit ca. 5–7 Jahren recht lange, deshalb wird aufgrund der Früherkennungsuntersuchungen zunehmend die prämaligne Form (Melanoma in situ) mit relativ guter Prognose entdeckt. Das Melanoma in situ ist eine intraepidermale melanozytäre Hyperplasie mit Zellatypien (■ Abb. 1 auf Seite 98). Das SSM zeigt eine große morphologische Vielfalt, der hellbraun bis bräunlich-schwärzliche, seltener graue oder weißliche Herd ist zunächst flach, später bilden sich Knötchen oder Knoten aus (■ Abb. 6). Die großen, plasmareichen, teils in Nestern, teils einzeln liegenden Melanozyten befinden sich in der gesamten Epidermis. Im Bereich der hellen Areale des Tumors findet man eine ausgeprägte Immunreaktion mit entzündlichen Infiltraten und starker Melanophagenaktivität (■ Abb. 7).

Primär noduläres malignes Melanom (NMM)

> Relative Häufigkeit: 15%; betroffen: sonnenexponierte Areale; mittleres Erkrankungsalter: 55 Jahre.

Diese aggressive Form des Melanoms mit scheinbar sofort einsetzendem vertikalem Wachstum besteht aus einem rasch, innerhalb von Monaten wachsenden Knoten, der meist dunkelbraunschwarz und oft scheckig gemustert ist (■ Abb. 8). Die Melanomzellen bilden einen dermalen Knoten, in der Epidermis finden sich kaum Tumoranteile.

Lentigo-maligna-Melanom (LMM)

> Relative Häufigkeit: 10%; betroffen: Gesicht und Handrücken; mittleres Erkrankungsalter: 68 Jahre.

Eine Lentigo maligna kann Jahre bis Jahrzehnte als Präkanzerose horizontal wachsen (■ Abb. 9). Der flache, meist relativ große Herd von 2–6 cm Durchmesser ist dunkelbraun bis schwarz und oft scheckig gemustert. Die spindelförmigen atypischen Melanozyten liegen entlang der dermoepithelialen Grenze. Der Übergang in die vertikale Wachstumsphase und somit zum Lentigo-maligna-Melanom zeigt sich durch Knötchenbildung (■ Abb. 10). In den knotigen Bereichen dehnen sich die Tumorzellen vertikal in beide Richtungen aus. Die Prognose ist wegen des langen horizontalen Wachstums relativ gut.

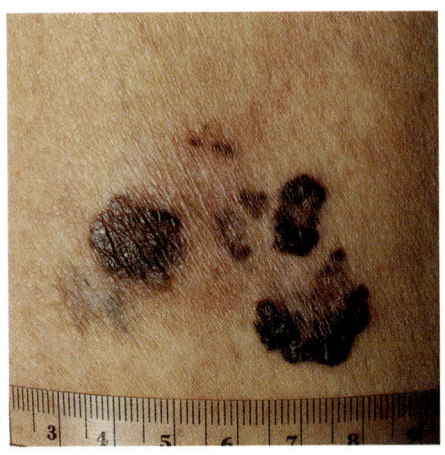

■ Abb. 6: Superfiziell spreitendes malignes Melanom. [5]

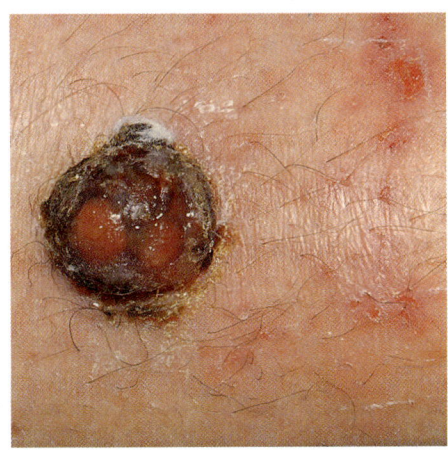

■ Abb. 8: Noduläres malignes Melanom. [5]

Tumoren

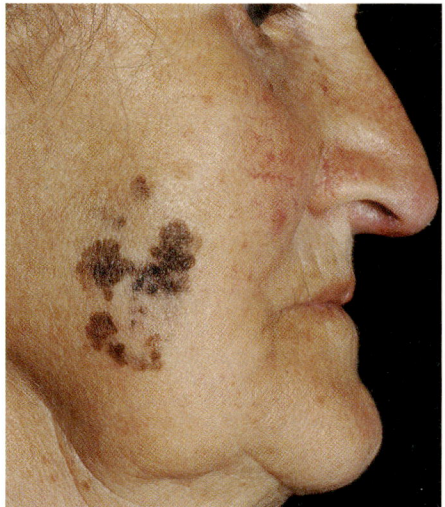

Abb. 9: Lentigo maligna. [5]

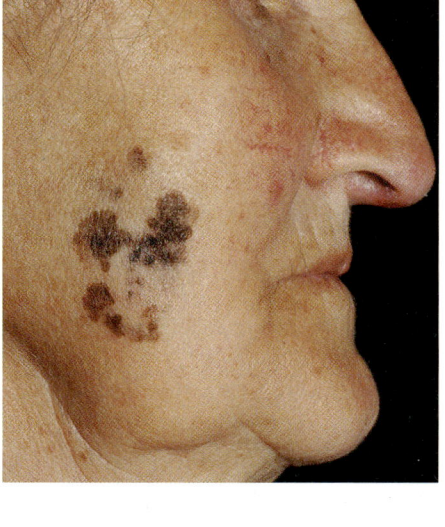

Abb. 10: Lentigo-maligna-Melanom, beachte den nodulären Anteil. [5]

Akrolentiginöses malignes Melanom (ALM)

> Relative Häufigkeit: 5%; betroffen: Akren und Nagelbett; mittleres Erkrankungsalter: 63 Jahre.

Zunächst tritt horizontales (ca. 3 Jahre lang), später umschrieben vertikales Wachstum mit Ausbildung schwärzlicher Knoten auf (Abb. 10). Bei dunkelhäutigen und orientalischen Völkern ist dies der häufigste Melanomtyp. Wegen ihrer häufig unzugänglichen Lokalisation werden diese Tumoren meist erst in einem späteren Stadium diagnostiziert und haben deshalb eine ungünstige Prognose.

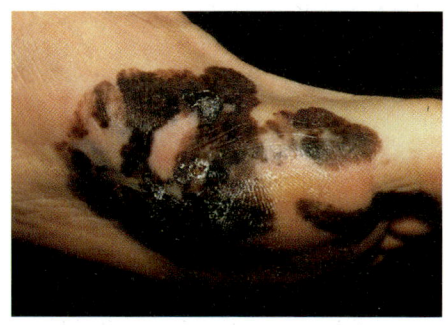

Abb. 11: Akrolentiginöses malignes Melanom (ALM). [5]

Zusammenfassung

✖ Hochgradig maligner, von den Melanozyten ausgehender Tumor, der früh metastasieren kann

✖ Vier Melanomsubtypen lassen sich unterscheiden: Von dem superfiziell spreitenden malignen Melanom (SSM, 65%) werden durch die Früherkennung immer häufiger Melanoma-in-situ-Formen entdeckt. Das primär noduläre maligne Melanom (NMM, 15%) scheint sofort vertikal zu wachsen. Das Lentigo-maligna-Melanom (LMM, 10%) entsteht auf dem Boden einer langjährigen Präkanzerose. Das akrolentiginöse maligne Melanom (ALM, 5%) wird aufgrund seiner Lokalisation oft spät entdeckt.

✖ Die Diagnose wird mithilfe der ABCD-Regel klinisch und auflichtmikroskopisch, letztendlich aber histologisch gestellt.

✖ Die Prognose ist entscheidend abhängig von der Tumordicke. Nach der Exzision mit entsprechendem Sicherheitsabstand wird je nach Stadium eine adjuvante Immuntherapie, Chemo- oder Radiotherapie durchgeführt.

Basalzellkarzinom

An der Haut findet man häufiger Basalzellkarzinome (Basaliome) als Plattenepithelkarzinome (Plattenepithelkarzinome siehe S. 104), im Bereich der Übergangsschleimhäute fast nur Plattenepithelkarzinome und an den Schleimhäuten nur Plattenepithelkarzinome. Das Basalzellkarzinom geht von den Basalzellen der Epidermis oder den follikulären Keratinozyten aus. Es wächst lokal destruierend, metastasiert jedoch fast nie. Die Inzidenz dieses auch als semimaligne bezeichneten Tumors beträgt 100–200/100 000 in Nord- und Mitteleuropa. In den letzten 20 Jahren hat sich die Inzidenz verdoppelt. Das Basalzellkarzinom tritt meist bei älteren Patienten auf.

Pathogenese
Eine Zelle der Basalzellschicht wird normalerweise nach mehreren Teilungen in die obere Zelllage der Epidermis befördert. Dort verliert sie die Fähigkeit, sich zu teilen, und verhornt (Keratinisierung). Das Basalzellkarzinom entsteht aus einer maligne entarteten Zelle der Basalzellschicht, der die Fähigkeit zur Verhornung (Keratinisierung) fehlt, die aber die mitotische Fähigkeit beibehält.

Ätiologie
Es sind insbesondere Individuen mit sonnenempfindlicher Haut betroffen, der Hauptrisikofaktor für die Entstehung von Basalzellkarzinomen ist die lebenslange chronische UV-Schädigung der Haut (Abb. 1). Weitere Risikofaktoren sind chemische Karzinogene (z. B. Arsen), physikalische Noxen (Röntgenschaden, Verbrennungen) und systemische Immunsuppression.
Außerdem kann eine genetische Prädisposition bestehen, beispielsweise beim **Gorlin-Goltz-Syndrom** (Basalzellnävussyndrom), das durch eine Mutation im Patched Gen verursacht wird und mit Hunderten zunächst benignen Tumoren einhergeht, die jenseits der Pubertät in echte Basalzellkarzinome übergehen (Abb. 2). Neben den Basalzellnävi kommen andere Fehlbildungen wie Knochenanomalien und Verkalkung der Falx cerebri vor.

Klinik und Formen
Das initiale Basalzellkarzinom ist ein stecknadelkopfgroßes, hautfarbenes, derbes Knötchen oder eine hautfarbene Induration mit perlschnurartigem Randwall und Teleangiektasien mit sehr langsamem (Monate bis Jahre) horizontalem und vertikalem Wachstum.

▶ **Knotiges Basalzellkarzinom:** glasiger, hautfarbener, indolenter, knotiger Tumor mit perlschnurartigem Randwall und Teleangiektasien
▶ **Sklerodermiformes Basalzellkarzinom:** atrophische, an Narben erinnernde, hautfarbene Induration, histologisch häufig über den klinischen Rand herausreichend (Abb. 3)
▶ **Pigmentiertes Basalzellkarzinom:** bräunlich schwarzer knotiger Tumor
▶ **Superfizielles Basalzellkarzinom (Rumpfhautbasaliom):** oberflächlicher, scharf begrenzter, planer, braunrötlicher, teils schuppender Tumor, häufig multiple Tumoren am Stamm (Abb. 4)
▶ Ulcus rodens, exulzerierendes Basalzellkarzinom: zentral erodiert, knotig (Abb. 5)

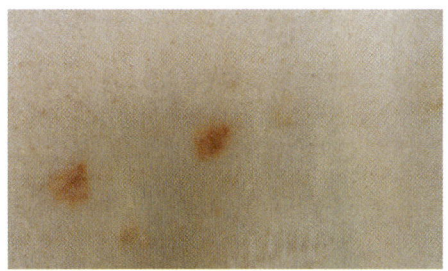
Abb. 2: Gorlin-Goltz-Syndrom. [9]

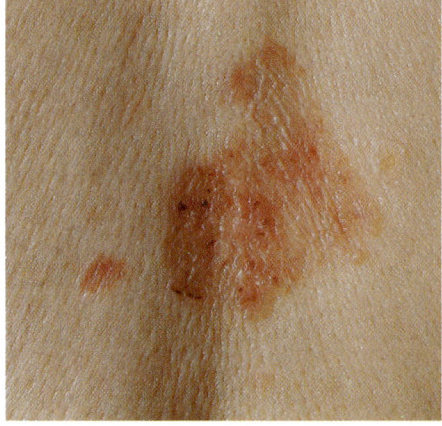
Abb. 4: Superfizielles Basalzellkarzinom. [5]

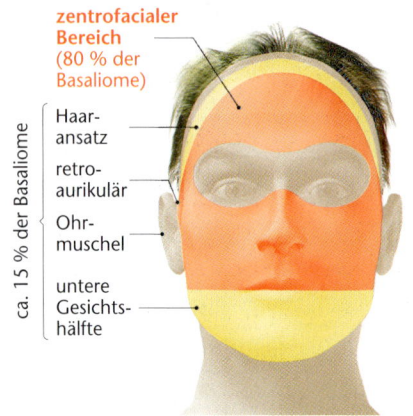
Abb. 1: Lokalisation und Häufigkeit von Basalzellkarzinomen. [2]

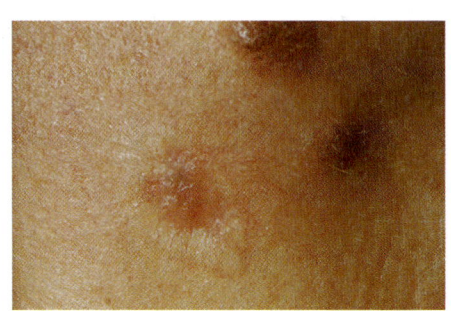
Abb. 3: Sklerodermiformes Basalzellkarzinom. [5]

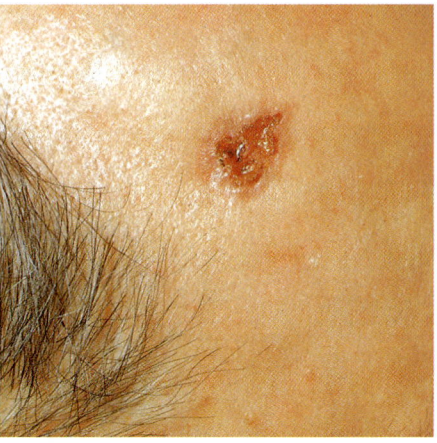
Abb. 5: Ulcus rodens mit perlschnurartigem Randwall, glasiger Farbe und zentraler Ulzeration. [5]

Basalzellkarzinome	Differentialdiagnosen
Knotiges Basalzellkarzinom	Senile Angiofibrome, Talgdrüsenhypertrophie
Superfizielles Basalzellkarzinom	M. Bowen, M. Paget, Psoriasis, Ekzeme
Ulcus rodens, exulzerierendes Basalzellkarzinom	Plattenepithelkarzinom, Keratoakanthom
Pigmentierte Basalzellkarzinome	Melanom, seborrhoische Keratose, Nävuszellnävus, Angiokeratom, Naevus bleu

Tab. 1: Differentialdiagnosen der verschiedenen Basalzellkarzinomtypen.

▸ Ulcus terebrans, destruierendes Basalzellkarzinom: tiefe Infiltration über das Corium hinaus
▸ Eine Sonderform ist das **metatypische Basalzellkarzinom vom Type indermédiaire,** ein entdifferenziertes Basalzellkarzinom mit Fähigkeit zur Metastasierung. Es wird als Mischtumor aus Basalzell- und Plattenepithelkarzinom beschrieben.

Diagnostik und Differentialdiagnose

Die durch die typischen Merkmale wie Teleangiektasien und perlschnurartigen Randwall klinisch und auflichtmikroskopisch begründete Diagnose muss immer histopathologisch gesichert werden. Dort sieht man Proliferationen basaloider Zellnester, die vom Oberflächenepithel ausgehen. Die äußere Zellschicht hat eine charakteristische Palisadenstellung, im Tumorareal liegen verworrene Bindegewebsfasern. Differentialdiagnosen s. Tab. 1.

Therapie

Die Exzision im Gesunden (4–5 mm Sicherheitsabstand) erfolgt mit histologischer Schnittrandkontrolle. Vor allem im Gesicht werden gewebesparende Chirurgietechniken angewandt, sogenannte mikrografische Verfahren.

▸ **Mikrografisch kontrollierte Chirurgie (MKC):** Operationsverfahren beim Basalzellkarzinom und anderen Formen des Hautkrebses (schlecht differenziertes Spinaliom, Dermatofibrosarcoma protuberans), die wurzelartige Ausläufer unter der Hautoberfläche besitzen. Die MKC wird vor allem im Gesichtsbereich angewandt. Der Tumor wird zunächst sparsam im klinisch Gesunden exzidiert, dann wird das Gewebe topografisch markiert, z. B. durch einen Faden oder Farbe. Anschließend wird das Exzidat lückenlos histologisch aufgearbeitet. Durch die Markierung kann nachverfolgt werden, an welcher Stelle sich ggf. noch Tumorreste befinden; dort kann dann gezielt nachexzidiert werden. In manchen Zentren erfolgt die histologische Untersuchung auch schon während der Operation im Schnellschnittverfahren, sodass ein Zweiteingriff vermieden wird.
▸ In nicht operablen Fällen kommt die **Strahlentherapie** zum Einsatz. Superfizielle Basalzellkarzinome können mit Elektrokauter, Kryotherapie und Kürettage, fotodynamische Therapie (siehe S. 77) und topischem 5-Fluorouracil behandelt werden. Imiquimod wird bei superfiziellen Basaliomen 5 ×/Woche für 6 Wochen mit Heilungsraten über 80 % angewandt (siehe S. 18). Zur Prävention kommen neben dem wichtigen Sonnenschutz auch Retinoide (z. B. Tazaroten) infrage.

Prognose

Die Prognose ist insgesamt gut, aber u. a. abhängig von der Lokalisation (z. B. ist ein Tumor im Augeninnenwinkel eine schwierige Lokalisation, weil dort schlecht operiert werden kann und wenig Raum ist) und der Behandlungsmodalität. Basalzellkarzinome können rezidivieren, besonders häufig in den ersten Jahren nach Exzision. Äußerst selten metastasieren metatypische Basalzellkarzinome. Nachkontrollen sind nötig.

Zusammenfassung

✖ Das Basalzellkarzinom ist der häufigste Tumor der Haut und befindet sich v. a. im Gesicht älterer Patienten. Er wächst lokal invasiv, metastasiert aber selten („semimaligne"). Hauptrisikofaktor für die Entstehung des Basalzellkarzinoms ist chronische UV-Belastung.

✖ Die klinischen Charakteristika sind der perlschnurartige Randwall und Teleangiektasien um ein hautfarbenes, derbes Knötchen mit sehr langsamem (Monate bis Jahre) horizontalem und vertikalem Wachstum. Es gibt aber auch eine ulzerierende Form sowie eine oberflächliche, scharf begrenzte Form, das sog. Rumpfhautbasaliom, wie auch ein sklerodermiformes Basalzellkarzinom, eine hautfarbene Induration, die sehr schwer vom gesunden Gewebe abgrenzbar ist.

✖ Die klinische Verdachtsdiagnose muss immer histologisch gesichert werden. Goldstandard der Behandlung ist die Exzision.

Plattenepithelkarzinom

Das Plattenepithelkarzinom ist ein Tumor epidermalen Ursprungs. Nach unterschiedlich langer Zeit (Wochen bis Jahre) intradermalen Wachstums in Form eines Carcinoma in situ geht es in die invasive Form mit destruierendem Wachstum über. Es kann lymphogen und seltener hämatogen metastasieren und zum Tod führen. Das Plattenepithelkarzinom ist – nach dem Basaliom – der zweithäufigste Tumor der Haut, es ist allerdings viel seltener als dieses (Verhältnis etwa 1 : 10). Die Inzidenz in Mitteleuropa beträgt 50–100/100000 und ist in den letzten 20 Jahren um 6 % jährlich gestiegen. Es ist der häufigste bösartige Tumor im Bereich der Schleimhäute und Übergangsschleimhäute. Die Begriffe „Plattenepithelkarzinom", „Spinaliom", „Spinalzellkarzinom", „spinozelluläres Karzinom" und „Stachelzellkarzinom" sind Synonyme.

Ätiologie

Plattenepithelkarzinome treten bevorzugt bei Menschen mit Hauttyp 1 und 2 auf und sind 2–5-mal häufiger bei Männern als bei Frauen. Der Hauptrisikofaktor ist der chronische UVB-Schaden der Haut, weitere sind humane Papilloma-Viren, Röntgenstrahlen, Arsen, Teer, Mineralöle und Immunsuppression. Diese Noxen akkumulieren über die Lebensdauer und führen zu einem Krankheitsanstieg im 7.–8. Lebensjahrzehnt. Plattenepithelkarzinome können sich aus Carcinomata in situ wie der aktinischen Keratose entwickeln (siehe S. 96). Auch auf dem Boden von chronisch-entzündlichen und -degenerativen Hautveränderungen wie Lupus vulgaris, Lichen sclerosus et atrophicus, Narben und strahlengeschädigter Haut können sie entstehen (Abb. 1).

Klinik

Plattenepithelkarzinome entwickeln sich meist aus Carcinomata in situ als eine zunächst wenig auffällige, fest und breitbasig aufsitzende, hautfarbene bis bräunliche keratotische Hautveränderung (Abb. 2). Mit zunehmender Entzündungsreaktion kann der Tumor später knotig oder ulzerierend wachsen. Die Tumoren sind nicht schmerzhaft und leicht verletzlich.

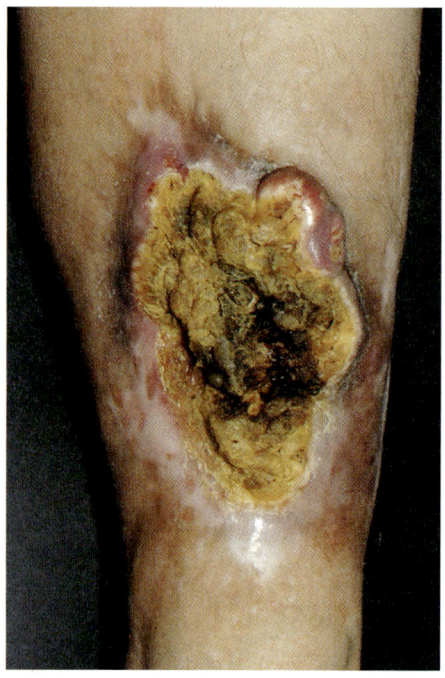

Abb. 1: Spinozelluläres Karzinom, das sich auf dem Boden eines venösen Ulcus cruris entwickelt hat. [5]

Abb. 2: Knotig-ulzerierendes spinozelluläres Karzinom. [5]

Lokalisation

Neben den Plattenepithelkarzinomen der Haut, die fast ausschließlich auf den Sonnenterrassen (Abb. 3) auftreten, kommen in abnehmender Häufigkeit folgende Formen vor:

▶ **Lippenkarzinome** sind die am häufigsten vorkommenden Plattenepithelkarzinome im Gesichtsbereich. Der Sonneneinfallswinkel ist v. a. an der Unterlippe besonders ungünstig, außerdem wirken viele Noxen wie Zigaretten- und Pfeifenrauch auf die Lippen ein.

▶ Für **Peniskarzinome** prädisponierende Faktoren sind chronisch-rezidivierende Entzündungsprozesse, humane Papilloma-Viren und Smegma.

▶ **Vulvakarzinome** entstehen ebenso auf dem Boden einer Leukoplakie oder Morbus Bowen.

▶ **Karzinome der Perianalregion** entstehen häufig auf dem Boden von spitzen Kondylomen oder wie das Vulva- und Peniskarzinom auch auf dem Boden eines Lichen sclerosus et atrophicus.

▶ **Zungenkarzinome** befinden sich meist an Spitze und Rand der Zunge und werden durch chronische Entzündungen und narbige Veränderungen wie Leukoplakien und kanzerogene Noxen begünstigt.

Diagnostik und Differentialdiagnosen

> Die Diagnose muss immer histopathologisch gesichert werden.

Die Plattenepithelkarzinomzellen haben parakeratotische Hornperlen und ähneln den Keratinozyten. Sie proliferieren

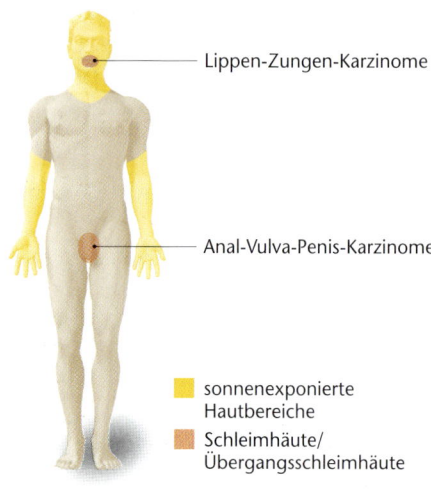

Abb. 3: Prädilektionsstellen des Plattenepithelkarzinoms. [2]

- Lippen-Zungen-Karzinome
- Anal-Vulva-Penis-Karzinome
- 🟨 sonnenexponierte Hautbereiche
- 🟧 Schleimhäute/ Übergangsschleimhäute

strangförmig und wachsen zapfenartig von unteren Epidermisschichten in die Dermis ein.

> Plattenepithelkarzinome unterscheiden sich in der Wachstumsgeschwindigkeit von Keratoakanthomen und Basaliomen:
> ▶ Keratoakanthome entstehen innerhalb von Wochen, sie wachsen am schnellsten.
> ▶ Plattenepithelkarzinome bilden sich innerhalb von Monaten.
> ▶ Basaliome wachsen meist langsamer.

Weitere Differentialdiagnosen sind alle keratotischen, verrukiformen und tumorösen Veränderungen der Haut, z. B. aktinische Keratose, Morbus Bowen, seborrhoische Keratose und amelanotische Melanome.

Therapie und Prognose
An erster Stelle steht die Exzision in toto unter Schnittrandkontrolle mit einem Sicherheitsabstand von 0,5 – 1 cm. Eventuell können gewebesparende mikrografische chirurgische Techniken angewandt werden. Bei Lymphknotenmetastasen sollten eine radikale Lymphadenektomie der gesamten Region und eine anschließende Radiotherapie erfolgen. Eine Chemotherapie wird bei metastasierenden und/oder inoperablen Plattenepithelkarzinomen durchgeführt. Auf dem Boden von aktinischen Keratosen entstandene Plattenepithelkarzinome metastasieren erst spät und selten. Lymphknotenmetastasen sind derb zu tasten. Zu Fernmetastasen kommt es sehr selten. Das Risiko ist höher bei Lokalisation an der Schleimhaut bzw. der Haut-Schleimhaut-Grenze. Immunsuppression führt zu einem aggressiveren Verhalten. Weiterhin zeigen dedifferenzierte Plattenepithelkarzinome, die häufig auf dem Boden eines M. Bowen oder einer Erythroplasie entstehen, eine schlechtere Prognose. Ein weiterer Risikofaktor ist eine nicht aktinische Entstehung wie bei Narbenkarzinomen oder Ulkuskarzinomen. Bei einer Tumordicke von > 6 mm beträgt das Metastasierungsrisiko 40 %.

Keratoakanthom
Der knotige, keratotische, epitheliale Tumor mit zentralem Hornpfropf und der Fähigkeit zur spontanen Rückbildung kann innerhalb weniger Wochen wachsen und sich spontan zurückbilden (▍ Abb. 4). Es handelt sich um die nicht metastasierende Form des Plattenepithelkarzinoms, die meist im Bereich sonnenexponierter Areale bei Männern jenseits des 60. LJ anzutreffen ist. Histologisch ist das Keratoakanthom dem hochdifferenzierten Plattenepithelkarzinom sehr ähnlich.

Pseudoepitheliomatöse Hyperplasie
Die flächige, zerklüftete und keratotische Wucherung mit jahrelangem Verlauf und fehlender Metastasierung ist auch unter den Synonymen „Papillomatosis cutis carcinoides" und „pseudokarzinomatöse Hyperplasie" bekannt. Sie geht meist von Unterschenkelulzera aus und geht mit einem Geruch mikrobieller Durchsetzung einher. Histologisch ist sie dem hochdifferenzierten Plattenepithelkarzinom sehr ähnlich.

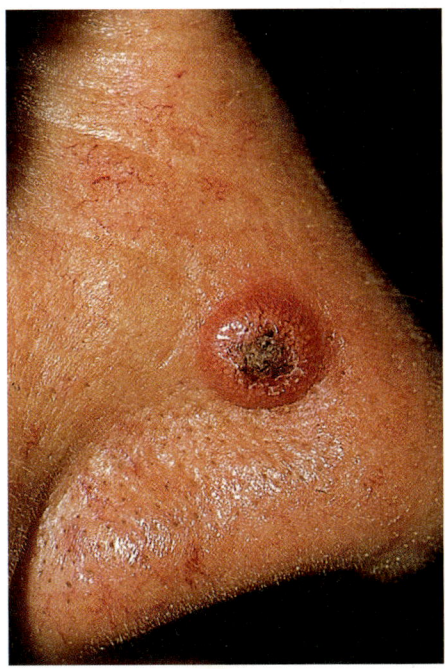

▍ Abb. 4: Keratoakanthom. [5]

> ### Zusammenfassung
> ✱ **Plattenepithelkarzinome** sind die häufigsten bösartigen Tumoren der Schleimhäute und Übergangsschleimhäute. Sie kommen v. a. an sonnenexponierten Stellen der Haut, aber auch an Lippen, Penis, Vulva, Zunge und in der Perianalregion vor. Prädisponierende Faktoren sind UV- und Röntgenbestrahlung, aktinische Keratosen, HPV, chronisch-entzündliche und -degenerative Hautveränderungen.
> ✱ Das **Keratoakanthom** ist ein schnell wachsender, benigner, epithelialer Tumor mit der Fähigkeit zur Spontanremission. Die **pseudoepitheliomatöse Hyperplasie** ist eine flächige, hyperkeratotische Wucherung.

Mesenchymale maligne Tumoren

Dermatofibrosarcoma protuberans (DFSP)
Das niedrigmaligne, bindegewebige Dermatofibrosarkom ist mit einer Prävalenz von 1/100 000 das häufigste Sarkom der Haut.
Klinik: Der asymptomatische Tumor ist meist an Rumpf und Schultergürtel lokalisiert, wächst langsam, aber zerstörend und metastasiert kaum und spät. In der flachen, narbenähnlichen, derben, hautfarbenen bis bräunlichen Hautverdickung (Abb. 1) entwickeln sich unregelmäßige Knoten. Die Ausdehnung ist durch die fingerförmigen Ausläufer oft sehr groß. In der Histopathologie sieht man wirbelartig angeordnete atypische Fibroblasten. Zytogenetisch findet sich ein Ringchromosom 17.
Therapie: Der Tumor wird histologisch kontrolliert exzidiert. Bei ausgedehnten Läsionen kommt eine präoperative Therapie mit Imatinib zur Tumorreduktion zum Einsatz.

Leiomyosarkom
Das Leiomyosarkom ist das zweithäufigste kutane Sarkom.
Klinik: Subkutane oder kutane rötlichbläuliche Plaques und Knoten, bevorzugt bei Männern im 4.–6. Lebensjahrzehnt an den unteren Extremitäten oder am Rumpf lokalisiert. Mit zunehmender Eindringtiefe kann es zu Metastasen in Lymphknoten, Lunge und Leber kommen.
Therapie: Ähnlich dem Dermatofibrosarkoma protuberans ist eine histologisch kontrollierte Exzision indiziert.

Idiopathisches Angiosarkom
Das idiopathische Angiosarkom ist ein seltener, ältere Männer bevorzugender Gefäßtumor, zumeist an Gesicht und Kopf.
Klinik: Zunächst bildet sich ein planes, blaurotes, einem Hämatom gleichendes Infiltrat, das in einen Tumor übergeht (Abb. 2). Bei Fortschreiten kann es zu Lymphstauungen mit Lymphödem oder zu geschwürigem Zerfall des Tumors kommen. Histopathologisch finden sich wechselnde hoch- und entdifferenzierte Tumorareale mit endothelialen Kernatypien, atypischen Endothelwucherungen und infiltrierendem, anastomosierendem Wachstum. Die Prognose ist im fortgeschrittenen Stadium schlecht.
Therapie: Eine frühzeitige chirurgische Entfernung mit großzügigen Exzisionsgrenzen ist leider bei verspäteter Diagnosestellung oft nicht mehr möglich. In späteren Stadien kommen Radiotherapie und Polychemotherapie zum Einsatz.

Lymphödemassoziiertes Angiosarkom (Stewart-Treves-Syndrom)
Dies ist eine seltene Variante des Angiosarkoms und entsteht auf dem Boden eines chronischen Lymphödems. Die häufigste Ursache ist ein Lymphödem des Armes bei vorangegangener Mastektomie mit axillarer Lymphknotenausräumung.
Klinik und Therapie: siehe Angiosarkom.

Post-radiationem-Angiosarkom
Dies ist eine meist in thorakalen und abdominalen Bestrahlungsfeldern nach Mamma-, Ovarial- oder Zervixkarzinom entstehende Variante des Angiosarkoms. Die Intervalle zwischen Radiatio und Auftreten der ersten Tumorsymptome können 1–10 Jahre betragen.
Klinik und Therapie: siehe Angiosarkom.

Kaposi-Sarkom
Der braunrote Gefäßtumor mit multifokaler Entstehung ist durch eine Kapillarvermehrung und solide Angioblastenproliferation in der Dermis gekennzeichnet. Es werden vier verschiedene Formen unterschieden. Infektion mit dem humanen Herpes Virus 8 (HHV8) oder Kaposi-Sarkom-assoziierten Herpesvirus (KSHV) ist Voraussetzung für die Entwicklung aller KS-Subtypen, weitere, bisher noch nicht vollständig identifizierte Faktoren führen zur Hyperplasie und Sarkomentstehung. Immunsuppression ist ein weiterer wichtiger begünstigender Faktor. Alle Subtypen zeigen eine deutliche männliche Prädominanz der Erkrankung. Die Diagnose wird histologisch bestätigt. Fibroblastenproliferationen bilden mit Wucherungen aus endothelialen Zellen gefäßartige Spalträume aus.
Therapeutisch steht, wenn möglich, die Rekonstitution des Immunsystems (z. B. durch eine antiretrovirale Therapie bei AIDS oder eine Reduktion der immunsuppressiven Therapie nach Organtransplantation) im Vordergrund. Einzelne Herde können mit Radiotherapie, Laser, Kryotherapie und intraläsionaler Chemotherapie behandelt werden. Disseminierte Stadien werden mit Interferon und systemischen Chemotherapien (z. B. mit liposomalen Doxorubicin) behandelt.

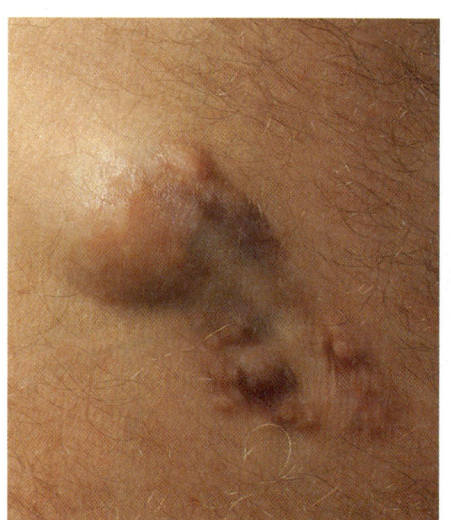

Abb. 1: Dermatofibrosarcoma protuberans (Rezidiv, die atrophische Exzisionsnarbe ist in der Mitte zu sehen). [5]

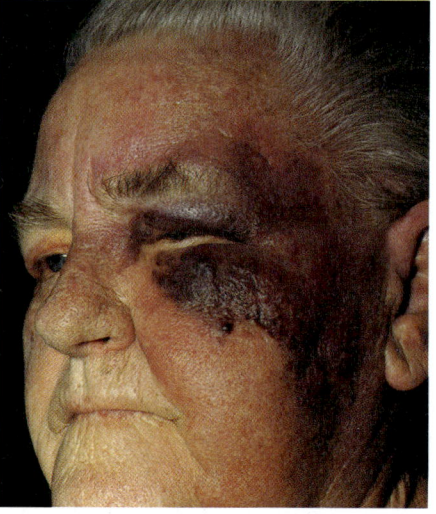

Abb. 2: Hämangiosarkom. [5]

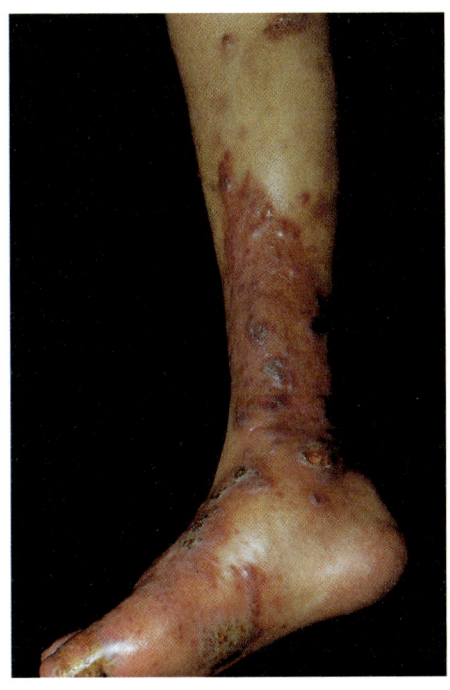

Abb. 3: Klassisches idiopathisches Kaposi-Sarkom. [5]

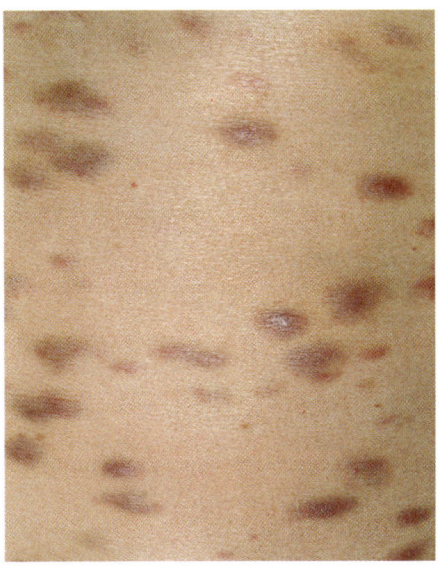

Abb. 4: Disseminiertes Kaposi-Sarkom bei AIDS. [5]

Klassisches idiopathisches Kaposi-Sarkom

Das klassische KS betrifft vor allem ältere Männer mediterraner und jüdischer Abstammung. Hohes Alter und Immunsuppression korrelieren mit einem prognostisch ungünstigeren Verlauf. Die solitären, braunroten bis bläulichen Plaques sind an der unteren Extremität lokalisiert und können größer und zu derben Knötchen werden (Abb. 3). Das klassische idiopathische Kaposi-Sarkom kann remittieren, bleibt aber meist über Jahre stationär und breitet sich sehr spät disseminiert aus. Die Patienten sterben meist an einer anderen Ursache.

Endemisches afrikanisches KS

Das endemische afrikanische KS kann in verschiedene Subtypen unterteilt warden. Das lymphadenopathische KS, was meist Kinder und Jugendliche betrifft, verläuft fulminant.

Iatrogenes KS nach Immunsuppression

Organtransplantierte männliche Patienten mediterraner oder jüdischer Abstammung haben ein erhöhtes Risiko, an einem KS zu erkranken. Die Verläufe sind sehr unterschiedlich, korrelieren aber mit dem Niveau der iatrogenen Immunsuppression. Wird diese abgesetzt, können sich die Tumoren zurückbilden.

AIDS-assoziiertes KS

Das AIDS-assoziierte KS tritt fast ausschließlich bei homo- oder bisexuellen HIV-infizierten Männern auf. Es stellt eine AIDS-definierende Erkrankung dar. Der Tumor tritt bei fortgeschrittener Immunsuppression auf. Durch die Einführung der antiretroviralen Therapie ist die Inzidenz des AIDS-assoziierten KS deutlich zurückgegangen. Zu Beginn der AIDS-Epidemie waren 25 % aller HIV-infizierten homosexuellen Männer erkrankt, aktuell sind es ca. 5–7 %. Häufig entstehen primär multifokal an der Haut (Stamm, Gesicht), Mund- und Genitalschleimhaut braunrote bis bläuliche, indurierte Plaques, die konfluieren können und in derbe, schmerzhafte Knoten übergehen, die teilweise ulzerieren. Der Verlauf ist meist aggressiv, das AIDS-assoziierte KS befällt rasch disseminiert die gesamte Haut, Schleimhäute und inneren Organe (Abb. 4).

Zusammenfassung

- **Dermatofibrosarcoma protuberans:** häufigste Sarkom der Haut; bindegewebiger, derber Tumor v. a. junger Erwachsener, neigt zu Rezidiven
- **Idiopathisches Angiosarkom:** Seltener, ältere Männer bevorzugender Gefäßtumor, zumeist an Gesicht und Kopf, weitere Varianten: lymphödemassoziiertes Angiosarkom (Stewart-Treves-Syndrom); Post-Radiationem-Angiosarkom
- **Kaposi-Sarkom:** maligne, multizentrische Proliferation von Gefäßendothelien; vier Typen: klassisches idiopathisches KS, endemisches afrikanisches KS, iatrogenes KS nach Immunsuppression und AIDS-assoziiertes KS.

Lymphome und ähnliche Erkrankungen I

Primär kutane maligne Lymphome

Es gibt eine Vielzahl primär kutaner maligner Lymphome, die von den T- und B-Zellen ausgehen können (Tab. 1).

Mycosis fungoides (MF)
MF ist das häufigste, weltweit vorkommende kutane Lymphom. Dieses kutane T-Zell-Lymphom betrifft bevorzugt das männliche Geschlecht nach dem 40. Lebensjahr.
MF kann sich aus einer lange bestehenden entzündlichen Dermatose entwickeln, der großfleckigen Form der Parapsoriasis en plaques (s. S. 50).

Klassische Verlaufsform nach Alibert-Bazin

▶ **Ekzemstadium (Patch-Stadium):** Stark juckende Ekzeme mit zentraler Atrophie und Schuppung befallen Rumpf oder Extremitäten (Abb. 1), in der Regel ohne Allgemeinsymptomatik. Dieses Stadium dauert Jahre bis Jahrzehnte, die beiden nächsten Stadien sind wesentlich kürzer.

▶ **Plaquestadium:** Die ekzemähnlichen Herde werden zunehmend infiltriert mit Ausbildung scharf begrenzter, oft bizarrer Plaques mit leichter Schuppung und Krusten (Abb. 2); evtl. Lymphknotenschwellungen, aber keine Allgemeinsymptomatik.

▶ **Tumorstadium:** ulzerierende, rötlich-bräunliche Tumoren (Abb. 3), disseminiert am gesamten Integument, v. a. im Gesicht. In späteren Stadien sind auch Lymphknoten und innere Organe (meist Milz, Leber) betroffen; oft Fieber und Abgeschlagenheit (B-Symptomatik).

Diagnostik und Differentialdiagnose
Ausbreitungsdiagnostik, zu Beginn und als halbjährliches Staging: Probeexzision mit immunhistochemischer sowie molekularpathologischer Untersuchung, Blut (oft leichte Lymphozytose und Eosinophilie; Lymphozytendifferenzierung: $CD4^+$-Lymphozyten), bildgebende Verfahren der Lymphknoten und viszeralen Organe.
Differentialdiagnostisch sollte an Kontaktekzem, atopisches Ekzem, Psoriasis vulgaris, Tinea corporis und Parapsoriasis en plaques gedacht werden.

Therapie und Prognose
Primär aggressive Therapieschemata bewirken keine Verlängerung der Überlebenszeit, deswegen werden die Therapiemaßnahmen mit palliativer Zielsetzung an das jeweilige Krankheitsstadium adaptiert: PUVA-Therapie (Stadium 1 und 2), Steroide lokal und systemisch (besonders Stadium 1), Retinoide, Interferon (alle Stadien), Radiotherapie von Tumoren und Polychemotherapie (bei Befall von Lymphknoten und inneren Organen). Die globale krankheitsspezifische 5-JÜR liegt bei 89 %, die 10-JÜR bei 70 %.

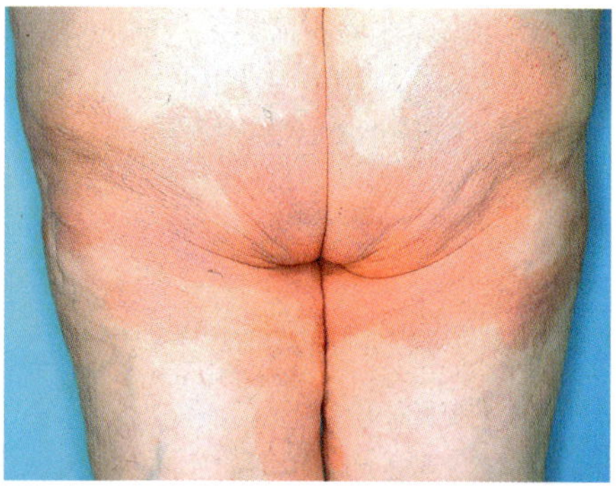

Kutane T-Zell-Lymphome (CTCL)	Kutane B-Zell-Lymphome (CBCL)
Niedrigmaligne: ▶ Mycosis fungoides (MF) und Varianten ▶ Follikulotropische MF ▶ Pagetoide Retikulose ▶ Granulomatous slack skin ▶ Primär kutane $CD30^+$ lymphoprolifertive Störungen ▶ Lymphomatoide Papulose ▶ Primär kutanes anaplastisches großzelliges Lymphom ▶ Subkutanes pannikulitisartiges T-Zell-Lymphom	**Niedrigmaligne:** ▶ Primär kutane Keimzentrumslymphome ▶ Primär kutane Marginalzonenlymphome
Hochmaligne: ▶ Sézary-Syndrom	**Mittelgradig maligne:** ▶ Primär kutanes diffus-großzelliges B-Zell-Lymphom (Leg type) ▶ Primär kutanes diffus-großzelliges B-Zell-Lymphom, andere Typen ▶ Primär kutanes intravaskuläres großzelliges B-Zell-Lymphom
Primär kutanes peripheres T-Zell-Lymphom, nicht genauer spezifiziert (provisorische Entitäten): ▶ primär kutanes aggressives epidermotropes $CD8^+$ T-Zell-Lymphom ▶ kutanes Gamma-/Delta-T-Zell-Lymphom ▶ Primär kutanes klein- und mittelgroßzelliges pleomorphes T-Zell-Lymphom	**Hämatologische Vorläuferneoplasien:** ▶ $CD4^+$-,$CD56^+$-hämatodermische Neoplasien

Tab. 1: Klassifikation primär kutaner Lymphome (modifiziert nach WHO/EORTC-Kassifikation, 2005).

Abb. 1: Mycosis fungoides: Ekzemstadium. [13]

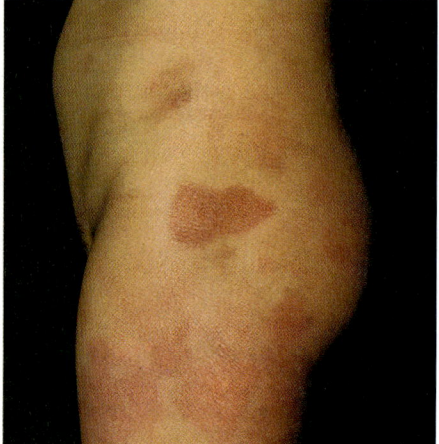

Abb. 2: Mycosis fungoides: Plaquestadium. [5]

Tumoren

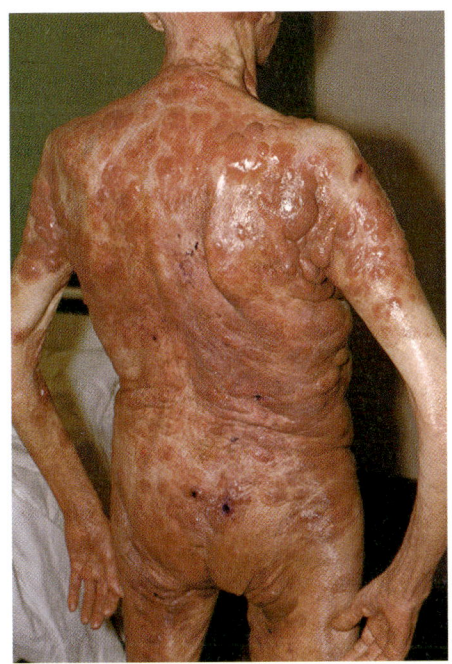

Abb. 3: Mycosis fungoides: Tumorstadium. [5]

Sézary-Syndrom

Das Sézary-Syndrom ist die leukämoide Verlaufsform einer Mycosis fungoides. Es kommt weniger häufig vor und entwickelt sich typischerweise langsam und uncharakteristisch, z. B. unter dem Bild einer generalisierten atopischen oder psoriasiformen Dermatitis. Später bildet sich das typische Krankheitsbild mit Erythrodermie (Abb. 4), Lymphadenopathie, diffuser Alopezie, Onychodystrophie, palmoplantaren Hyperkeratosen und starkem Juckreiz.

Diagnostik und Differentialdiagnose

In Haut, Lymphknoten und peripherem Blut sind maligne T-Lymphozyten (Sézary- oder Lutzner-Zellen) nachweisbar. Außerdem: Leukozytose mit relativer Lymphozytose, BSG ↑↑, IgE-Serumspiegel ↑; Blutausstrich: Nachweis von Sézary-Zellen (6–10 µm, zytoplasmaarm, gelappte zerebriforme Kerne); ultraschallgestützte Analyse und Vermessung subkutaner Lymphknoten im Verlauf. Differentialdiagnostisch kommen Erythrodermien anderer Ursache (bei Psoriasis, Pityriasis rubra pilaris, atopischer oder seborrhoischer Dermatitis) infrage.

Therapie und Prognose

Zusätzlich zur Therapie wie bei MF werden extrakorporale Fotopherese oder Chemotherapie mit Chlorambucil in Kombination mit Glukokortikoiden eingesetzt. Die 5-JÜR liegt bei 10–15 %.

Lymphomatoide Papulose

Die lymphomatoide Papulose ist eine häufige, chronisch-entzündliche Hautkrankheit, die früher als Pseudolymphom galt, heute aber als niedrigmalignes T-Zell-Lymphom klassifiziert wird und v. a. Frauen im dritten und vierten Lebensjahrzehnt betrifft. Sie nimmt meist einen protrahierten Verlauf.

Klinik: Charakteristisch sind spontan unter Hinterlassung hyperpigmentierter Narben abheilende Hauteruptionen, wobei oft gleichzeitig mehrere papulöse, papulonekrotische und knotige Veränderungen entstehen. Der Allgemeinzustand ist kaum eingeschränkt. Es bestehen weder Juckreiz noch Lymphadenopathie. Bei ca. 10 % entwickeln sich nach jahrelangem Bestehen andere maligne Lymphome (z. B. MF, M. Hodgkin).

Therapiert wird mit PUVA, bei Therapierefraktion MTX. Die 5-JÜR liegt bei 100 %, der weitere Verlauf wird durch die potenzielle Entwicklung eines sekundären Lymphoms bestimmt.

Niedrig maligne primär kutane B-Zell-Lymphome

Varianten: Keimzentrumslymphom, Marginalzonenlymphom.

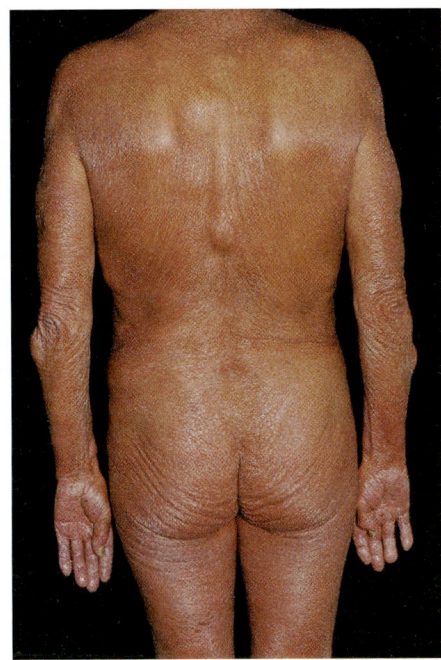

Abb. 4: Sézary-Syndrom, Erythrodermie. [5]

Die häufigsten der insgesamt seltenen B-Zell-Lymphome der Haut zeigen klinisch knotige kutan-subkutane Infiltrate, häufig mit Umgebungserythem, jedoch seltener mit Ulzeration. Prädilektionsstellen des Keimzentrumlymphoms sind der Kopf- und Nackenbereich, solche des Marginalzonenlymphoms Arme und Stamm. Extrakutane Manifestationen sind ungewöhnlich. Bei therapeutischer Exzision oder Bestrahlung liegt die 5-JÜR bei über 95 %.

Zusammenfassung

- **Mycosis fungoides:** T-Zell-Lymphom der Haut niedriger Malignität mit chronischem Verlauf über 10–15 Jahre und spätem Befall von Lymphknoten und inneren Organen. Verlaufseinteilung in Ekzemstadium, Plaquestadium und Tumorstadium
- **Sézary-Syndrom:** stark juckendes, erythrodermatisch verlaufendes kutanes T-Zell-Lymphom mit zirkulierenden atypischen T-Zellen. Leukämoide Verlaufsform der Mycosis fungoides, letaler Verlauf innerhalb weniger Jahre
- **Lymphomatoide Papulose:** chronisch-entzündliche Dermatose mit polymorphem Bild von schubartig auftretenden, spontan abheilenden Papeln, keine Allgemeinsymptome. Niedrigmalignes T-Zell-Lymphom der Haut
- **Keimzentrumslymphom und Marginalzonenlymphom:** häufigste der insgesamt seltenen primär kutanen B-Zell-Lymphome

Lymphome und ähnliche Erkrankungen II

Morbus Hodgkin
In 30–50 % kommen beim M. Hodgkin **unspezifische Hautveränderungen** vor: Pruritus sine materia (Frühsymptom!), pruriginöse Knötchen und Bläschen. **Spezifische Hautveränderungen** sind wesentlich seltener: Papulöse, auch ulzerierte, noduläre Effloreszenzen befinden sich meist nahe befallenen Lymphknotenstationen.

Pseudolymphome
Pseudolymphome sind gutartige, rückbildungsfähige, lymphoproliferative Hauterkrankungen, die vom klinischen und/oder histologischen Bild her einem malignen Hautlymphom gleichen:

▶ Lymphocytic infiltration of the skin (Jessner-Kanof): lymphozytäre Infiltrate besonders in lichtexponierten Arealen (▮ Abb. 5), Autoimmungenese wird diskutiert.
▶ Lymphadenosis cutis benigna (Bäfverstedt): Zusammenhang mit vorheriger Borrelieninfektion (siehe S. 28)
▶ Persistierende noduläre Arthropodenbissreaktion
▶ Lymphomatoide Arzneimittelreaktionen
▶ Lymphomatoide Kontaktdermatitis (sehr selten)
▶ Aktinisches Retikuloid: chronische ekzematoide Lichtreaktion, meist Reaktion auf Fotoallergien und eine persistierende Lichtreaktion (s. S. 78)

Histiozytosen
Histiozytosen sind durch Infiltrate von Gewebsmakrophagen oder Langerhans-Zellen gekennzeichnet und werden in Non-Langerhans-Zell-Histiozytosen (juveniles Xanthogranulom und weitere Unterformen) und in Langerhans-Zell-Histiozytosen unterteilt.

Non-Langerhans-T-Zell-Histiozytosen
Juveniles Xanthogranulom (juveniles Riesenzellgranulom, Nävoxanthoendotheliom): häufige benigne Makrophagenproliferation unklarer Ätiologie, die meist bereits im ersten Lebenshalbjahr manifest wird. Im Kopfbereich und an den proximalen Extremitäten bilden sich in der Regel einige wenige gelbe Papeln (▮ Abb. 6), die rasch wachsen, einige Monate bis Jahre bestehen und sich dann, eine Hyperpigmentierung hinterlassend, spontan zurückbilden. Die Kinder sind sonst gesund, in Ausnahmefällen finden sich analoge Läsionen an den Augen oder inneren Organen. Es ist keine Therapie erforderlich.

Langerhans-Zell-Histiozytosen (Histiocytosis X)
Seltene (0,2–1/100 000 Kinder) Gruppe von Erkrankungen, die durch Infiltrate und Granulome aus Langerhans-Zellen gekennzeichnet ist. 65 % der Patienten sind jünger als zwei Jahre. Als Ursache wird sowohl ein reaktives Geschehen als auch ein neoplastischer Prozess diskutiert. Therapeutisch werden neben der Exzision einzelner Herde auch PUVA-Therapie und Thalidomid für hautlimitierte Formen eingesetzt, bei systemischer Beteiligung kommen Chemotherapien, systemische Glukokortikoide und Strahlentherapie der Knochenveränderungen zum Einsatz.

▶ **Abt-Letterer-Siwe-Erkrankung:** Akute, rasch verlaufende Form mit Beginn im ersten Lebensjahr mit Fieber, Panzytopenie, Hepatosplenomegalie, Lymphadenopathien, Lungenbefall, Osteolysen. Polymorphe Effloreszenzen treten schubartig auf, als kleinpapulöses, schuppendes, z. T. nekrotisches Ekzem. Oft letaler Verlauf innerhalb eines Jahres. Differentialdiagnose ist das seborrhoische Säuglingsekzem.
▶ **Hand-Schüller-Christian-Erkrankung:** Diese Form beginnt im 2.–6. LJ, zeigt einen chronisch-progredienten Verlauf und endet oft letal. Ausgeprägte Osteolysen am Schädel haben häufig Diabetes insipidus (durch Druckerscheinungen der Hypophyse) und Exophthalmus zur Folge. Hautveränderungen sind braunrote Papeln und z. T. superinfizierte, ulzerierte Knoten an Kopf, Rumpf und Anogenitalregion (▮ Abb. 7).
▶ **Eosinophiles Granulom:** häufigste, gutartige und selbstlimitierende Verlaufsform, es finden sich nur ein oder wenige intraossäre Granulome (meist am Schädel), die klinisch meist symptomlos bleiben, aber auch Frakturen oder Zahnausfall verursachen können. Hautveränderungen sind sehr selten und dann auch nur schwach ausgeprägt.

Mastozytosen
Diese Gruppe klinisch heterogener Krankheitsbilder ist durch Mastzellakkumulationen in verschiedenen Organen (am häufigsten Haut, Magen-Darm-Trakt, Knochenmark, Lymphknoten, Leber, Milz) charakterisiert. Die kutanen Formen bilden den Hauptanteil (85 %), der Anteil der benignen systemischen Mastozytose beträgt 15–20 %, die aggressiven Formen sind selten. Mehr als zwei Drittel der Patienten sind Kinder, davon über 50 % jünger als zwei Jahre.

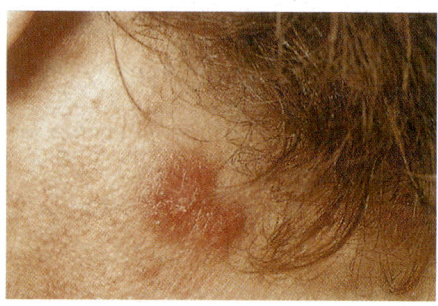
▮ Abb. 5: Lymphocytic infiltration of the skin. [2]

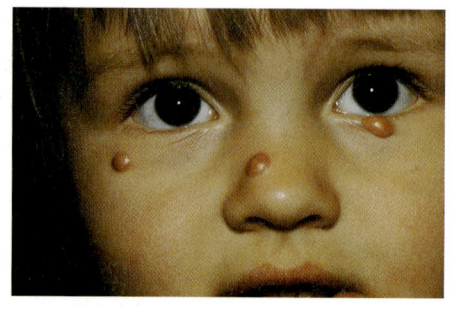
▮ Abb. 6: Juveniles Xanthogranulom. [5]

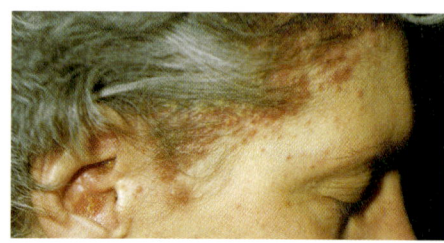
▮ Abb. 7: Hans-Schüller-Christian-Erkrankung. [5]

Differentialdiagnosen sind Xanthome, Histiozytome, Lymphome, Arzneimittelexantheme und Insektenstiche.
Therapeutisch kommen Antihistaminika und eine UVA-PUVA-Bestrahlung zum Einsatz. Kindliche Mastozytome sind fast immer rein kutan und bilden sich meist spontan zurück, bei späterem Erkrankungsbeginn ist die Prognose fraglich (Persistenz, Systembeteiligung).

▶ **Mastozytom:** frühkindlich auftretende, solitäre, plaqueartige oder knotige, rotbraune Infiltrate von 1–4 cm Durchmesser. Ein Reiben an den Herden führt zur Freisetzung von Histamin aus den Mastzellen und dadurch zu einem apfelsinenschalenartigen, urtikariellen Anschwellen der Flecken und zu starkem Juckreiz (Darier-Zeichen; Abb. 8). Das Mastozytom tritt meist kongenital auf und bildet sich spontan zurück.

▶ **Urticaria pigmentosa:** Dieser häufigste Typ imponiert als am gesamten Integument disseminiert verteilte, makulopapulöse, exanthematische bräunliche Hautveränderungen (Abb. 9). Es werden eine juvenile, selbstlimitierte, meist auf die Haut beschränkte und eine adulte, in über 50% mit Systembefall assoziierte, chronisch-progressive Verlaufsform unterschieden. Die Patienten weisen ein stark erhöhtes Risiko für anaphylaktische Reaktionen aufgrund massiver Mastzelldegranulation auf (z. B. nach Bienen- oder Wespenstichen oder thermischer Reizung der Haut).

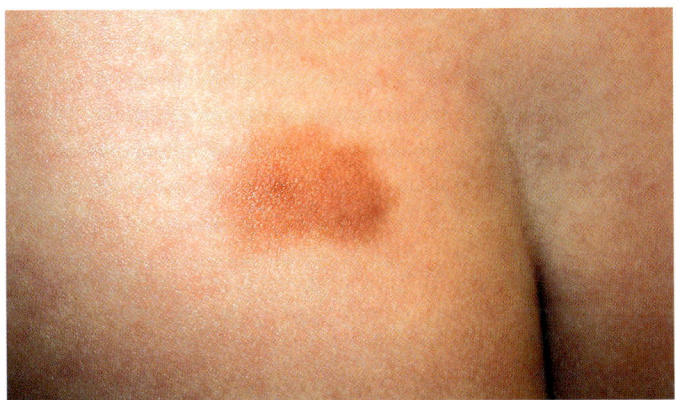

Abb. 8: Lokalisiertes Mastozytom – bei Reiben verfärbt es sich rot und juckt. [16]

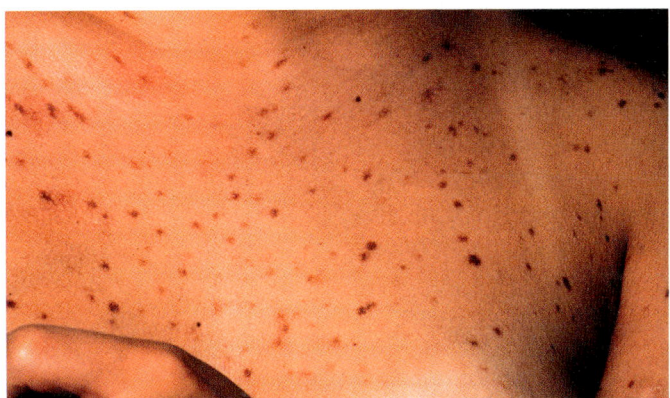

Abb. 9: Urticaria pigmentosa. [16]

Zusammenfassung

✱ **M. Hodgkin:** in 30–50% uncharakteristische Hautsymptome wie Pruritus sine materia

✱ **Pseudolymphome:** gutartige, rückbildungsfähige, lymphoproliferative Hauterkrankungen, die vom klinischen und/oder histologischen Bild einem malignen Hautlymphom gleichen: Lymphocytic infiltration of the skin (Jessner-Kanof), Lymphadenosis cutis benigna, lymphomatoide Arzneimittelreaktionen und Kontaktdermatitis, aktinisches Retikuloid

✱ **Histiozytosen:** Infiltrate von Gewebsmakrophagen und Langerhans-Zellen; Einteilung in Non-Langerhans-Zell-Histiozytosen und Langerhans-Zell-Histiozytosen

✱ **Mastozytosen:** umschriebene Mastzellansammlungen entweder nur in der Haut oder zusätzlich auch in inneren Organen (systemische M.). Zu den kutanen Mastozytosen zählen das solitäre Mastozytom, ein meist kongenitaler Knoten, der sich spontan zurückbildet, und die Urticaria pigmentosa mit kleinen gelblich-bräunlichen Flecken und Papeln unterschiedlichen Ausmaßes.

Krankheiten der Talgdrüsen

Akne

Akne ist eine häufige, multifaktorielle, hormonabhängige Erkrankung des Talgdrüsen-Haarfollikel-Komplexes mit Komedonen, aus denen entzündliche Papeln, Pusteln und Knoten entstehen. Sie betrifft fast jeden Menschen in der Pubertät, klingt im dritten Lebensjahrzehnt ab und wird durch entsprechende Therapie gemildert und verkürzt. Jungen zeigen schwerere Verläufe als Mädchen.

Pathogenese

Neben einer androgenabhängigen Talgdrüsenüberfunktion (Seborrhö) besteht eine Proliferations- und Retentionshyperkeratose des Follikelepithels, die den Talgdrüsenfollikel aufweitet. Die intrafollikuläre Hornmasse wird von den weiter produzierten und vermehrt adhärenten Korneozyten gebildet. Der Talg scheint weißlich durch den entstandenen geschlossenen Komedo (Mitesser). Zum Teil wandelt sich dieser in einen offenen Komedo mit offener Follikelöffnung und am oberen Pol sichtbarem schwarzem (Melanin, Schmutz) Horn-Lipid-Pfropf um. In dem anaeroben Milieu des Follikelgrunds vorhandene Bakterien, v. a. Propionibacterium acnes, vermehren sich und sezernieren chemotaktisch aktive Faktoren, welche die entzündliche Umwandlung fördern. Follikelwandruptur mit nachfolgender Fremdkörperreaktion ist möglich. Es entstehen Papeln, Pusteln und bei tieferer Entzündung schmerzhafte Knoten, bei schwer verlaufenden Formen bilden sich Fistelkomedonen, fuchsbauartige Gänge, die durch Einbrechen entzündlicher Effloreszenzen ineinander übergehen und nach Abheilung kommunizieren. Bei schwerer Akne und nach Manipulation bleiben Narben zurück, die nicht mehr entzündlichen Knoten hinterlassen Zysten.

Formen und Klinik

Prädilektionsstellen sind Gesicht, Brust und Rücken. Die Einteilung der Entwicklungsstadien erfolgt nach vorherrschendem Effloreszenztyp:

▶ **Acne comedonica:** Komedonen, v. a. im Gesicht, Erstmanifestation der Akne
▶ **Acne papulopustulosa:** Papeln und Pusteln in Gesicht, an Rücken und Dekolleté
▶ **Acne conglobata:** schwere Verlaufsform bei ausgeprägter Seborrhö. Multiple, entzündliche Knoten, Abszesse, Papeln und Pusteln sowie fluktuierende Fisteln und Riesenkomedonen befallen Gesicht, Oberkörper und Arme und heilen mit Zystenbildung, Narben und Keloiden ab. Männer sind häufiger und heftiger betroffen als Frauen (Abb. 1).

Sonderformen

▶ **Acne fulminans:** akut verlaufende Acne conglobata mit hämorrhagischen Nekrosen, Fieber, Polyarthralgien, Allgemeinzustandsverschlechterung, Leukozytose und teilweise Erythema nodosum
▶ **Acne inversa:** Beugefalten, Achseln, Inguinal- und Genitalregion betroffen, bei Frauen auch submammär
▶ **Aknetetrade:** Acne conglobata, Acne inversa, Follikulitis nuchae abscedens et suffodiens, Pilonidalsinus, meist sind Männer betroffen.
▶ **Acne excoriée des jeunes filles:** diskrete Acne vulgaris, die durch zwanghaftes Manipulieren verschlimmert wird; tritt vor allem bei Frauen auf.
▶ **Acne medicamentosa:** am häufigsten ausgelöst durch Steroide, auch durch Halogene (z. B. Chlorakne), Isoniazid, Vitamin B, ACTH, Antibiotika, Anabolika (Doping-Akne), Antikonzeptiva mit restandrogener Wirkung, Antiepileptika und Neuroleptika. Nach Absetzen des verantwortlichen Medikaments klingt das Erscheinungsbild ab.
▶ **Acne neonatorum:** Durch diaplazentar übertragene mütterliche Androgene kann sich beim Neugeborenen eine leichte papulopustulöse Akne ohne Krankheitswert ausbilden, die sich spontan zurückbildet.
▶ **Acne venenata (Kontaktakne):** Gefährdet sind Personen mit Aknedisposition und lokalem, inhalativem oder oralem Kontakt mit Öl, Pech, Teer, chlorierten Kohlenwasserstoffen oder Dioxin. Befallen werden auch akneuntypische Stellen. Bei übermäßigem Einsatz fettender Kosmetika bildet sich die sog. **Kosmetikaakne.**

Therapie

▶ **Lokale komedolytische Therapie:** Retinoide (z. B. Isotretinoin) verhindern das Entstehen neuer Komedonen und lösen bestehende auf. Die Wirkung tritt nach drei Wochen ein, initial kann es zu einer scheinbaren Verschlechterung kommen.
▶ **Antibakterielle Therapie:** Bei entzündlicher Aknekomponente (z. B. Acne papulopustulosa) werden zusätzlich je nach Intensität lokale (Clindamycin, Erythromycin) oder systemische Antibiotika (Tetrazykline, Minocyclin) eingesetzt. Benzoylperoxid wirkt keratolytisch, antiseborrhoisch und antimikrobiell (nicht so sehr in die Tiefe).
▶ **Unterdrückung der Talgproduktion:** Bei Frauen kann die körpereigene Androgenwirkung auf die Talgdrüsen mit antiandrogenhaltigen Kontrazeptiva (Cyproteronacetat) blockiert werden.

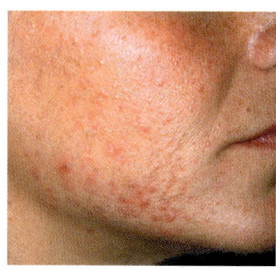
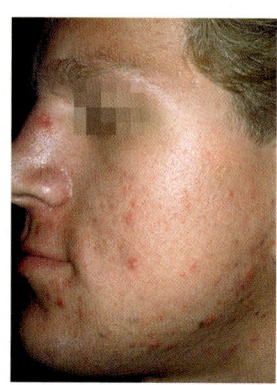
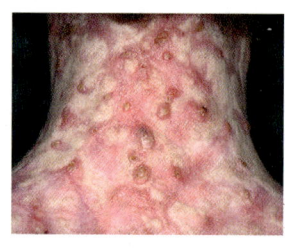

Abb. 1: Acne comedonica (links), Acne papulopustulosa (Mitte), Acne conglobata (rechts). [1]

▶ **Bei besonders schwerer Acne conglobata:** 13-cis-Retinsäure, Isotretinoin oral (Nebenwirkungen: Teratogenität, Trockenheit der Haut und Schleimhaut, Myalgien und Arthralgien!)
▶ **Reinigung:** synthetische Tenside, milde alkoholische Lösungen, keine Anwendung von fettreichen und komedogenen Externa, Manipulation vermeiden! Die fachgerechte Entfernung oder Entleerung der Komedonen (manuellphysikalische Therapie) kann unterstützend wirken.

Rosazea

Bei dieser häufigen chronisch-entzündlichen Gesichtsdermatose der zweiten Lebenshälfte ist die Ätiologie unbekannt; wahrscheinlich liegt eine genetische Disposition vor.

Pathophysiologie und Klinik

Es handelt sich um destruktive, entzündliche Dermisveränderungen mit Schädigung der Blutgefäße, evtl. spielt pathophysiologisch die Haarbalgmilbe Demodex folliculorum eine Rolle. Zunächst stellt sich eine Neigung zu flushartigen Rötungen des Gesichts mit Gefäßhyperreaktivität auf äußere Einflüsse (Alkohol, Gewürze, Hitze, Kälte) ein. Die Erytheme persistieren dann mit Teleangiektasien (Stadium I) und auf den dunkelroten Erythemen entwickeln sich Papeln und Pusteln sowie eine großporige, entzündlich verdickte Haut mit Bindegewebs- und Talgdrüsenhyperplasie (Stadium II; ■ Abb. 2). Die Herde heilen ohne Narbenbildung ab. Diese Schübe treten immer häufiger auf, und die Herde breiten sich aus. In 10 % vergrößert sich die Nase durch Talgdrüsen- und Bindegewebshyperplasie (Stadium III **Rhinophym**; ■ Abb. 2). Dies tritt wohl nur bei Männern auf und kann sich auch ohne weitere Anzeichen einer Rosazea manifestieren. Die **lupoide Rosazea** ist eine Sonderform mit braunroten Papeln und tuberkuloiden Granulomen in der Histopathologie. Wird die Rosazea mit Steroiden behandelt, treten Teleangiektasien, Atrophie, Komedonen, entzündliche Papeln und Pusteln auf **(Steroidrosazea).**

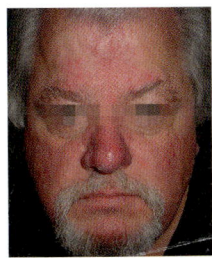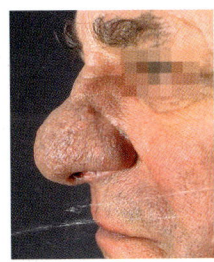

■ Abb. 2: Rosazea (links), Rhinophym (rechts). [1]

Komplikationen und Therapie

Bei bis zu 50 % der Fälle kommt es unabhängig vom Schweregrad der Rosazea zur Augenbeteiligung. Milde Formen werden lokal mit Metronidazol behandelt, schwerere Formen mit oralen Tetrazyklinen und Retinoiden. Das Rhinophym wird operativ oder laserchirurgisch abgetragen. Alkoholika, heiße Getränke, scharfe Gewürze und Sonnenbestrahlung sollten vermieden werden.

Periorale Dermatitis

Diese entzündliche zentrofaziale, besonders periorale Dermatose mit Papeln und Pusteln auf geröteter Haut tritt bei Frauen jüngeren und mittleren Alters auf (■ Abb. 3). Wahrscheinlich führen kosmetische Cremes zu chronischer Quellung und Überfeuchtung und auch zur Keimproliferation. Häufig tritt die periorale Dermatitis nach lokaler Steroidtherapie auf.

Klinik und Therapie

Perioral und nasolabial finden sich auf leicht schuppenden Erythemen Papeln und Pusteln mit brennendem Spannungsgefühl. Ein schmaler Rand um die Lippen bleibt frei. In milden Fällen werden lokal leicht antientzündliche Gerbstoffe (Tannolact-Creme) und Metronidazol, in schwereren Fällen Tetrazykline systemisch angewandt. Zunächst kommt es zu einer Exazerbation. Wichtig ist die Entwöhnung von der übersättigenden Cremeapplikation. Steroide sind kontraindiziert!

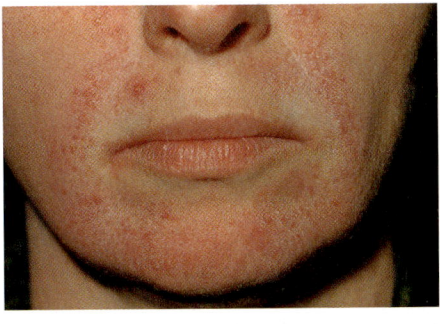

■ Abb. 3: Periorale Dermatitis. [5]

Zusammenfassung

✗ **Akne:** häufige Fehlfunktion des Talgdrüsen-Haarfollikel-Komplexes. Klinik: Komedonen, Papeln, Pusteln und Knoten an Gesicht, Brust und Stamm. Tritt meist in der Pubertät auf.

✗ **Rosazea:** häufiges, chronisches, entzündliches Gesichtserythem mit Teleangiektasien, Pusteln, Rhinophym und Augenbeteiligung in der zweiten Lebenshälfte

✗ **Periorale Dermatitis:** entzündliche Papeln und Pusteln auf Erythem bei Frauen jüngeren und mittleren Alters, meist durch Kosmetika und Steroide induziert

Erkrankungen der Haare

Alopezie und Effluvium

„Alopezie" bezeichnet den Zustand der Haarlosigkeit, „Effluvium" den dynamischen Vorgang des Haarausfalls. Physiologische Faktoren und geringfügige Noxen führen zur Haarmatrixapoptose mit synchronem Wachstumsstopp und Umwandlung der Anagenhaare in Telogenhaare (Telogeneffluvium). Nach drei Monaten fallen die Haare synchron aus. Schwere Noxen führen zur Degeneration und Nekrose und nach Tagen bis Wochen über eine gestörte Verankerung des Anagenhaars zum Ausfall im Wachstumstadium (Anageneffluvium); s. a. Haarzyklus, ▪ Abb. 2 auf S. 6.

Klinisch kann ein aktives Effluvium über den **Zupftest** beurteilt werden. Dabei werden 50–60 Haare mit den Fingern kopfnah erfasst; die Finger gleiten mit dosiertem Zug bis zu den Haarspitzen. Können mehr als 10 % bzw. sechs Haare ausgezogen werden, liegt ein aktives Effluvium vor.

Weitere diagnostische Hilfsmittel sind das Trichogramm sowie das automatisierte Fototrichogramm (TrichoScan). Beim Trichogramm wird mit einer Klemme aus den fünf Tage nicht gewaschenen Haaren frontal und okzipital je ein Büschel von ca. 60–80 Haaren ausgezupft und die Haarwurzeln werden untersucht. Über die prozentuale Verteilung der verschiedenen Wachstumsphasen kann eine genaue Diagnose gestellt werden. Finden sich frontal und okzipital mehr als 15 % Telogenhaare, liegt ein diffuses telogenes Effluvium vor. Die prozentuale Verteilung von anagenen und telogenen Haaren kann ebenfalls über das automatisierte Fototrichogramm erfolgen, während ein Anageneffluvium hier nicht sichtbar wird. Frontal und okzipital wird ein kleines Areal rasiert; drei Tage später erfolgt nach Färbung der Haare eine Makrofotografie, die computergestützt ausgewertet wird. Über den Längenunterschied der Haare (nur die Anagenhaare wachsen) ergibt sich die Anagen-Telogen-Rate. Zusätzlich kann die Haardichte bestimmt werden. Unter $250/cm^2$ ist die Haardichte reduziert.

Nicht vernarbende Alopezien

Diffuse, nicht vernarbende Alopezien

Haarausfall am gesamten Kapillitium

Formen und Klinik

▶ **Diffuse Anageneffluvien:** Seltene Schädigung der Haarmatrix und der sich teilenden Zellen durch Medikamente (Immunsuppressiva, Heparine, Colchicin) schwere Vergiftungen (Thallium), Röntgenbestrahlung etc. Der akute, diffuse Haarausfall hat ein anagen-dysplastisches Haarwurzelmuster, d. h. die Haare befinden sich in der Wachstumsphase, sind jedoch schlecht in der Kopfhaut verankert und somit leichter ausziehbar. Die Haare wachsen meist nach Ausschaltung der Noxe wieder nach. Diffuse Anageneffluvium finden sich auch bei deutlicher Traktion auf das Haar (z. B. strenges Zurückkämmen/Hochstecken der Haare) sowie ohne erkennbare Ursache.

▶ **Diffuse Telogeneffluvien:** Kommen physiologisch bei Neugeborenen sowie postpartal vor. Pathologische Ursachen können Mangelerscheinungen (v. a. Eisen, Zink, Folsäure, Vit. B_{12}), Endokrinopathien (Schilddrüsenfunktionsstörungen), Infektionen, schwerer Blutverlust, Schock, manche Medikamente sowie Malignome und sein. Die diffusen Telogeneffluvien sind in der Regel in ihrem Verlauf selbstlimitierend. Ausschalten der Noxen führt zu langsamem Haarnachwuchs mit Wiedererlangen der ursprünglichen Haardichte.

▶ **Alopecia androgenetica:** Betrifft 80 % der Bevölkerung mit unterschiedlichen Verlaufsformen; männlicher Verteilungstyp mit Glatzenbildung sowie weiblicher Verteilungstyp mit Dichteminderung im Scheitelbereich. Bei beiden Geschlechtern gleich häufig, bei Frauen jedoch milder und später, meist nach dem Klimakterium. Je früher die Alopezie entsteht, desto schwerwiegender ist der Verlauf. Ursache ist eine genetisch (polygenetisch mit unterschiedlicher Expressivität) und individuell festgelegte erhöhte Empfindlichkeit der Kopfhaarfollikel auf männliche Sexualhormone. Bei Frauen beeinflusst häufig zusätzlich die relative Hyperandrogenämie durch Reduktion der Östrogenspiegel im Klimakterium Auftreten/ Verlauf einer androgenetischen Alopezie. Pathophysiologisch kommt es zur Verkürzung der Anagenphase mit Beschleunigung des Haarzyklus und Miniaturisierung der Follikel, Haare und Haarfollikel werden bei jedem Haarwechsel dünner und kürzer. Die Kopfhaut ist glänzend durch die verbleibende Talgdrüsenfunktion und nicht atrophisch. Eine androgenetische Alopezie mit aktivem Effluvium zeigt im Trichogramm eine erhöhte Telogenrate frontal bei normwertiger Anagen-Telogen-Rate okzipital.

Therapie

Die therapeutischen Optionen der androgenetischen Alopezie beschränken sich auf symptomatisch-unterstützende Therapien. Bei Frauen können topisch Minoxidil 2 % sowie estradiolhaltige Präparate eingesetzt werden. Während estradiolhaltige Präparate in der Regel nur einen Stillstand der androgenetischen Alopezie erzielen, kann Minoxidil zusätzlich zum Neuwachstum von Haaren führen.

Bei Männern kommt neben Minoxidil 5 % topisch Finasterid zur Anwendung. Finasterid hemmt die Umwandlung von Testosteron zu Dihydrotestosteron, das am Haarfollikel wirkt. Prinzipiell kann ein Ansprechen auf die verschiedenen Präparate frühestens nach sechs Monaten konsequenter Anwendung erfolgen. Zur Objektivierung des therapeutischen Ansprechens können Übersichtsfotografien oder automatisierte Fototrichogramme im Verlauf erfolgen. Bei stabiler androgenetischer Alopezie ohne Fortschreiten kann der Einsatz einer Haartransplantation zur Verbesserung der Haardichte erwogen werden.

Zirkumskripte, nicht vernarbende Alopezien

Bei der **Alopecia areata** handelt es sich um eine autoimmunologische Erkrankung, bei der es bei genetisch Prädisponierten zu einer perifollikulären Entzündung mit nachfolgendem Haarausfall kommt. Erstmanifestation ist häufig im Kindesalter bzw. in der Adoleszenz. Bedingt durch die Entzündung kommt es zu akut auftretenden kreisförmigen bis ausgedehnten alopezischen Arealen. Prinzipiell können alle Körperhaare betroffen sein. Kennzeichen der Alopecia areata im Trichogramm sind dystrophische Haare, aber auch telogene und anagen-dysplastische Haare sind deutlich vermehrt. Die Lebensinzidenz ist 1 %.

Klinik

Die Krankheit beginnt meist mit plötzlichem Haarausfall in münzgroßen Bereichen an Haupt- (v. a. Okzipital- und Temporalgegend; ▪ Abb. 1) oder Barthaar bei unauffälliger Haut und ohne subjektive Beschwerden. Die Herde breiten sich zentrifugal aus, nach

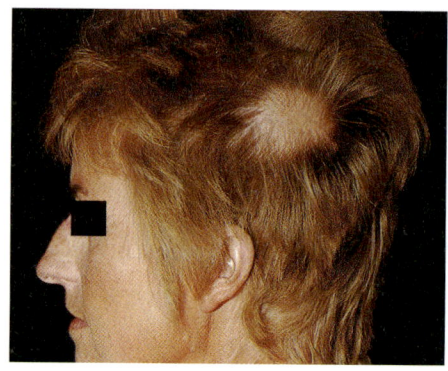

▪ Abb. 1: Alopecia areata. [5]

einiger Zeit setzt ein variabler Wiederwuchs ein. Am Rand der befallenen Stellen finden sich Kolbenhaare/Ausrufezeichenhaare (wenig pigmentiert, gespaltene, zugespitzte Enden) und kadaverisierte, nekrotische Haare. Es kann zu großflächigem Befall der Kopfhaut (**Alopecia areata totalis**), zu vollständigem Ausfall aller Körperhaare (**Alopecia areata universalis**) und zu einem betonten Befall der Nacken-, Schläfen- und Stirnregion (**Ophiasis**) kommen. Begleiterscheinungen können Tüpfel- und Grübchennägel sein. Es bestehen Assoziationen mit atopischer Dermatitis, Vitiligo und anderen Autoimmunerkrankungen (Hashimoto-Thyreoiditis).

Therapie und Prognose

Therapie der Wahl bei aktiver Alopecia areata sind Kortikosteroide lokal, intraläsional, selten auch oral eingesetzt. Ggf. können Fototherapien mit UVB oder PUVA erwogen werden. Bei ausbleibendem Nachwachsen können Reiztherapien mit Cignolin oder DCP (Diphenylcyclopropenon) versucht werden. Die toxische bzw. kontaktallergische Reizung vermittelt immunmodulatorische Einflüsse. Bei etwa 30–60 % der Patienten kommt es zur Spontanremission.

Sonstige Formen

▶ **Postinfektiöse Alopezie:** Impetigo contagiosa, Furunkel, Karbunkel, Erysipel und Herpes zoster führen in befallenen Bereichen zu toxischen Schädigungen der Haarfollikel und zu umschriebenen Alopezien, die reversibel sind, sofern es nicht zu einer Degeneration der Haarmatrix gekommen ist (dann vernarbend). Selten kommt es auch in der Umgebung von chronisch-entzündlichen Dermatosen (z. B. chronische Ekzeme, Psoriasis vulgaris) zu Alopezien.
▶ **Traumatische Alopezie** entsteht durch chronischen Druck oder Zug am behaarten Kopf, z. B. Trichotillomanie (Haarrupfsucht).

Vernarbende Alopezien

Dies sind Krankheiten, die durch Atrophie oder umschriebene entzündliche Prozesse des Follikelapparats selbst bzw. der Kopfhaut zum Verlust des Haarfollikels und somit zur irreversiblen Alopezie führen.

▶ **Bei angeborenen Hautkrankheiten:** Atrophierende Genodermatosen oder Entwicklungsdefekte können zum Untergang der Haarfollikel führen. Zu ihnen gehören u. a. Keratosis follicularis spinulosa decalvans, M. Darier, manche Ichthyosen, Epidermolysis bullosa hereditaria.

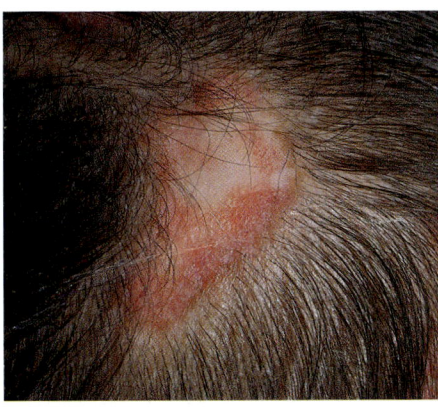

Abb. 2: Zirkumskripte, vernarbende Alopezie bei Lupus erythematodes. [5]

▶ **Erworben (Pseudopeladezustände):** irreversible, atrophierende Alopezien bekannter Ätiologie. Klinisch zeigen sich meist einzelne, scharf begrenzte, größere, eingesunkene Herde. Mögliche Ursachen sind Traumata, Röntgenschäden, Infektionen (Varizellen, Zoster, Tbc, Lepra, Lues 2, Follikulitis), tiefe Mykosen der Haut, Kollagenosen (▮ Abb. 2) atrophierender Lichen ruber planopilaris und Folliculitis decalvans. Die Prognose des meist irreversiblen Haarausfalls ist abhängig vom therapeutischen Ansprechen der Grundkrankheit.
▶ **Pseudopelade Brocq:** Ausschlussdiagnose, ähnliches Zustandsbild wie oben, allerdings ohne bekannte Ursache, betrifft meist Frauen um die 40 Jahre.

Veränderungen des Haarschafts

▶ **Haarschaftanomalien** treten isoliert oder im Rahmen übergeordneter Störungen auf. Sie sind selten und meist genetisch determiniert, z. B. autosomal-dominant vererbtes Spindelhaar (Monilethrix), stumpfes Haar mit intermittierenden, knotigen Verdickungen.
▶ **Pigmentstörungen:**
– **Poliose:** erworbene, pigmentlose Haarbüschel innerhalb entzündlicher Kopfhautherde (Alopecia areata, Vitiligo, nach Bestrahlung, M. Recklinghausen)
– **Canities:** graue und weiße Haare durch physiologischen Altersvorgang

Hypertrichose

Bei Hypertrichose und Hirsutismus sind nicht zu viele Haarfollikel angelegt, sondern die Haare sind länger und dicker. Die kurzen Vellushaare wandeln sich in dicke, markhaltige und längere Terminalhaare um.

Ätiologie

Mögliche Ursachen **erworbener, umschriebener Hypertrichosen** sind mechanische Belastungen, Steroide, Entzündungen, Porphyria cutanea tarda, lichtexponierte Körperstellen und chronische Hyperämie. Mögliche Ursachen **diffuser Hypertrichosen** sind rassische Unterschiede, genetische Ursachen, Paraneoplasien, Allgemeinerkrankungen (Cushing-Syndrom, Marasmus, multiple Sklerose) und Arzneimittelnebenwirkungen.

Hirsutismus

Eine dem männlichen Behaarungstyp entsprechende verstärkte Körper- und Sexualbehaarung der Frau mit oder ohne gleichzeitige Virilisierung. In 90 % idiopathisch, in 10 % ist eine auslösende Noxe feststellbar (z. B. androgenproduzierende Tumoren). Neben der kausalen Therapie bei Vorliegen endokrinologischer Veränderungen kommen symptomatisch physikalische Methoden (Rasur, Bleichung, Epilation, Laser) infrage.

Zusammenfassung

✳ **Alopecia androgenetica:** Haarverlust der Kopfhaut meist durch erblich erhöhte Androgenempfindlichkeit der Haarfollikel; bei beiden Geschlechtern ausgesprochen häufig

✳ **Alopecia areata:** rasch auftretender, herdförmiger, reversibler Haarverlust ohne klinische Entzündungszeichen oder Vernarbung durch eine wahrscheinlich autoimmunologisch bedingte, lymphozytäre Entzündungsreaktion

✳ **Hypertrichose:** verstärkte Körperbehaarung ohne Beteiligung der Sexualhaare, unterschiedlichste Ursachen. Hirsutismus: Hypertrichose vom männlichen Behaarungstyp

Nagelveränderungen

Krankhafte Vorgänge finden sich an der Nagelplatte selbst (meist Matrixschäden), am Nagelbett oder in der unmittelbaren Umgebung des Nagels und zeigen sich durch Verformung, Farb- und Konsistenzänderung. Sie können genetisch bedingt oder erworben, reversibel oder irreversibel sein. Nagelläsionen sind nicht nur für Hautkrankheiten typische Begleitsymptome (Tab. 3 im Anhang), sondern treten auch bei Systemkrankheiten auf. Die Paronychie (Panaritium) wird als bakterielle Infektion auf S. 26 abgehandelt, die Onychomykose (Tinea unguium) als Pilzinfektion auf S. 41.

Nagelläsionen durch Matrixstörungen

Nagelstörungen, die vom Nagelbett herrühren, bleiben an einer Stelle lokalisiert. Die Läsionen, die ihren Ursprung in der Nagelmatrix haben, wandern mit dem Nagel aus. Ein kurz dauerndes, umschriebenes Trauma der Matrix führt zu einem Punkt, ein lang dauerndes, umschriebenes Trauma zu einem Längsstrich. Ist die gesamte Matrix betroffen, kommt es bei einem kurz dauernden Trauma zu einem Querstrich, bei einem lang dauernden zur kompletten Veränderung der Nagelplatte. Gekrümmte, einseitig abweichende, eingedrehte Nägel kommen durch Proliferationsunterschiede der einzelnen Matrixteile zustande. Alterungsprozesse und Durchblutungsstörungen führen zu einer Verminderung des Nagelwachstums und Längsriffelung und dazu, dass die Nägel hart und brüchig oder dünn und weich werden.

- **Tüpfelnägel:** punktförmige Einziehungen der Nagelplatte bei Psoriasis, Lichen ruber, Alopecia areata und atopischem Ekzem
- **Querrillen (Beau-Linien):** quer verlaufende Defekte, die bei systemischer Ursache (z. B. Medikamente, Zytostatika, Infektionen, Mangelschäden) alle Nägel, bei lokaler Ursache (z. B. Trauma, Kälteschäden) einzelne Nägel betreffen
- **Onychodystrophie:** Schwerste Traumata der gesamten Matrix können zu kompletten Verformungen der Nagelplatte und Untergang der Nagelmatrix mit langsamem Wachstum, Verdickung und außerordentlicher Härte führen. Häufige Ursachen sind mechanische Traumata und entzündliche Prozesse wie Lichen ruber, Epidermolysis bullosa, Onychomykose, Psoriasis, Reiter-Krankheit, Sézary-Syndrom, Sklerodermie und Atrophie bei arteriellen Durchblutungsstörungen (Abb. 1).

Subunguale Tumoren

- **Verruca vulgaris:** häufigster subungualer Tumor, der in das Nagelbett mit Nagelablösung und Wachstumsstörung einwächst. Oft ist die vollständige Entfernung des Nagels erforderlich.
- **Exostose:** Knochenauswuchs oder Knorpelrest, der zur Abhebung der Nagelplatte führt. Er ist häufig bei jungen Menschen und meist an der Großzehe lokalisiert.
- **Mukoide Dorsalzyste:** derber, teilweise schmerzhafter, glasiger Tumor mit gallertartiger Flüssigkeit, meist an der Dorsalseite der Phalangenendglieder. Die Kompression der Matrix führt zur Rillenbildung. Die Zyste wird exzidiert oder inzidiert und entleert.
- **Koenen-Tumoren:** Angiofibrome am seitlichen und hinteren Nagelfalz; treten selten isoliert, meist im Rahmen der tuberösen Hirnsklerose auf
- **M. Bowen:** Verlauf wie bei chronischer Nagelbettentzündung mit nässender Rötung, Krustenbildung, Ulzerationen und Zerstörung des Nagelbetts. Die frühzeitige, vollständige Exzision ist wegen der Gefahr maligner Entartung indiziert.
- **Plattenepithelkarzinom:** verläuft unter dem Bild einer chronischen Paronychie mit zunehmender Schmerzhaftigkeit und Zerstörung der Nagelplatte; wird deshalb oft spät entdeckt.
- **Subunguales Melanom:** wächst oft sehr aggressiv und ist schwer zu diagnostizieren, da es harmloser Fleck- oder Streifenbildung täuschend ähneln kann und in 25 % amelanotisch ist
- **Subunguales Osteochondrom:** charakteristischer subungualer oder an der Nagelecke entstehender, benigner, harter, mit dem Knochen verbackener Knoten, der die Nagelplatte aufwölbt und bei Belastung Beschwerden verursacht

Nagelveränderungen als Symptom von Systemkrankheiten

- **Half-and-half nails, Terry-Nägel:** die proximalen Anteile des Nagels sind weiß, die distalen wegdrückbar erythematös; v. a. bei Niereninsuffizienz, Leberzirrhose
- **Koilonychie:** weiche, eingedellte Löffelnägel, angeboren oder erworben bei Anämie
- **Uhrglasnägel:** Die Nagelplatte ist verstärkt konvex gekrümmt und hypertrophisch, verbunden mit einer trommelschlägelähnlichen Vergrößerung der Fingerendglieder; u. a. bei pulmonalen Syndromen, zyanotischen Herz-Lungen-Erkrankungen, Leberzirrhose, malignen Tumoren
- **Yellow-Nail-Syndrom:** verdickte, gelbe Nägel bei Lymphstauung der Endphalangen, verlangsamtes Nagelwachstum und transversale Krümmung der Nagelplatten (Abb. 2); häufig hereditär, idiopathisch oder bei pulmonalen Störungen und Lymphzirkulationsstörungen

Pigmentierungsanomalien der Nagelplatte

Bei Weißen scheint das rosafarbige Nagelbett durch, bei Dunkelhäutigen ist die Nagelplatte hingegen in unterschiedlichem Ausmaß pigmentiert. Diffuse

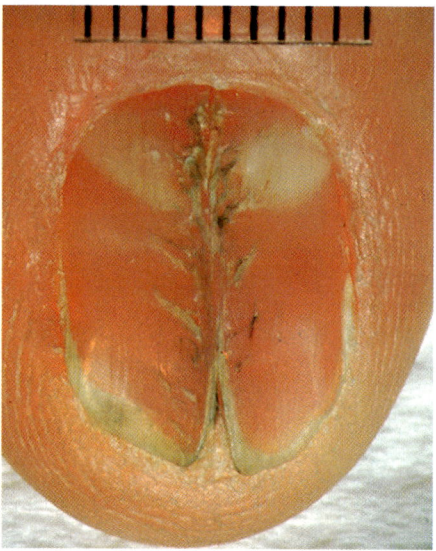

Abb. 1: Onychodystrophia canaliformis mediana nach mechanischem Trauma. [5]

Gewebs- und regionsspezifische Krankheiten der Haut

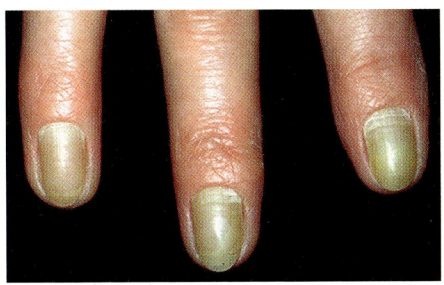

Abb. 2: Yellow-Nail-Syndrom. [1]

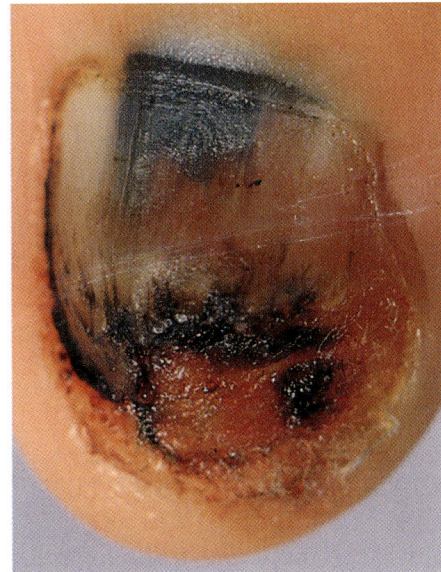

Abb. 3: Malignes Melanom am Nagel. [5]

Pigmentierung kommt bei endokrinen Erkrankungen (M. Addison), Peutz-Jeghers-Syndrom und perniziöser Anämie vor.

> Generell sollten bei Nagelläsionen immer ein Nativpräparat, eine mykologische Kultur und ein bakterieller Abstrich, bei verdächtigen Veränderungen zusätzlich eine Stanzbiopsie aus der Nagelmatrix entnommen werden.

▶ **Umschriebene braune Längsstreifung im Nagel:** idiopathisch oft bei dunklen Rassen. Differentialdiagnosen sind Nävuszellnävus, malignes Melanom (Abb. 3), Einblutung, Verletzung, Narben, Fibrome im Bereich der Nagelmatrix, subunguale Infektionen (Pseudomonas, Hefen, Schimmelpilze) und Psoriasis.

▶ **Subunguales Hämatom:** direkt nach einem Trauma auftretende, subunguale, schmerzhafte Einblutung mit akuter blauschwärzlicher Verfärbung. Bei proximalem Sitz Zeichen schwerer Systemkrankheiten wie Endocarditis lenta, systemischer Lupus erythematodes und Glomerulonephritis. Wichtigste Differentialdiagnose ist das subunguale Melanom.

▶ **Leukonychia punctata:** weißliche Flecken durch umschriebene, kurz dauernde Traumata der distalen Nagelmatrix. Querstreifen, die alle Nägel betreffen (Mees-Streifen), entstehen z. B. nach einer Arsenvergiftung. Die **Leukonychia totalis**, eine Weißfärbung aller Nagelplatten, ist in der Regel harmlos. Differentialdiagnosen sind Onychomykose, chemische Noxen (glänzende Weißfärbung), Hepatopathien und Colitis ulcerosa (trübe Weißfärbung).

Nagelläsionen mit Sitz am Nagelbett oder benachbarten Strukturen

▶ **Onycholysen:** Lösung der Nagelplatte durch Trauma, Lösungsmittel, allergische Reaktionen, Entzündungen im Nagelbett, Arzneimittel und subunguale Tumoren; häufigste Nagelveränderung

▶ **Onychoschisis lamellosa:** schichtweise Aufsplitterung der brüchigen Nägel durch unsachgemäße Maniküre, häufige Entfettung (z. B. Nagellackentferner) und Trauma

▶ **Unguis incarnatus** (eingewachsener Nagel): entsteht durch chronische Traumatisierung (Schuhdruck), stark gewölbte Nagelplatte und Ausschneiden der Nagelecken. Hierdurch stößt der vorwachsende Nagel auf das seitliche Nagelbett, und es kommt zu einem Einwachsen des Nagels in das periunguale Gewebe und dann zu einer sehr schmerzhaften, oft chronischen Entzündung und evtl. zu einem Granuloma pyogenicum. Konservative Therapie: antiseptisch, Ruhigstellen, Hochlagern, auswachsen lassen. Ist dies erfolglos, wird der seitliche Nagel reseziert und der Matrixanteil verödet.

Zusammenfassung

✱ Nagelveränderungen sind für viele Dermatosen und Systemkrankheiten charakteristisch.

✱ Bei Psoriasis kommt es zu Tüpfelnägeln (punktförmige Grübchen in der Nagelplatte aufgrund psoriatischer Veränderungen im Nagelmatrixbereich), Ölflecken (Psoriasisherd im Nagelbett, gelbbräunlich) und Onycholyse (stark hyperkeratotische Herde lösen den Nagel von der Nagelplatte). Weitere Nagelveränderungen sind subunguale Tumoren, Pigmentierungsanomalien und traumatische Läsionen.

✱ Beim Unguis incarnatus wächst die Nagelplatte in die seitliche Nagelfalz mit ein und entzündet sich schmerzhaft (Paronychie).

Pigmentstörungen der Haut

Das Pigmentsystem besteht aus vielen Anteilen, die funktionieren und aufeinander abgestimmt sein müssen: Auswanderung der Melanozyten aus der Neuralleiste und Einwanderung in die Epidermis, Produktion von Melanin in den Melanozyten und schließlich die Interaktion der Melanozyten mit den Keratinozyten, an die das Melanin weitergegeben wird. Fehlentwicklungen sind häufig, es kommt zu einem Überschuss (Hypermelanose) oder Mangel an Melanin (Hypomelanose). Die Störungen können genetisch fixiert, in der Entwicklung erfolgt oder erworben sein. Sie können das gesamte Integument betreffen oder nur lokal auftreten. Es können isolierte Defekte des Pigmentsystems oder Systemprozesse sein. Die Melanozyten reagieren immer gleich auf bestimmte pathophysiologische Reize, so werden sie durch verschiedene Noxen (Entzündung, UV-Licht, hormonelle Reize, Wärme) zu höherer Aktivität (Melaninproduktion) und auch zur Proliferation stimuliert. Zahlreiche entzündliche Dermatosen (Kontaktekzeme, medikamentös-toxische Exantheme, Röntgenbestrahlung, mechanische Traumata, UV-Schädigung) ziehen oft Monate anhaltende, **postinflammatorische epidermale oder dermale Hyperpigmentierungen** nach sich, besonders bei dunklen Hauttypen. Ebenso können verschiedene entzündliche Dermatosen zu **postinflammatorischen Hypopigmentierungen** abheilen (Abb. 1). Erworbene, umschriebene Depigmentierungen nennt man **Leukoderme**, den scheinbaren Pigmentverlust in der Haut, z. B. die fehlende Pigmentbildung nach UV-Bestrahlung bei Pityriasis versicolor alba, **Pseudoleukoderme**.

Hyperpigmentierungen

Die epidermale Melaninhyperpigmentierung zeigt sich als bräunliche, schwarze Färbung, die je nach vorliegender Ursache diffus, d. h. die gesamte Körperhaut betreffend, oder umschrieben sein kann. Die dermale Hyperpigmentierung ist graubläulich.

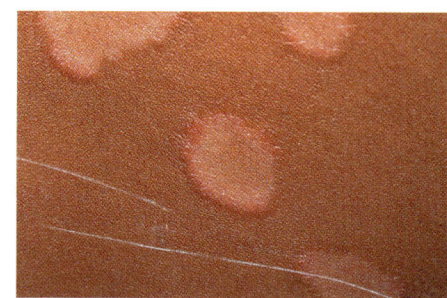

Abb. 1: Postinflammatorische Hypopigmentation von Psoriasisherden. [9]

Diffuse Hypermelanosen
Zu diffusen Hypermelanosen kann es bei inneren Krankheiten (z. B. Hämochromatose, M. Wilson, M. Addison), verschiedenen Dermatosen und als Medikamentennebenwirkung kommen.

Umschriebene Hypermelanosen
Neben den folgenden sind weitere Pigmentflecken unter „Epidermale melanozytäre Nävi" (s. Nävi, S. 92) abgehandelt.

Melasma, Chloasma uterinum
Melasmen sind häufige, großfleckige, meist symmetrische, scharf begrenzte Pigmentflecken im Gesicht (Abb. 2), die hormon- (Schwangerschaft, orale Kontrazeptiva) und UV-Licht-abhängig entstehen und sich in zwei Dritteln der Fälle zurückbilden.

Melanodermitis toxica
Die fleckige, graubraune Hyperpigmentation tritt im Gesicht oder berufsbedingt an Händen und Unterarmen auf. Die chronische, fototoxische Reaktion wird durch Teer, Pech, Öl, Kohlenwasserstoffe und Inhaltsstoffe von Kosmetika ausgelöst. Synonyme sind Riehl-Melanose und Teermelanose.

Hypopigmentierungen

Diffuse Hypomelanosen
Okulokutaner Albinismus (OCA)
Durch kongenitale Defekte der Tyrosinase (des Schlüsselenzyms der Melanogenese) kommt es zu Pigmentmangelsyndromen (Albinismus). Die Melanozyten sind zwar ausreichend vorhanden, aber funktionsuntüchtig. Es gibt keine Therapie. Die elf bekannten Unterarten haben verschiedene Defekte

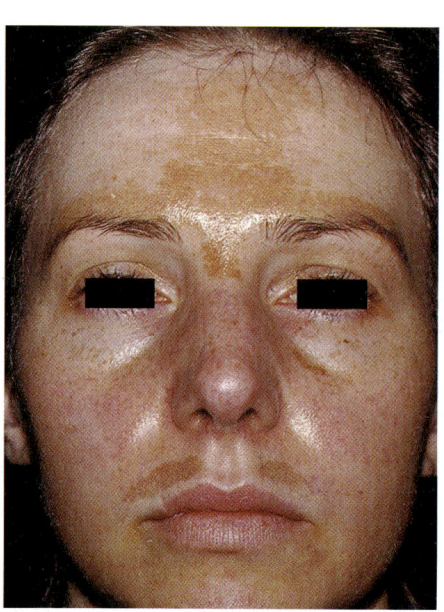

Abb. 2: Chloasma uterinum. [5]

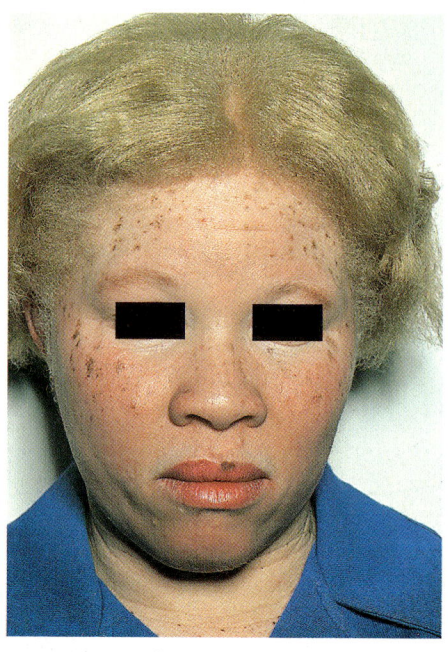

Abb. 3: Albinismus bei einer negroiden Patientin. [11]

mit unterschiedlicher Ausprägung der klinischen Leitsymptome:

▶ Verminderung oder Fehlen von Melanin in Haut, Haar, Augen (Abb. 3)
▶ Augenprobleme (Nystagmus, Fotophobie, Sehschwäche)
▶ Mangelnder UV-Schutz mit erhöhtem Risiko von Hauttumoren

Umschriebene Hypomelanosen
Piebaldismus
Der kongenitale partielle Albinismus mit großfleckiger Depigmentierung an Rumpf und Extremitäten bleibt lebenslang unverändert bestehen. Der autosomal-dominant vererbte Mangel an Melanozyten tritt mit einer Prävalenz von 1/15 000 auf. In 90 % der Fälle zeigt sich eine weiße Frontsträhne aus pigmentfreiem Fleck an der Stirn (White forelock). Manchmal sind Taubheit und Heterochromia iridum assoziiert.

Vitiligo
Bei sonst erhaltener Struktur und Funktion der Haut kommt es zu einem fleckartigen Pigmentverlust (Abb. 4). Vitiligo tritt mit einer Prävalenz von 1–2 % auf. Es handelt sich um harmlose Veränderungen, die aber oft mit großer psychischer Belastung einhergehen. Vitiligo tritt in der ersten Lebenshälfte und familiär gehäuft (30 %) auf. Epidermale Melanozyten werden wahrscheinlich durch Autoaggressionsmechanismen zerstört.

Klinik
Die scharf begrenzten, meist runden, oft symmetrischen, depigmentierten, ansonsten aber unauffälligen Herde sind zu Beginn einige Millimeter groß und vergrößern sich langsam durch peripheres Wachstum. Betroffen sind periorifizielle Regionen (um Augen, Nase, Mund, perigenital; perianal fast immer und sehr früh) und häufig traumatisierte Stellen wie die Streckseiten der großen Gelenke, Achseln, Handgelenksbeugen, Hand- und Fingerrücken.

Zu den verschiedenen Krankheiten, die mit der Vitiligo assoziiert sein können, gehören u. a. Autoimmunthyreoiditis, Diabetes mellitus, atrophische Gastritis mit perniziöser Anämie, Alopecia areata.

Der Verlauf ist sehr variabel, nach meist schleichendem Beginn kommt es zu meist sehr langsamer, schubartiger (z. B. durch starke UV-Expositionen) Progredienz. Die Vitiligo kann entweder nach Jahren zum Stillstand kommen und hinterlässt permanent depigmentierte Herde (häufiger) oder schreitet zum totalen Pigmentverlust fort (progressiver Verlaufstyp). Durch das Einwandern von Melanozyten aus den Haarfollikeln kommt es immer wieder zu Phasen fokaler Repigmentierung.

Therapie
Eine Therapie ist nicht zwingend notwendig und bisher wenig zufriedenstellend. Temporär können topische Steroide, topische Calcineurin-Inhibitoren oder eine Lichttherapie versucht werden. Bei sehr ausgedehntem Verlauf können Restherde gebleicht werden.

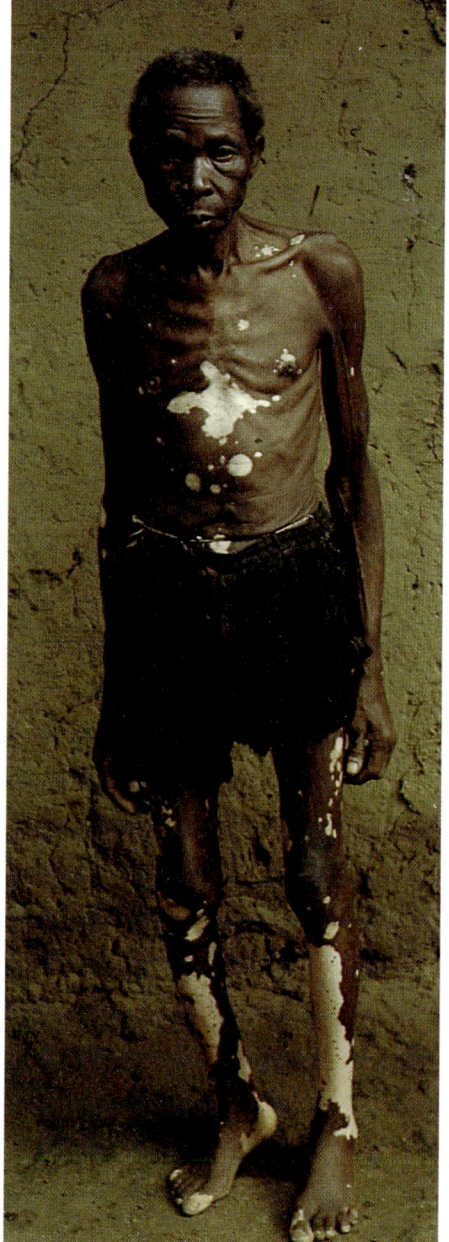

Abb. 4: Vitiligo [5]

Zusammenfassung

✖ **Hyperpigmentierungen**
– **Melasma**: flächige, meist symmetrische Pigmentierung des Gesichts unter hormonellen Einflüssen (Schwangerschaft, orale Kontrazeptiva) und UV-Licht

✖ **Hypopigmentierungen**
– **Albinismus**: angeborenes und genetisch determiniertes Pigmentmangelsyndrom mit Defekt des melaninbildenden Enzyms Tyrosinase
– **Vitiligo**: häufige, erworbene, teils reversible Hypo- bis Depigmentierung der Haut bei sonst erhaltener Struktur und Funktion, kann mit weiteren Autoimmunerkrankungen vergesellschaftet sein.

Veränderungen der Mundschleimhaut/Proktologie

Veränderungen der Mundschleimhaut

Die Mundschleimhaut ist bei vielen Hautkrankheiten betroffen und zählt auch oft zu den Prädilektionsstellen (s. Anhang). So wurden viele Veränderungen der Mundschleimhaut bereits im Rahmen der anderen Kapitel abgehandelt (Herpeserkrankungen etc.).

Aphthen

Aphthen sind multiple, schmerzhafte, rundliche Ulzerationen der Mundschleimhaut, die einen chronisch-rezidivierenden Verlauf nehmen können. Sie sind von Fibrinbelägen bedeckt und von einem rötlichen Saum umgeben (Abb. 1).
Klinik: Man unterscheidet drei Verlaufsformen: Der Minor-Typ ist am häufigsten und beinhaltet wenige linsenförmige Aphthen, die innerhalb von 1–2 Wochen abheilen und auf die vestibuläre Schleimhaut begrenzt sind. Der Major-Typ ist seltener, hier sind die Aphthen größer, heilen verzögert ab (1–2 Monate) und greifen auf die gesamte Mundhöhle über. Der herpetiforme Typ ist am seltensten, hier finden sich gruppierte, kleine Herde am Zungenrand. Außerdem kommen Aphthen symptomatisch bei den verschiedensten Erkrankungen vor (z. B. M. Behçet, Immunkomplexvaskulitis, M. Crohn, HIV-Infektion). Eine kausale **Therapie** ist nicht bekannt. Schmerzstillende und antiseptische Lösungen werden verwendet.

Behçet-Erkrankung

Der M. Behçet ist eine durch die Symptomentrias Aphthen der Mund-, der Genitalschleimhaut sowie Hypopyoniritis gekennzeichnete Multiorganerkrankung unbekannter Ursache. Es werden auslösende genetische, infektiöse wie auch immunologische Faktoren diskutiert. Der M. Behçet tritt besonders häufig in Ländern des Mittleren Ostens auf.
Klinik: Der M. Behçet verläuft chronisch und in Schüben, kann nach Jahren zu Stillstand und Defektheilung, aber auch zu Erblindung und Tod führen. Neben der Leittrias gibt es noch weitere, seltenere Symptome: Arthritis, ZNS-Beteiligung, kardiologische, nephrologische, gastrointestinale und weitere ophthalmologische Komplikationen sowie verschiedene uncharakteristische Hautsymptome wie sterile Pusteln, Erythema nodosum, Pyodermien und Thrombophlebitis. Das Pathergiephänomen (entzündliche Irritationen und umschriebene Hautnekrosen durch Minimaltraumen, z. B. Nadelstiche) ist bei etwa der Hälfte der Patienten positiv, findet sich aber auch beim Pyoderma gangraenosum und Sweet-Syndrom.
Die **Therapie** ist insgesamt unbefriedigend; z. T. sind Steroide in hohen Dosen und Immunsuppressiva wirksam.

Cheilitis

Die Cheilitis ist eine Entzündung der Lippen, die akut (nässende, ödematöse Rötung) oder chronisch (trocken schuppende, rissige Lippen) sein kann. Subjektiv können Juckreiz, Spannungsgefühl oder Brennen bestehen. Mögliche Ursachen sind eine allergische, toxische Kontaktdermatitis, atopisches Ekzem und UV-Licht. Eine **Cheilitis sicca** tritt besonders in der kalten Jahreszeit auf. Die **Cheilitis actinica chronica** ist die aktinische Keratose des Lippenrots, meist an der Unterlippe lokalisiert und ein Karzinom in situ.

Mundwinkelrhagaden (Perlèche)

Diese entzündeten, eingerissenen, nässenden oder krustösen Mundwinkel können z. B. im Rahmen eines atopischen Ekzems, einer chronischen Irritation, einer Candida-Infektion, einer schlecht sitzenden Prothese oder einer Anämie entstehen.

Zungenveränderungen

▶ **Lingua geographica (Landkartenzunge):** Hier lösen sich schubweise Teile des physiologischen, weißlichen Zungenbelags ab, rote Areale bleiben zurück. Diese Veränderung ist harmlos, aber rezidivierend. Die Ursache ist unbekannt.
▶ **Lingua nigra (schwarze Haarzunge):** Durch viele Ursachen (Tabakabusus, Antibiotika, Pilzbefall, Diabetes etc.) kommt es zu einer Hypertrophie und Pigmentierung der Zungenpapillen.
▶ **Lingua plicata (Faltenzunge):** häufige Normvariante der Zunge mit tiefen multiplen Furchungen (Abb. 2)

Melkersson-Rosenthal-Syndrom

Hierbei handelt es sich um eine granulomatöse Erkrankung unklarer Genese mit den Symptomen Cheilitis granulomatosa, einseitige periphere Fazialisparese und Lingua plicata. **Cheilitis granulomatosa** bezeichnet die symptomlose, derbe Schwellung der Ober- und/oder Unterlippe und kann auch isoliert auftreten.

Proktologie

Die Proktologie, die Lehre der After- und Enddarmerkrankungen, ist ein Teilbereich der Chirurgie, Dermatologie und Gastroenterologie. Neben den hier beschriebenen Erkrankungen finden sich im Analbereich unter anderem

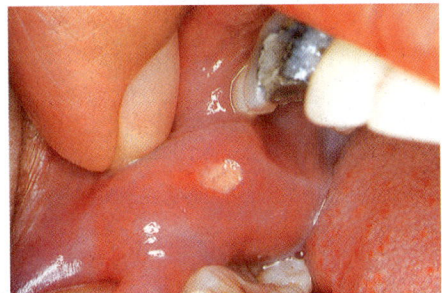

Abb. 1: Aphthöse Ulzeration. [14]

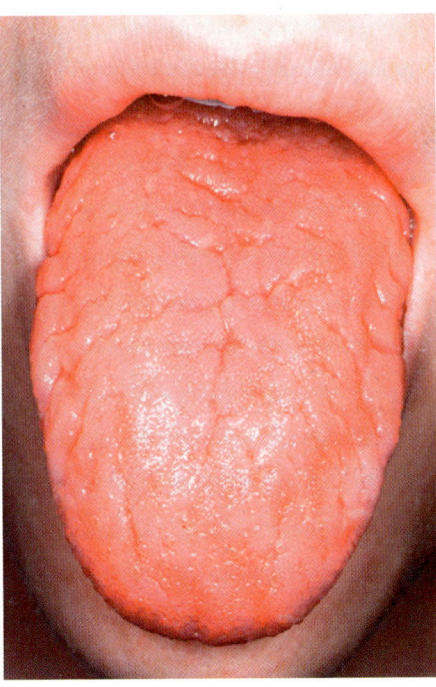

Abb. 2: Lingua plicata. [13]

auch häufig sexuell übertragbare Erkrankungen (s. S. 122). Die Untersuchung nach ausführlicher Anamnese erfolgt digital, rektoskopisch (10–15 cm einsehbar) oder koloskopisch (bis 30 cm einsehbar).

Analekzem
Das Analekzem ist eine akute oder chronische, stark juckende Entzündung des Anoderms. Häufige **Ursachen** sind z. B. Irritationen durch Hämorrhoiden, Marisken, Analprolaps, Pilze und mangelhafte oder übertriebene Analhygiene. Eine weitere häufige Ursache ist die kontaktallergische Sensibilisierung.
Klinik: Neben der Ekzemerscheinung finden sich in der Umgebung des Anus eine flächenhafte, unscharf begrenzte, oft infiltrierte Rötung der Haut mit weißlicher Verfärbung. Differentialdiagnosen sind Mykosen und die Psoriasis inversa mit einer oft kennzeichnenden Rhagade entlang der Rima ani.
Neben der kausalen **Therapie** des Grundleidens helfen blande Externa und eine angemessene Hygiene.

Marisken
Marisken sind harmlose und sehr häufige weiche Falten am Übergang von analer Schleimhaut zur Haut. Sie entstehen wahrscheinlich anlagebedingt z. B. als Folge einer Perianalvenenthrombose.
Klinik und Therapie: Marisken verursachen selten Symptome, große Marisken können aber Defäkationsprobleme und Sekretstau verursachen. Sie können dann chirurgisch entfernt werden.

Perianalvenenthrombose
Die Perianalvenenthrombose äußert sich meist akut als bläuliche, pralle, schmerzhafte Schwellung des Analrandes. Sie entsteht oft nach Anstrengung durch Ruptur einer Vene mit Hämatombildung oder durch Thrombose einer Vene des Analkanals.
Therapie: Reichen Antiphlogistika nicht aus, wird die Thrombose inzidiert.

Hämorrhoiden
Hämorrhoiden betreffen ca. ein Drittel der Gesamtbevölkerung und beide Geschlechter. Ätiologisch wichtig sind Disposition, Stauung, Gravidität und Verstopfung. Therapeutisch wichtig ist deshalb die Stuhlregulierung.
Klinik und Therapie: Erstmanifestationen sind meist halbkugelige Hämorrhoidalknoten (Abb. 3) bei 2, 7 und 11 Uhr in Steinschnittlage, bei welcher der Patient in Rückenlage und in Knie- und Hüftgelenk stark gebeugten und leicht gespreizten Beinen (Unterschenkel auf Stützen) liegt. Symptome sind Schmerzen, Brennen und Juckreiz, v. a. bei und nach Defäkation sowie Blutauflagerungen auf dem Stuhl. Man unterteilt vier Schweregrade (Tab. 1), nach denen sich auch die Therapie richtet.

Analfissur
Eine Analfissur ist ein radiäres Ulkus der Analschleimhaut, das bis auf den Schließmuskel reicht und meist bei 6 Uhr in Steinschnittlage lokalisiert ist. Ursachen sind Hämorrhoiden, harter Stuhlgang, manchmal eine vorausgegangene Analvenenthrombose.
Klinik: Die akute Analfissur ist äußerst schmerzhaft bei und besonders nach der Defäkation und geht häufig mit einem Schließmuskelkrampf einher.
Therapie: Neben einer Regulierung der Verdauung, einer antiphlogistischen und betäubenden Lokalbehandlung kommt evtl. die Exzision infrage.

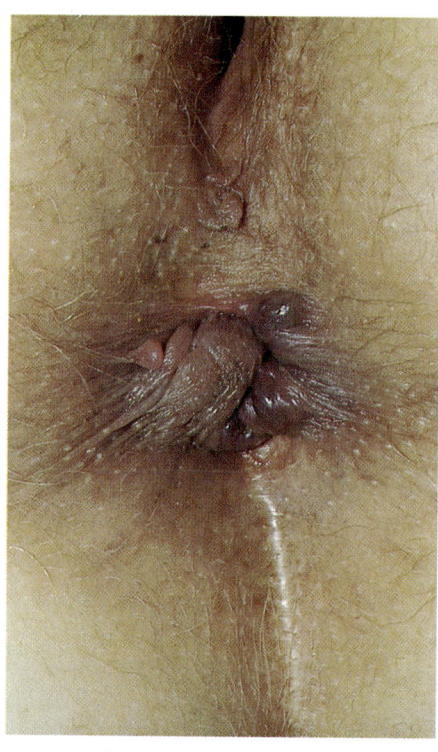

Abb. 3: Hämorrhoiden II. Grades beim Pressen. [5]

Grad	Befund	Therapie
I	Rotblaue, intraanale Hämorrhoidalknoten, nur proktoskopisch erfassbar	Sklerotherapie
II	Hämorrhoiden beim Pressen sichtbar	Sklerotherapie
III	Hämorrhoiden immer sichtbar, digital reponierbar	Hämorrhoidektomie
IV	Hämorrhoiden immer sichtbar, nicht reponierbar (Analprolaps)	Hämorrhoidektomie

Tab. 1: Schweregrade von Hämorrhoiden und entsprechende Behandlung.

Zusammenfassung
- **Aphthen:** multiple, schmerzhafte, rundliche Ulzerationen der Mundschleimhaut, die idiopathisch und im Rahmen von verschiedensten Erkrankungen vorkommen (z. B. M. Behçet, M. Crohn, HIV-Infektion)
- **Cheilitis:** Entzündung der Lippen unterschiedlichster Ursache
- **Hämorrhoiden:** häufigste proktologische Erkrankung, werden in vier Schweregrade unterteilt.
- **Marisken:** harmlose Hautfalten, oft Folge einer **Perianalvenenthrombose**
- Weitere häufige Erkrankungen des Analbereiches sind **Analekzem** und **Analfissur**.

Venerologie I

Venerologie ist die Lehre von den Geschlechtskrankheiten und den übrigen genitalen Kontaktinfektionen. Genitale Kontaktinfektionen (Syn.: sexuell übertragbare Infektionen, Sexually transmitted diseases, STD) sind eine nicht streng abgrenzbare Gruppe von Infektionskrankheiten, die in der Regel sexuell übertragen werden. Die Erreger sexuell übertragbarer Infektionen sind sehr empfindlich, können außerhalb des Organismus nur kurz überleben und sind relativ gering infektiös (Ausnahmen: Herpes-simplex-Virus und humanes Papilloma-Virus). Sie brauchen zur Übertragung länger dauernden physischen Kontakt und ein feuchtwarmes Milieu. Bestimmte Bevölkerungsgruppen haben ein deutlich höheres Infektionsrisiko, so überwiegt das männliche Geschlecht; der Erkrankungsgipfel liegt bei 25–30 Jahren. Promiskuität stellt einen wichtigen Risikofaktor dar.

> ▶ Mehrfach- und Mischinfektionen kommen sehr häufig vor und müssen immer bedacht werden!
> ▶ Wichtig ist weiterhin, evtl. infizierte Partner ausfindig zu machen und zu behandeln.
> ▶ Nach dem Infektionsschutzgesetz sind nur die Treponema-pallidum- und die HIV-Infektion an das Robert-Koch-Institut zu melden, und zwar nicht namentlich.

Nicht gonorrhoische Urethritis und Zervizitis

Das obligat intrazellulär lebende Bakterium Chlamydia trachomatis (Serotyp D–K) ist mit 40–60 % der häufigste Erreger einer nicht gonorrhoischen Urethritis und Zervizitis. Diese häufige Infektionskrankheit im Genitalbereich ist weltweit verbreitet. Komplikationen der Chlamydieninfektion können Perihepatitis, Einschlusskörperchenkonjunktivitis und eine reaktive Arthritis (Reiter-Syndrom, s. S. 51) sein.
Klinik und Komplikationen: Beim Mann tritt 1–3 Wochen post infectionem eine seröse Urethritis auf. Mögliche Komplikationen sind Epididymitis (durch Aszension) und Proktitis (bei Analverkehr). Bei der Frau bleibt die Zervizitis meist unerkannt, durch Aszension kann es zur Salpingitis mit nachfolgender Verklebung der Eileiter und Infertilität kommen. Beim Neugeborenen kann es zur perinatalen Chlamydieninfektion mit Konjunktivitis, Bronchitis und Pneumonie kommen.
Diagnostik und Therapie: Zur Diagnosebestimmung dienen Abstrich und Färbung mit Methylenblau (> 4 Granulozyten/Gesichtsfeld, keine Gonokokken) und der immunologische Erregernachweis im Ausstrich mit fluoreszeinmarkierten Chlamydia trachomatis-spezifischen monoklonalen Antikörpern. Therapeutisch werden Tetrazykline (Doxycyclin) und Makrolide (Erythromycin) eingesetzt.

Lymphogranuloma venereum

Diese Erkrankung ist eine weitere durch Chlamydia trachomatis (Serotyp L1–L3) verursachte sexuell übertragene Infektion mit Manifestation und Spätkomplikationen im Genitoanalbereich. Sie ist endemisch in Lateinamerika, Indien, Südostasien, West- und Ostafrika.
Klinik und Komplikationen: Die unscheinbare Primärläsion (herpesähnliches Bläschen) heilt spontan ab. Nach 3–4 Wochen setzen ein allgemeines Krankheitsgefühl und eine einseitige Lymphadenopathie mit eitriger Einschmelzung ein (Abb. 1). Diese kann unbehandelt rupturieren und Fisteln bilden. Eine rektale Infektion geht mit Schmerzen, Tenesmen, eitrig-blutigem Ausfluss und Allgemeinsymptomen einher. Die orale Infektion zeigt sich in einer Vergrößerung der Halslymphknoten, später auch der axillaren und thorakalen Lymphknoten. Spätkomplikationen sind Elephantiasis und Fistelbildung. Therapie der Wahl ist Doxycyclin.

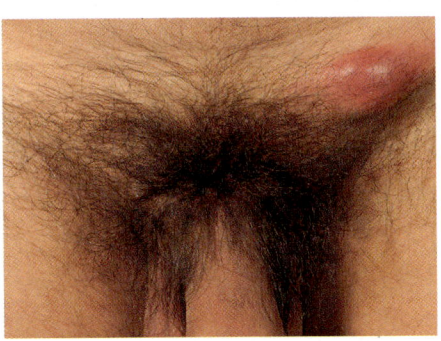

■ Abb. 1: Lymphogranuloma venereum; linksseitige Schwellung der Leistenregion. [13]

Ulcus molle

Diese Geschlechtskrankheit (Syn.: weicher Schanker, Chancroid) ist selten in Deutschland, aber endemisch in Südostasien, Afrika und Zentralamerika und wird verursacht durch Haemophilus ducreyi, ein gramnegatives Stäbchen.
Klinik: Nach einer Inkubationszeit von 2–5 Tagen bildet sich an der Eintrittspforte aus kleinen, geröteten Papeln ein weiches, schmierig belegtes, schmerzhaftes Geschwür mit überhängendem Rand (Abb. 2). Nach 1–4 Wochen schwellen die regionalen Lymphknoten schmerzhaft an, sie können einschmelzen und nach außen durchbrechen (Bubo). Prädilektionsstellen sind beim Mann Glans penis, inneres Vorhautblatt und Frenulum, bei der Frau Labien, Perianalregion und Portio.
Diagnostik und Therapie: Wichtig ist der mikrobielle Abstrich, eingesetzte Antibiotika sind Ceftriaxon, Erythromycin und Co-trimoxazol.

Granuloma inguinale

Chronisch verlaufende, durch Calymmatobacterium granulomatis (auch „Donovania granulomatis" genannt) verursachte Geschlechtskrankheit (Syn.: Donovanosis), die in bestimmten Regionen der Tropen und Subtropen endemisch ist.

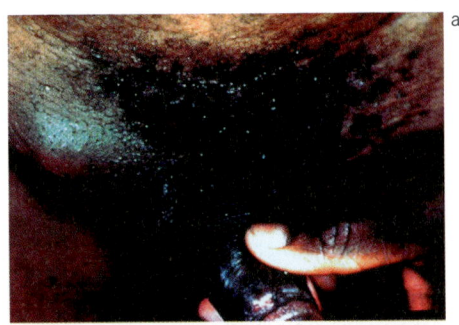

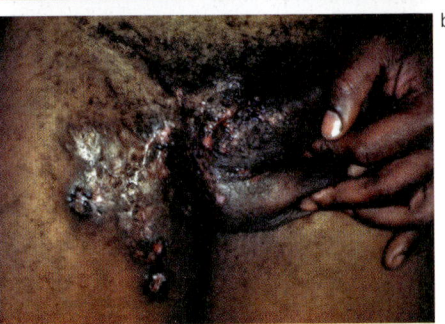

■ Abb. 2: Ulcus molle; a) Ulzeration am Penisschaft bei geschwollenen Lymphknoten; b) Pusteln, teilweise zu Ulzera erodiert. [13]

Klinik und Komplikationen: Sie beginnt als Papel im Genitoanalbereich, nach einigen Tagen zeigen sich granulomatöse Ulzerationen, die sich ausbreiten. Mögliche Komplikationen sind tiefe Ulzerationen, Ausbildung von Narbenplatten, Lymphödem und ausgeprägte Epidermisproliferationen.

Diagnostik und Therapie: Der Erreger wird direkt mit einer Biopsie nachgewiesen und mit Trimethoprim/Sulfamethoxazol behandelt.

Gonorrhö

Durch Neisseria gonorrhoeae verursachte, fast ausschließlich sexuell übertragene mit global 25–60 Mio. Neuerkrankungen/Jahr weltweit häufigste Geschlechtskrankheit (Syn.: Tripper). Der Erkrankungsgipfel liegt zwischen dem 18. und dem 25. LJ. Vor der Antibiotika-Ära war die Gonorrhö eine der häufigsten Infektionskrankheiten überhaupt, die wegen der Komplikation aszendierender Infektionen und entsprechender Folgeschäden (Sterilität, Infertilität) gefürchtet war. Epidemiologisch bedeutsam ist der hohe Anteil asymptomatischer Keimträger. Das Krankheitsbild wird untergliedert in genitale, extragenitale sowie hämatogene Gonorrhö, es entwickelt sich keine Immunität. Die Übertragung der äußerst empfindlichen Neisserien ist nur durch direkten Schleimhautkontakt möglich. Während der Geburt ist eine Übertragung auf die Konjunktiven der Neugeborenen mit nachfolgender eitriger Blepharokonjunktivitis und Erblindung möglich. Dieses Krankheitsbild ist allerdings durch die Credé-Prophylaxe mit Silbernitrat weitestgehend verschwunden. Diese Prophylaxe wirkt nicht gegen die viel häufigere Chlamydieninfektion, deshalb werden heute meist Erythromycin-Augentropfen nach der Geburt verabreicht.

Diagnostik und Differentialdiagnosen

Abstriche werden von Urethra, Zervix, Rachen, Konjunktiven, Rektalbereich und Penissekret entnommen. Der mikroskopische Nachweis der gramnegativen, intraleukozytären Diplokokken in der Gram- oder Methylenblau-Färbung ist beim Mann Mittel der Wahl. Bei der Frau muss im Anschluss an die Gram-Färbung noch eine Kultur angelegt werden, um die Wahrscheinlichkeit eines Nachweises zu erhöhen. Differentialdiagnose ist die **nicht gonorrhoische Urethritis** (NGU, s. o.). Unbedingt zu beachten ist die Möglichkeit von Mischinfektionen.

Klinik und Komplikationen

60–90 % der Frauen, aber lediglich 60 % der Männer infizieren sich beim Primärkontakt, die Inkubationszeit beträgt 2–8 Tage. Es kann auch primär zur extragenitalen Gonorrhö kommen. Dazu gehören die anorektale und oropharyngeale Form und die Gonokokkenkonjunktivitis des Kleinkindes. In 1–3 % der Erkrankungen kommt es durch hämatogene Aussaat zu einer disseminierten Gonokokkeninfektion mit intermittierendem Fieber, Arthralgien und hämorrhagischen Pusteln an den Akren.

Beim Mann verläuft die Gonorrhö in 10 % asymptomatisch. Die häufigste Form der Gonorrhö des Mannes ist die Urethritis anterior, eine akute Entzündung des vorderen Harnröhrenabschnitts mit Rötung der Urethralöffnung, Eiteraustritt und Dysurie (▌Abb. 3). Komplikationen durch Aszension und mangelnde Therapie sind Prostatitis, Epididymitis, Infertilität, Fibrose, Vernarbung und Strikturen. Die Gonorrhö **bei der Frau** verläuft meist symptomarm bis -frei. Bei geschlechtsreifen Frauen wird die Vagina grundsätzlich nicht befallen, denn die Gonokokken adhärieren nicht auf Plattenepithel. Urethritis und Zervizitis verlaufen häufig unbemerkt, Ausfluss und Dysurie werden nicht als pathologisch erkannt. Eine aufsteigende Infektion führt zu Komplikationen wie Endometritis und Adnexitis. Salpingitis kann zu Tubenverschluss und Unfruchtbarkeit führen.

Therapie

Bei unkomplizierter Schleimhautgonorrhö reicht die einmalige orale Dosis von Antibiotika, bei komplizierten, disseminierten Verläufen werden sie (z. B. Spectinomycin, Ceftriaxon) hoch dosiert und parenteral verabreicht. Bei einer weltweiten Resistenzzunahme der Neisseria gonorrhoeae empfehlen wir die Beachtung aktueller Leitlinien.

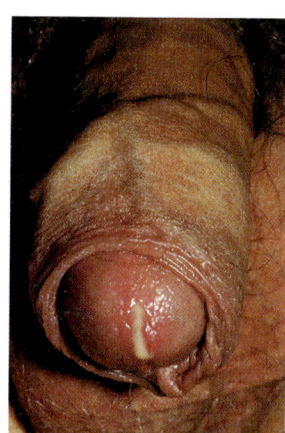

▌ Abb. 3: Urethritis bei Gonorrhö. [5]

Zusammenfassung

✳ **Nicht gonorrhoische Urethritis und Zervizitis:** Häufigster Erreger ist Chlamydia trachomatis, die auch das **Lymphogranuloma venereum** verursacht

✳ **Ulcus molle:** Erreger Haemophilus ducreyi; schmerzhafte, rundliche, wie gestanzte Geschwüre mit überhängendem Rand, später Lymphadenopathie

✳ **Granuloma inguinale:** Erreger Calymmatobacterium granulomatis, v. a. in Tropen und Subtropen. Bildung eines trockenen oder geschwürig zerfallenden und stark eiternden, meist schmerzlosen Knötchens an den Geschlechtsteilen mit Neigung zu Ausbreitung

✳ **Gonorrhö:** Erreger Neisseria gonorrhoeae; schmerzhafte Entzündung der Harnröhre mit eitrigem Ausfluss besonders beim Mann. Bei der Frau oft nur blande Urethritis und Zervizitis. Übergriff auf umliegende Strukturen, Chronifizierung und – sehr selten – hämatogene Aussaat sind möglich.

Venerologie II

Syphilis

Diese durch Treponema pallidum verursachte, meist chronisch-stadienhaft verlaufende Geschlechtskrankheit (Syn.: Lues) wird fast ausschließlich sexuell übertragen und hinterlässt keine Immunität. Im Lauf der Jahrhunderte wandelte sich die Syphilis durch abnehmende Virulenz des Erregers oder Selektion von immunologisch kompetenteren Patienten von einer akuten, nahezu immer tödlichen zu einer chronisch verlaufenden Krankheit. Gelegentlich kann man auch heute noch bei immungeschwächten Patienten foudroyante Verläufe sehen (Lues maligna, z. B. bei HIV-infizierten Personen).

Die Syphilis verläuft meist stadienhaft (Stadium I–IV) mit wechselnder Krankheitsaktivität. Zwischen den einzelnen Stadien kommt es zu unterschiedlich langen Latenzphasen, eine spontane Heilung ist möglich. Stadium I und II werden als **Frühsyphilis** (bis zwei Jahre nach Infektion) zusammengefasst, Stadium III und IV als **Spätsyphilis** (über zwei Jahre nach Infektion).

Klinik und Verlauf
Stadium I

Nach einer Inkubationszeit von 2–3 Wochen wandelt sich an der Eintrittspforte die zunächst vorhandene Papel in ein schmerzloses, oberflächliches Ulkus mit derbem Rand um. Dieses harte Ulkus (Ulcus durum) wird als **Primäraffekt** oder **harter Schanker** bezeichnet (Abb. 4). Lokalisation ist meist genital (beim Mann v. a. Sulcus coronarius), in 10 % extragenital (oral,

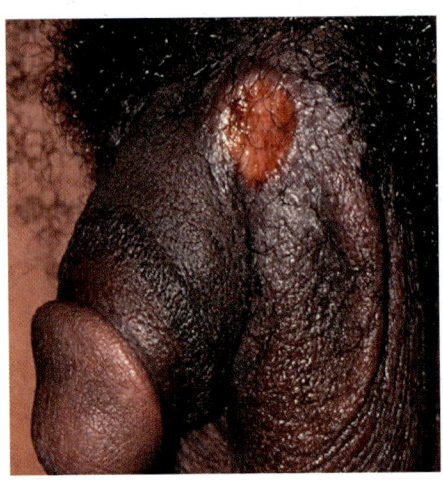

Abb. 4: Primäraffekt. [13]

anal usw.). Der Primäraffekt heilt spontan nach 6–8 Wochen ab. Etwa eine Woche nach Auftreten des Primäraffekts kommt es zur Lymphadenitis („Bubo"), einer derben, schmerzlosen, meist einseitigen Anschwellung regionärer Lymphknoten ohne Allgemeinsymptome. Differentialdiagnosen des Primäraffekts sind Ulcus molle, Herpes genitalis, M. Behçet und Karzinome.

Stadium II

Unbehandelt setzt 2–3 Monate nach der Infektion das Sekundärstadium mit generalisierter Aussaat des Erregers und immunologischen Reaktionen ein, die sich klinisch in Krankheitsgefühl, Arthralgien, Temperaturanstieg, Exanthemen und generalisiertem Lymphknotenbefall äußern. Das **Exanthem** ist polymorph mit kleinen rosa Flecken (Roseola), derben, kupferfarbenen Papeln, Krusten- und Schuppenbildung. Lokalisationen sind der Stamm, palmoplantar (charakteristisch; Abb. 5) und später auch die Mundschleimhaut. Die einzelnen Effloreszenzen werden auch **Syphilide** genannt. Das Exanthem klingt spontan ab, in den folgenden zwei Jahren kommt es zu Rezidivexanthemen. Differentialdiagnosen sind u. a. Psoriasis, Pityriasis rosea, Virus- oder Arzneimittelexantheme. Das abheilende Exanthem kann ein postinflammatorisches Pseudoleukoderm hinterlassen, das besonders im Nacken auffällig ist (**Corona venerea** = „Halsband der Venus"). Weitere Symptome sind:

▶ **Condylomata lata**: breitbasige nässende Papeln im Genitoanalbereich (Abb. 6)
▶ **Plaques muqueuses**: erregerreiche, rötliche Maculae oder Papeln an der Mundschleimhaut
▶ **Angina specifica**: akute, meist einseitige Tonsillitis
▶ **Alopecia areolaris**: nach 5–6 Monaten auftretender, kleinfleckiger Haarausfall

Das **Latenzstadium** im Anschluss an die Sekundärphase kann viele Jahre oder lebenslang dauern. Die Patienten sind seropositiv, aber asymptomatisch, eine Spontanheilung ist möglich.

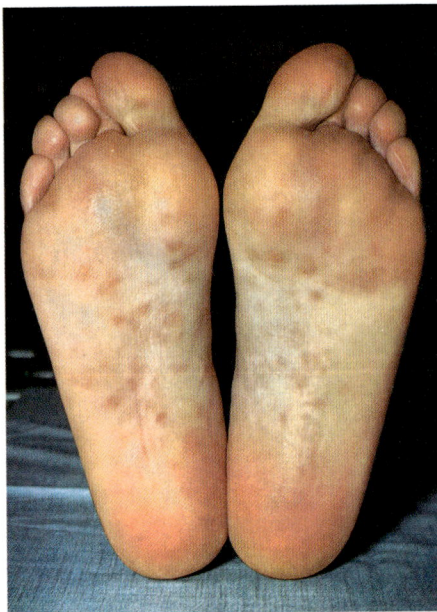

Abb. 5: Sekundärstadium – typische palmoplantare Papeln. [5]

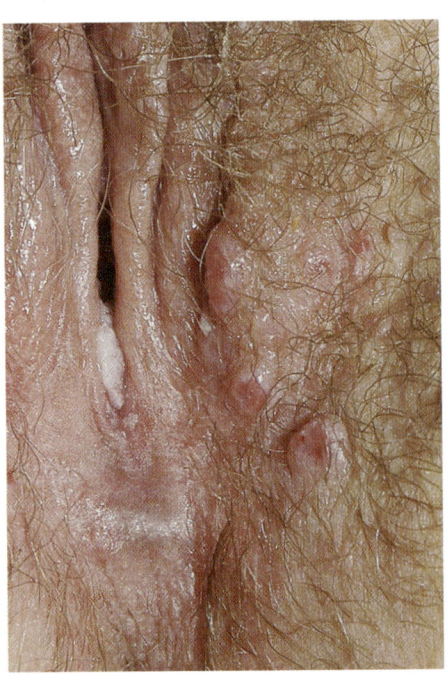

Abb. 6: Condylomata lata. [5]

Stadium III

Die wenigen Erreger sind nicht mehr nachweisbar, die Erkrankung ist in diesem Stadium nicht mehr ansteckend. Diese Form tritt ebenso wie die Neurosyphilis und kardiovaskuläre Syphilis nur noch sehr selten auf. Nach Jahren oder Jahrzehnten kommt es zu der granulomatösen Gewebereaktion (Syphilome, Gummen) auf Treponema-Antigene mit ausgeprägter zellulärer Immunität. In der Haut zeigen sich dunkelrote bis braune Knoten, die schmerzlos ulzerieren und unter Narbenbildung abheilen, betroffen sind auch Schleimhäute, Knochen, Muskulatur und innere Organe. Häufigste Komplikationen sind Gaumen- oder Nasenseptumperforationen. Die kardiovaskuläre Spätsyphilis führt zur Peri- und Endarteriitis, Mesaortitis und Aortenaneurysma. Differentialdiagnosen sind andere granulomatöse Erkrankungen wie Sarkoidose und Tuberkulose.

Stadium IV

Stadium IV wird auch als **Metalues** oder **Neurosyphilis** bezeichnet. Bei abgeschwächter Immunitätslage kommt es zur Tabes dorsalis (Befall der Leptomeningen, Hinterstränge und Dorsalganglien mit Ataxie, Sensibilitäts- und Reflexausfällen) und progressiven Paralyse (chronische Meningoenzephalitis mit atrophierendem Parenchymschaden, psychotischen Wesensveränderungen und Demenz).

Syphilis connata

Die Ausprägung der Syphilis connata hängt vom Krankheitsstadium und somit dem Infektionszeitpunkt der Mutter ab und reicht von einem Abort bis hin zum asymptomatischen Kind. Typische Frühmanifestationen (Syphilis connata praecox) des Säuglingsalters entsprechen dem Sekundärstadium des Erwachsenen. Die Syphilis connata tarda manifestiert sich frühestens ab dem zweiten Lebensjahr und ähnelt der Spätsyphilis des Erwachsenen. Klinische Symptome als Folgezustand der Syphilis connata sind: Sattelnase (Folge der ulzerösen Rhinitis mit Knorpel- und Septumzerstörung), Parrot-Furchen bis in das Lippenrot, Hutchinson-Trias (Tonnenform der oberen Schneidezähne, Keratitis parenchymatosa, Innenohrschwerhörigkeit).

Diagnostik

Treponema pallidum kann nicht angezüchtet, nur aus Primär- und Sekundärläsionen gewonnen werden. Meist werden aber serologische Nachweismethoden benutzt.

- **Nachweis im Dunkelfeldmikroskop:** Man desinfiziert und arrodiert die Oberfläche und presst das Ulcus durum oder die Condylomata-lata-Papel seitlich zusammen, sodass zellfreies, klares Reizsekret austritt, das sofort untersucht werden muss. Treponemata sind durch korkenzieherartige Windungen, Rotations- und Knickbewegungen erkennbar.
- **Treponemaunspezifische Tests:** preiswert und einfach durchzuführender Nachweis von unspezifischen, nicht treponemalen IgG- und IgM-Lipoidantikörpern, die sechs Wochen nach Infektion gebildet werden. Der **VDRL-Test** (Veneral disease research laboratory test) verwendet Kardiolipin als Antigen. Positive Testergebnisse werden als Antikörpertiter angegeben. Nach erfolgreicher Behandlung sinken die Titer.
- **Treponemaspezifische Tests:** komplizierterer Nachweis von Antikörpern gegen zelluläre Treponema-pallidum-Komponenten. Die treponemaspezifischen Antikörper sind ca. 3–4 Wochen nach der Infektion im Serum nachweisbar. Das Ergebnis ist entweder positiv oder negativ. Lag eine Syphilis vor, so bleiben diese Antikörper meist lebenslang als serologische Narbe positiv.
TPHA-Test (Treponema-pallidum-Hämagglutinationstest): Nachweis von IgG-Antikörpern im Serum; **FTA-Abs-Test** (Fluoreszenz-Treponema-pallidum-Antikörper-Absorptionstest): Nachweis von IgG- und IgM-Antikörpern; Treponemata werden auf den Objektträger fixiert, mittels indirekter Fluoreszenztechnik werden treponemaspezifische Antikörper nachgewiesen.

> Serologische Testverfahren zur Syphilisdiagnostik: **Suchtest:** TPHA-Test, VDRL-Test; **Bestätigungstests:** FTA-Abs-Test, VDRL-Test; **Beurteilung der Behandlungsbedürftigkeit:** IgM-AK-Nachweisverfahren (z. B. IgM-FTA-Test); **Verlaufskontrolle:** VDRL-Test

Therapie

Wegen der langen Generationszeit der Treponemata werden hohe und lange Gewebsspiegel von Penizillin benötigt. Eine Einzeittherapie von Benzathin-Penizillin G 2,4 Mio. IE i.m. ist möglich. Bei Penizillinallergie werden Tetrazykline, in der Schwangerschaft Erythromycin verabreicht. Bei Behandlung der Lues in treponemareichen Stadien kann der durch die erste Injektion hervorgerufene Erregerzerfall zu toxischen Reaktionen mit Fieber, Schüttelfrost und verstärktem Exanthem führen (Jarisch-Herxheimer-Reaktion). Diese wird durch die gleichzeitige Injektion von Steroiden verhindert. Nach 3, 5, 12 Monaten, dann jährlich bis zu vier Jahren sollte eine serologische Nachkontrolle erfolgen.

Zusammenfassung

- **Erreger:** Treponema pallidum. **Diagnostik:** Klinik, mikroskopischer Erregernachweis (Dunkelfeld), serologischer Nachweis. **Therapie:** Penizillin
- **Frühsyphilis: Stadium I:** Am Infektionsort tritt als Primäraffekt eine schmerzlose Erosion auf; nachfolgend Lymphangitis und Entzündung der regionären Lymphknoten; **Stadium II:** polymorphes Exanthem und verschiedene Hautzeichen (z. B. Condylomata lata), evtl. auch Erkrankung verschiedener Organe. Dann klinisch stummes Stadium (**Latenzstadium**), das serologisch positiv ist
- **Spätsyphilis: Stadium III:** nach 5–20 Jahren große Papeln und Geschwüre an Haut, Schleimhäuten sowie inneren Organen, Knochen etc.; **Stadium IV:** bis zu 30 Jahre nach Erstinfektion, Tabes dorsalis und progressive Paralyse (Neurosyphilis)

Hautveränderungen bei systemischen Erkrankungen I

Bei jeder krankhaften Veränderung der Haut spielen Einflüsse von außen und vom Gesamtorganismus eine Rolle. So ziehen sich Hautveränderungen bei Erkrankungen des Stoffwechsels und der inneren Organe durch die gesamte Dermatologie. Die Hautveränderungen begleiten zwar überdurchschnittlich oft bestimmte internistische Krankheiten, sind aber nie obligat und auch meist unspezifisch mit ihnen assoziiert. Auch findet sich meist keine Korrelation zwischen dem Auftreten der Hautveränderung und dem Schweregrad der zugrunde liegenden Erkrankung. Bei der folgenden – nicht kompletten – Zusammenstellung wurde der Schwerpunkt auf die Hautveränderungen gelegt.

Hormonstörungen

▶ **Hypothyreose:** Typische Hautsymptome sind ein diffuses und zirkumskriptes Myxödem, kühle, blasse Haut mit Purpura, verminderte Schweißbildung, diffuses Effluvium, brüchige Nägel und verzögerte Wundheilung.

▶ **Hyperthyreose:** Typische Hautsymptome sind palmoplantare Hyperhidrose, diffuse telogene Alopezie, Palmarerythem, Rubeosis faciei, prätibiales Myxödem, dünne Haare und Onycholysis. Durch die verdickte Epidermis entsteht ein samtartiger Aspekt der warmen, feuchten Haut.

▶ **Hyperparathyreoidismus:** Besonders bei den sekundären Formen sind Pruritus, Livedo racemosa, subkutane Kalkknötchen (Calcinosis cutis) und Kalkablagerungen in den kleinen Hautgefäßen mit konsekutiven Nekrosen typische Hautsymptome.

▶ **Nebennierenrindeninsuffizienz (M. Addison):** Durch die Insuffizienz der Nebennierenrinde sind Mineralo- und Glukokortikoide vermindert. Das reaktiv stark erhöhte ACTH im Blut stimuliert die Melanozyten, da ACTH eine teilweise identische Aminosäuresequenz besitzt wie das MSH (melanozytenstimulierendes Hormon). Es kommt zu einer generalisierten Hyperpigmentierung der Haut (Bronzehaut) einschließlich der Schleimhäute und charakteristischer Pigmentierung der Handlinien.

▶ **Hyperkortisolismus (M. Cushing):** Ursachen dieser Regulationsstörung der Hypophysen-Nebennierenrinden-Achse mit ACTH- und Kortisolerhöhung im Plasma sind z. B. kortisolproduzierende adrenale Tumoren, ACTH-produzierende Adenome des Hypophysenvorderlappens und exogene Kortisonüberdosierung. Es kommt zu einer generalisierten Atrophie und erhöhten Verletzlichkeit der Haut mit Wundheilungsstörungen, Vollmondgesicht, Stammfettsucht, Büffelnacken und Striae cutis distensae (Abb. 1). Aufgrund der erhöhten Gefäßfragilität kommt es zu Spontaneinblutungen. Außerdem können Akne, Hypertrichose, Hirsutismus, Hyperpigmentierungen (durch ACTH-Erhöhung) und Knöchelödeme auftreten.

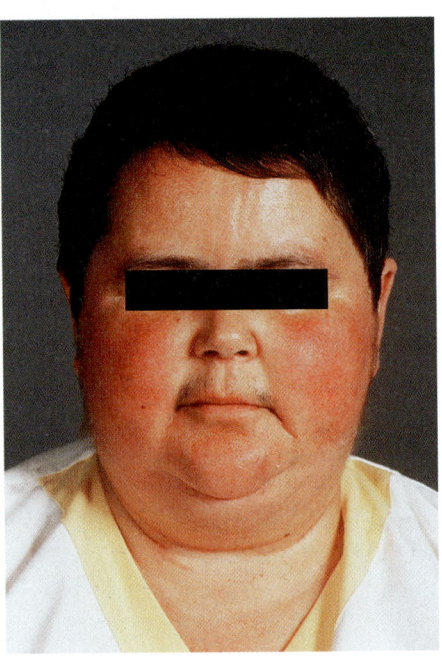

Abb. 1: M. Cushing. [10]

Diabetes mellitus

Fast alle Diabetiker haben diabetesassoziierte Hautsymptome, die sich nicht nach Typ-I- oder Typ-II-Diabetes unterscheiden. Die beschriebenen Hautveränderungen können auch bei Patienten ohne Diabetes auftreten (Tab. 1).

Mangelerscheinungen

▶ **Vitaminmangel:** durch einseitige Ernährung, Alkoholabusus und Erkrankungen, die zu Vitaminresorptions-, Synthese- oder Verwertungsstörungen führen. Die wichtigsten dermatologisch relevanten Vitaminmangelerkrankungen sind in Tab. 2 dargestellt.

▶ **Zinkmangelsyndrome:** Das erbliche Zinkmangelsyndrom (**Acrodermatitis enteropathica**) beruht auf einem autosomal-rezessiv vererbten Enzymdefekt, das erworbene auf Mangelernährung, Resorptionsstörungen, Alkoholismus oder Leberzirrhose. Bei beiden Formen ist der Serum-Zinkspiegel erniedrigt. Klinisch manifestiert sich die Akrodermatitis mit scharf begrenzten, rötlichen, teils erosiven Plaques, vor allem im Bereich von Mund, Nase und Anogenitalregion. Weiterhin bestehen ein ausgeprägtes Effluvium und häufig Superinfektionen.

▶ **Eisenmangel:** Allgemeine Symptome sind Müdigkeit und Konzentrationsschwäche. Dermatologische Symptome sind chronisches diffuses Effluvium, Perlèche, Zungenbrennen, Gingivitis sowie Nageldystrophie.

Angiopathisch/neuropathisch	Infektiös
▶ Diabetische Gangrän, neurotrophe Ulzera, Malum perforans	▶ Neigung zu bakteriellen Infekten (z. B. Follikulitis, Furunkulose, Impetigo, Erysipel)
▶ Purpura: wegen erhöhter Gefäßfragilität Einblutungen nach geringen Traumata	▶ Neigung zu mykotischen Infektionen (z. B. Candida-Mykosen, Tinea, Pityriasis versicolor)
Granulomatös	**Sonstige**
▶ Necrobiosis lipoidica: rotbräunliche Plaques, heilen zentral mit gelblicher (Lipideinlagerungen) Atrophie und Teleangiektasien ab, meist an Unterschenkelstreckseiten; meist Frauen, nicht obligat mit Diabetes assoziiert	▶ Bullosis diabeticorum: große, straffe Blasen auf normaler Haut, besonders der Unterschenkel, spontan oder nach geringen Traumata entstehend
▶ Granuloma anulare disseminatum: disseminierte, livide, asymptomatische, teils randbetonte Infiltrate, v. a. Stamm	▶ Rubeosis faciei: fleckige oder flächige, persistierende Gesichtsrötung
	▶ Acanthosis nigricans benigna: schmutzig graue Papeln axillar, submammär, inguinal
	▶ Pruritus, Prurigo simplex subacuta, Verstärkung einer Psoriasis

Tab. 1: Hautveränderungen bei Diabetes mellitus.

Hautbeteiligung bei anderen Krankheiten

Mangel an	Klinik, v. a. der Haut
Vit. A	Follikuläre Hyperkeratosen, Schweiß- und Talgdrüsensekretion ↓
Vit. H (Biotin)	Alopezie, Nagelerkrankungen, Glossitis, trockene und schuppige Haut
Vit. C	Skorbut: Follikuläre Keratosen, Hämorrhagien, Gingivitis
Vit. B_2	Mundwinkelrhagaden, Rötung und Schuppung der Haut, Atrophie der Zungenschleimhaut, Nageldystrophie
Vit. B_3 (Niacin)	Pellagra: Dermatitis mit Pigmentierung an lichtexponierten Partien, Diarrhöen, Demenz

■ Tab. 2: Dermatologisch wichtige Vitaminmangelkrankheiten.

Kardiovaskuläre Erkrankungen

Anämie führt zu Uhrglasnägeln und Trommelschlägelfingern. Eine zyanotische Verfärbung der Haut entsteht durch die Erhöhung des ungesättigten Hämoglobins. Mögliche kardiovaskuläre Ursachen für Erytheme sind Polycythaemia vera und Mitralklappenfehler (Facies mitralis). Mögliche Ursachen für eine Flush-Symptomatik sind serotoninproduzierende metastasierte Karzinoidtumoren, Mastozytose, Phäochromozytom, Diabetes mellitus und Hyperthyreose.

Darmerkrankungen

Pyoderma gangraenosum, Erythema nodosum, Vaskulitis und Aphthen kommen bei M. Crohn in 1–5 %, bei Colitis ulcerosa in 10 % der Fälle vor. Spezifische Hautveränderungen beim M. Crohn sind perianale und inguinale fistulierende und abszedierende Entzündungen und granulomatöse, lividrote, zur Ulzeration neigende Plaques. Die glutensensitive Enteropathie (Zöliakie, Sprue) ist oft mit Dermatitis herpetiformis Duhring assoziiert.

Pyoderma gangraenosum

Diese Erkrankung wird zu den kutanen Vaskulitiden gezählt. Sie ist mit tiefen Ulzerationen vergesellschaftet und begleitet oft Darmerkrankungen wie M. Crohn und Colitis ulcerosa, aber auch andere Grunderkrankungen wie rheumatische Erkrankungen, maligne Lymphome, Leukämien und monoklonale Gammopathien. Primär finden sich Pusteln, die sich rapide vergrößern und dann geschwürig, schmierig belegt zerfallen und narbig abheilen (■ Abb. 2). Therapiert wird mit systemischen Steroiden, Immunsuppressiva (Azathioprin, Ciclosporin A, Cyclophosphamid) und Immunmodulatoren (Interferone, Dapson, Clofazimin).

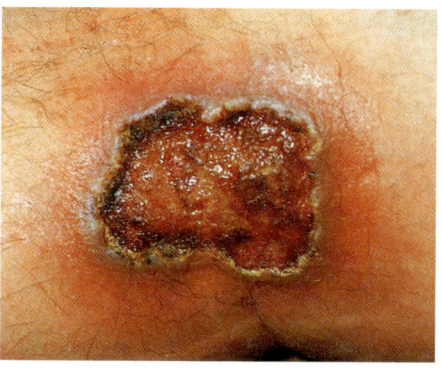

■ Abb. 2: Pyoderma gangraenosum. [5]

Graft versus Host Disease (GvHD)

Immunkompetente Zellen eines allogenen Transplantats, z. B. einer Knochenmarktransplantats, können eine spezifische, gegen den Wirt gerichtete Immunreaktion auslösen. GvHD ist die wichtigste Komplikation einer allogenen Stammzell- bzw. Knochenmarkstransplantation. Es sind vor allem Leber, Darm und Haut betroffen. Man unterscheidet eine akute GvHD, die bei 50–60 % der Patienten zwischen der ersten und der fünften Woche nach Transplantation auftritt und sich an der Haut ähnlich einem Arzneimittelexanthem manifestiert. Eine chronische GvHD tritt bei 10 % der Knochenmarktransplantierten nach > 100 Tagen mit morphaeaartigen oder lichenoiden Exanthemen.

Zusammenfassung

✗ Bei bestimmten **Hormonstörungen** und **Mangelerscheinungen** kommt es zu charakteristischen Hautveränderungen.

✗ **Diabetes mellitus:** Fast alle Diabetiker haben diabetesassoziierte Hautsymptome, die sich nicht nach Typ-I- oder Typ-II-Diabetes unterscheiden.

✗ **Kardiovaskuläre Erkrankungen:** Anämie führt zu Trommelschlägelfingern und Uhrglasnägeln, für Erytheme gibt es viele kardiovaskuläre Möglichkeiten.

✗ **Darmerkrankungen:** Hautveränderungen bei M. Crohn in 1–5 %, bei Colitis ulcerosa in 10 %: Pyoderma gangraenosum, Erythema nodosum, Vaskulitis, Aphthen. Bei M. Crohn kommt es oft zu perianalen und inguinalen Fisteln und Abszessen und ulzerierten Plaques. Die glutensensitive Enteropathie ist oft mit Dermatitis herpetiformis Duhring assoziiert.

Hautveränderungen bei systemischen Erkrankungen II

Lebererkrankungen

Allgemeine Leberhautzeichen (Abb. 3) sind Ausdruck der Insuffizienz und somit meist Zeichen einer Zirrhose: Ikterus, graubraune Haut, Pruritus, Prurigo hepatica, Gefäßveränderungen (Spider-Naevi und Palmarerythem) sowie Purpura, glatte Lackzunge, Hämorrhoiden, Gynäkomastie und Striae distensae.

Nierenerkrankungen

Bei Niereninsuffizienz (Urämie) und bei Langzeitdialyse treten kutane Symptome wie trockene Haut mit generalisierter feiner Schuppung, vorzeitige aktinische Elastose, Blässe durch renale Anämie, lehmbraune Hyperpigmentierung und „Halb-und-halb-Nägel" (Half-and-half nails) auf, eine Veränderung des Nagelbetts, die zur weißlichen Verfärbung des proximalen Nagelanteils führt. Die Haut ist leicht verletzlich und die Wundheilung verzögert. Mindestens 30 % der Patienten quält ein generalisierter Pruritus.

Kutane paraneoplastische Syndrome (KPS)

Paraneoplasien entstehen wahrscheinlich als immunologische Reaktionen auf Tumorantigene, die vom Körper als fremd erkannt werden.
KPS besitzen häufig Koinzidenz mit verschiedenen Malignomen, sind allerdings extrem selten.

▶ **Paraneoplastischer Pemphigus** (siehe S. 69)
▶ **Acanthosis nigricans maligna:** Die grauschwärzliche, papuloverruköse Hyperplasie der Epidermis in den großen Körperfalten mit Vergröberung der Haut (Abb. 4) tritt meist bei gastrointestinalen Adenokarzinomen auf. Die

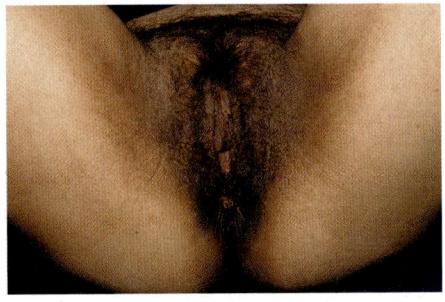

Abb. 4: Acanthosis nigricans maligna. [5]

Acanthosis nigricans benigna kommt bei Diabetes mellitus und Adipositas vor.
▶ **Eythema gyratum repens:** parallel verlaufende, bandförmige Eritheme („zebraartig" oder wie Baumjahresringe)
▶ **Hypertrichosis lanuginosa acquisita:** plötzliches Auftreten einer Lanugobehaarung
▶ **Acrokeratosis Bazex:** fest sitzende akrale Keratosen, v. a. bei Männern mit nasopharyngealen Karzinomen. Sie treten zum Teil als monitorische Paraneoplasie auf, d. h. vor Auftreten der Tumorerkrankung.
▶ **Erythema necroticans migrans** (Glukagonom-Syndrom): bizarr geformte Eritheme an Bauch oder Beinen, die zentral blasig werden, dann nekrotisieren und verkrusten; diese Paraneoplasie ist streng mit einem Glukagonom assoziiert.

Fakultative KPS

Solche (und viele andere) Hautveränderungen geben Anlass, nach Malignomen zu suchen:

▶ Dermatomyositis
▶ Bullöses Pemphigoid
▶ Erworbene Ichthyosen und Parakeratosen
▶ Herpes zoster generalisatus

Hautmetastasen

Diese sekundär in der Haut abgesiedelten Tochtergeschwülste aus malignen Veränderungen anderer Organe werden histologisch diagnostiziert. Ca. 5 % der Patienten mit metastasierenden Malignomen entwickeln Hautmetastasen, kutane oder/und subkutane. Tumoren, die bevorzugt Hautmetastasen bilden, sind Mamma-, Magen-, Uterus-, Lungen-, Darm-, Oropharynx- und Nierenkarzinome (Abb. 5). Die Metastasierung ist am ganzen Körper möglich, häufig befallen sind Rumpf und Kapillitium.
Erysipelas carcinomatosum: Metastasierung (lymphogen oder per continuitatem) meist eines Mammakarzinoms, die zu flächigen, derbe infiltrierten, geröteten und überwärmten Plaques der Haut führt

Pruritus

Juckreiz (Pruritus) ist das häufigste subjektive Hautsymptom unterschiedlichsten Schweregrads, oft mit Signalwirkung (Dermatosen, innere Erkrankungen, Neoplasien). Er stellt eine schmerzunabhängige, eigene Empfindungsqualität dar und lässt sich durch Reizung von Schmerzrezeptoren unterdrücken (Kratzen). Pruritus geht nicht mit sichtbaren Hautveränderungen einher.

▶ **Dermatosen mit häufigem Juckreiz:** konstitutionell (Sebostase, Xerose), Infektionen (Bakterien, Insektenstiche, Läuse, Skabies), physikalische Hautschäden (Exsikkose, Sonnenbrand), immunologisch bedingte Erkrankungen (atopisches und kontaktallergisches Ekzem, Urtikaria, Dermatitis herpetiformis), Altershaut (Pruritus senilis), Prurigoerkrankungen, Neoplasien (Lymphome)
▶ **Extrakutane Ursachen:** Nierenerkrankungen (urämischer Pruritus), Lebererkrankungen, Endokrinopathien (Schilddrüsenerkrankungen, Diabetes mellitus), Gravidität, Neubildungen (Morbus Hodgkin, Polycythaemia vera, viszerale Karzinome), neurologische Erkrankungen, psychogener Pruritus (meist lokalisiert in Problemregionen), Medikamente (z. B. Plasmaexpander HAES®)

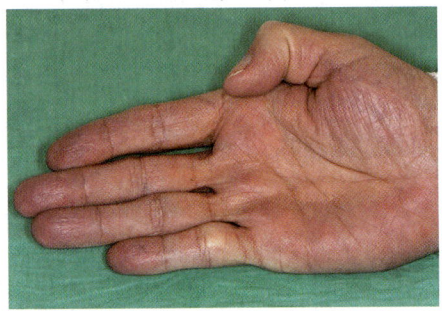

Abb. 3: Palmarerythem bei Leberzirrhose. [12]

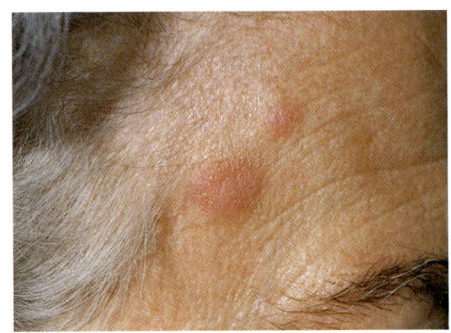

Abb. 5: Hautmetastasen eines Magenkarzinoms. [5]

▶ **Idiopathischer Pruritus:** keine ursächlichen Faktoren feststellbar (Pruritus sine materia); weitere Kontrollen des Patienten empfehlenswert

Therapie: Wichtig ist die genaue Ursachenabklärung! Der lokalisierte Pruritus wird symptomatisch mit Lokalanästhetika, Gerbstoffpräparaten, Teerderivaten, evtl. Steroiden und kühlenden Externa behandelt, der generalisierte Pruritus mit Antihistaminika, Colestyramin (hepatischer Pruritus) und UVB-Bestrahlungen (besonders urämischer Pruritus). Wichtig sind das Vermeiden/Reduzieren von Alkohol, Kaffee, Gewürzen, das Tragen lockerer, nicht reizender Kleidung (z. B. Baumwolle) und die regelmäßige Hautpflege. Bei psychogenem Pruritus wird eine Verhaltenstherapie, evtl. Psychotherapie, empfohlen.

Sarkoidose

Die Sarkoidose (M. Boeck) ist eine akut oder chronisch verlaufende granulomatöse Systemerkrankung unbekannter Ätiologie, die insbesondere die hilären Lymphknoten, Lunge, Gelenke und Haut betrifft. Etwa 20 % der Patienten mit Sarkoidose entwickeln eine Hautbeteiligung. Man unterscheidet folgende Hautveränderungen:

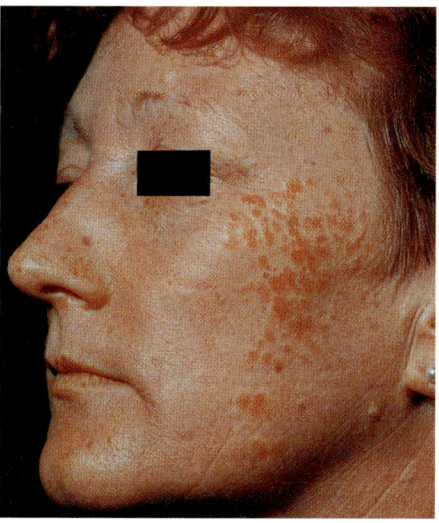

■ Abb. 6: Sarkoidose. [5]

▶ **Kleinknotige Form:** stecknadelkopf- bis erbsengroße Knötchen, oft exanthemartig ausgebreitet (■ Abb. 6)
▶ **Großknotige Form:** einzelne derbe, bis pflaumengroße Knoten
▶ **Lupus pernio:** erinnert an Frostbeulen, livide Infiltrate der Nase und Ohren
▶ **Narbensarkoidose:** rotbräunliche Infiltration von vorher unauffälligen Narben
▶ Die **akute Sarkoidose** (Löfgren-Syndrom) geht mit einer Trias aus Erythema nodosum, bihilärer Lymphadenopathie und (Sprunggelenk-)Arthritis einher.

> Eine weitere granulomatöse Erkrankung der Haut:
> ▶ **Granuloma anulare:** relativ häufige, benigne, meist selbstlimitierende granulomatöse Hauterkrankung unklarer Ätiologie. Eine Assoziation zu Diabetes mellitus ist möglich. Meist an den Extremitätenstreckseiten zeigen sich bogen- bis kreisförmige, braunrote, derbe Plaques mit leicht eingesunkenem Zentrum und erhabenem Rand.

Zusammenfassung

✶ **Kutane paraneoplastische Syndrome:** wahrscheinlich immunologische Reaktionen auf Tumorantigene, die vom Körper als fremd erkannt werden. Sie sind häufig mit Malignomen assoziiert, Koinzidenz mit einem Malignom und extrem selten: Acanthosis nigricans maligna, Erythema gyratum repens, Hypertrichosis lanuginosa acquisita, Acrokeratosis Bazex, Erythema necroticans migrans. **Fakultative KPS** geben Anlass, nach internen Malignomen zu suchen: Dermatomyositis; bullöses Pemphigoid; erworbene Ichthyosen und Parakeratosen; Herpes zoster generalisatus u. a.

✶ **Hautmetastasen:** ca. 5 % der Patienten mit metastasierten Malignomen entwickeln Hautmetastasen, die überall am Körper kutan oder subkutan lokalisiert sein können.

✶ **Pruritus:** häufigstes subjektives Hautsymptom unterschiedlichsten Schweregrads, mit häufiger Signalwirkung (Dermatosen, innere Erkrankungen, Neoplasien)

✶ **Sarkoidose:** granulomatöse Systemerkrankung unbekannter Ätiologie, die neben Lymphknoten, Lunge, Gelenken in ca. 20 % auch die Haut betrifft

Ablagerungskrankheiten

Gicht
Hyperurikämie, die zu klinischen Symptomen an Gelenken, Haut und Niere führt und meist bei Männern über 40 Jahren auftritt. An der Haut lagern sich Uratkristalle als Tophi ab. Das sind meist asymptomatische, weißgelbliche Knötchen, die sich spontan nach außen entleeren können. Häufig sind sie an der Ohrhelix und in der Nähe erkrankter Gelenke zu finden, sie können exzidiert werden.

Störungen im Aminosäurestoffwechsel
Autosomal-rezessiv vererbte Enzymdefekte im Aminosäurestoffwechsel führen zur pathologischen Anreicherung bestimmter Metaboliten und somit unter anderem zu Hautveränderungen, Haarveränderungen und neurologischen Symptomen (Tab. 1).

Krankheit	Enzymdefekt	Hautsymptome
Phenylketonurie	Phenylalaninhydroxylase → Tyrosinmangel → Melaninsynthese ↓; Überschuss an Phenylalanin	Helle Haut und Haare, blaue Augen, Lichtempfindlichkeit ↑, trockene Haut mit Neigung zu Ekzemen
Tyrosinämie, Typ 2	Tyrosinaminotransferase	Im Säuglingsalter auftretende palmoplantare Hyperkeratosen
Homozystinurie	Im Methioninstoffwechsel, dadurch gestörter Kollagenstoffwechsel	Hochwuchs, livedoartiges Bild an Extremitäten, feine, dünne Haare
Alkaptonurie	Homogentisinsäureoxidase → dunkel pigmentierte Homogentisinsäurepolymere reichern sich in knorpeligen und fibrösen Geweben an	Meist ab dem 30.–40. Lebensjahr: blauschwarze Verfärbung der Haut von Ohrrändern, Nase, Augenlidern, Sehnen

Tab. 1: Enzymdefekte im Aminosäurestoffwechsel.

Amyloidosen
Insgesamt seltene zelluläre Stoffwechselstörung mit extrazellulärer Ablagerung von Amyloid (einem fibrillären Glykoprotein) im Interstitium verschiedener Organe. Das Amyloid wird durch Färbung mit Kongorot und grünes Aufleuchten im polarisierten Licht nachgewiesen.

▶ **Primäre kutane Amyloidosen:** Lichen amyloidosus (stark juckende, dicht stehende Papeln an den Unterschenkelstreckseiten), makulöse Hautamyloidose (braune Makulä zwischen den Schulterblättern), Amyloidosis cutis nodularis atrophicans (Knoten mit zentraler Atrophie), Amyloidtumoren der Haut (rotbraune Gesichtstumoren)
▶ **Sekundäre kutane Amyloidosen:** Ablagerung unterschiedlicher Mengen von Keratinfilamenten im Zusammenhang mit bestehenden Hauterkrankungen (meist epitheliale Tumoren).
▶ **Systemische Amyloidosen:** im Rahmen von lymphoproliferativen Erkrankungen oder als Folge chronisch-entzündlicher Erkrankungen kann es zu einer Ablagerung von Amyloid im ganzen Körper kommen mit eher seltenem, polymorphem Hautbefall. Typisch sind weißgelbliche Papeln bis Plaques mit häufigem Einbluten, evtl. Schleimhautbeteiligung.

Kalzinosen
Bei den Kalzinosen kommt es zur Präzipitation unlöslicher Kalziumsalze in Geweben, auch die Haut kann betroffen sein. Die Ursache ist meist unklar, möglich sind lokale Schädigungen (sekundäre Verkalkungen umschriebener Hautveränderungen, epitheliale Tumoren, Zysten, Granulome) oder Systemerkrankungen (z. B. bei Kollagenosen, progressiver systemischer Sklerodermie, CREST-Syndrom, Dermatomyositis, systemischem Lupus erythematodes). Man tastet harte, weiße Papeln, Knoten, Plaques, v. a. an Fingerbeeren, Ohrrändern und gelenknahen Hautbereichen.

Metallablagerungen
▶ **Argyrose:** Silbereinlagerungen, Verfärbungen in allen Grautönen, v. a. lichtexponierte Bereiche
▶ **Hämochromatose:** Eisenüberladungssyndrom, schiefergraue Hyperpigmentierung der Haut

Muzinosen
Bei Myxodermien oder Muzinosen finden sich Ablagerungen von gallertartigem Material im Gewebe durch Störungen im Mukopolysaccharidstoffwechsel:

▶ **Diffuses Myxödem:** In sehr seltenen Fällen sammeln sich bei Hypothyreose saure Mukopolysaccharide und Flüssigkeit in der Haut an. Vor allem im Gesicht und an den Extremitäten ist die Haut fahl, trocken und ödematös (s. S. 126).
▶ **Myxoedema prätibiale:** bei Hyperthyreose auftretende, nicht seltene prätibiale Einlagerung saurer Mukopolysaccharide, die sich als gelbrote apfelsinenschalenartige Unterschenkelödeme mit Hypertrichose manifestieren (s. S. 126; Abb. 1)
▶ **Mucinosis follicularis:** intraepitheliale Muzineinlagerungen in Talgdrüsen und Follikelwand; manifestieren sich als teigig infiltrierte, alopezische, teils papulöse Herde (akut-subakut benigne Form) oder als chronisch-benigne Form mit multiplen, polymorphen, keratotischen Herden an Extremitäten und Stamm. Letztere Form tritt symptomatisch bei malignen Lymphomen auf.
▶ **Mucinosis erythematosa reticularis:** Durch Einlagerung von Glykosaminoglykanen ins obere Corium entstehen flächige, leicht infiltrierte, scharf begrenzte, hellrote, gelegentlich juckende Erytheme. Die Ätiologie ist unklar.

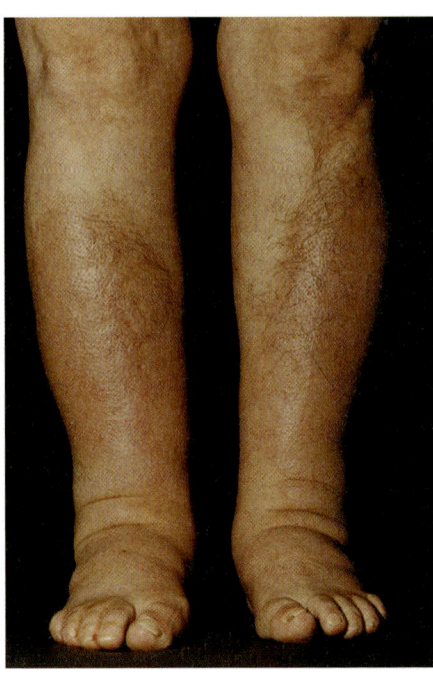

Abb. 1: Prätibiales Myxödem. [5]

Hautbeteiligung bei anderen Krankheiten

▶ **Lichen myxoedematosus/Skleromyxödem Arndt-Gottron:** sehr seltene, v. a. Frauen betreffende Dermatose mit flächenhafter Pachydermie der Haut und disseminierten Papeln, hervorgerufen durch Einlagerung mukoider Substanzen und gesteigerter fibroblastischer Aktivität im Rahmen eines Plasmozytoms

Lipidstoffwechselstörungen

Die Speicherung von Plasmalipoproteinen durch Perizyten und Makrophagen in der Haut führt zur Bildung von Xanthomen und Xanthelasmen. Diese relativ häufigen, z. T. vererbten pathologischen Lipidablagerungen sind Folge allgemeiner oder lokaler Störungen des Fettstoffwechsels.

▶ **Xanthelasmen** sind meist bilaterale und symmetrische, gelbe, flache, weiche Papeln und Plaques an den Augenlidern, v. a. am Oberlid und am inneren Augenwinkel (▌ Abb. 2). Hautherde entstehen meist durch Fettspeicherung in Makrophagen ohne allgemeine Störungen des Lipidstoffwechsels oder genetische Stoffwechseldefekte.

▶ **Xanthome:** umschriebene gelbliche Herde mit Speicherung von Lipoproteinen durch Hautmakrophagen. **Tuberöse Xanthome** sind gelblich-knotige Herde, die bei Hypercholesterinämie an den Extremitätenstreckseiten auftreten (▌ Abb. 3), **eruptive Xanthome** sind kleinpapulöse Xanthome in exanthematischer Aussaat im Rahmen einer Hypertriglyzeridämie. Die **planen Xanthome**, flach-gelbliche Herde, entstehen durch Lipidspeicherung in der oberen Dermis, meist durch eine örtliche Störung oder als Paraneoplasie. **Striäre Xanthome** sind streifenförmige Ablagerungen im Verlauf der Handlinien.

Möglich sind auch extrakutane Lipidablagerungen mit Veränderungen der Augen (Arcus lipoides), Gefäße (Atheromatose, Arteriosklerose) und inneren Organe (Leber, Milz). Das Serum ist durch Triglyzeriderhöhung zum Teil lipämisch.
Therapie: Im Vordergrund steht die Behandlung der begleitenden Hyperlipoproteinämie und der Grunderkrankung. Xanthelasmen und Xanthome können exzidiert werden. Hauterscheinungen können unter Diät verschwinden, bei örtlicher Störung ist eine Rückbildung ausgeschlossen.

Lipidspeicherkrankheiten

Seltene, genetisch bedingte Enzymdefekte mit zellulären Lipidstoffwechselstörungen, die zu Lipidablagerungen in vielen Organen mit schlechter Prognose führen. Krankheiten, die auch die Haut betreffen, sind M. Fabry (schwärzlich-rötliche, z. T. keratotische Papeln/Angiokeratome), M. Gaucher und M. Niemann-Pick (beide Hyperpigmentierung).

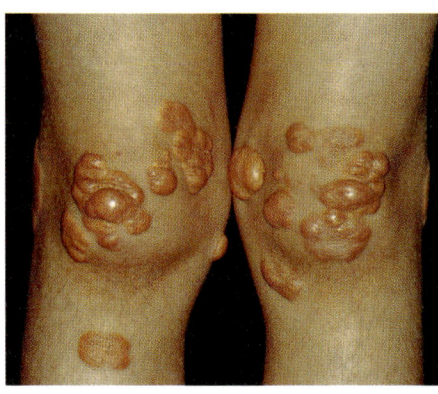

▌ Abb. 3: Tuberöse Xanthome (bei Hyperlipoproteinämie Typ III). [5]

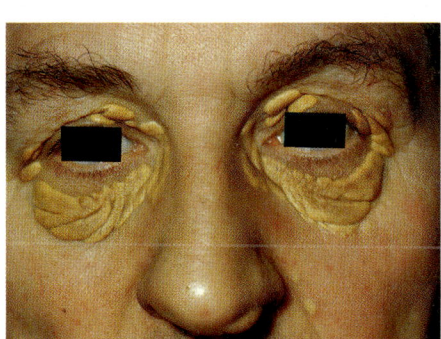

▌ Abb. 2: Xanthelasmen. [5]

Zusammenfassung

✽ **Gicht:** Hyperurikämie führt zur Ablagerung von Uratkristallen in der Haut als Tophi.

✽ **Aminosäurestoffwechsel:** Aut.-rez. vererbte Enzymdefekte (Phenylketonurie, Tyrosinämie, Homozystinurie, Alkaptonurie) führen zur pathologischen Anreicherung bestimmter Metaboliten und so zu Haut- und Haarveränderungen, neurologischen u. a. Symptomen.

✽ **Amyloidose:** zelluläre Stoffwechselstörung mit extrazellulärer Ablagerung von Amyloid im Interstitium verschiedener Organe (systemisch, lokalisiert oder sekundär)

✽ **Muzinosen/Myxodermien:** Ablagerungen von gallertartigem Material im Gewebe durch Störungen im Mukopolysaccharidstoffwechsel

✽ **Lipidstoffwechselstörungen:** Xanthome und Xanthelasmen sind Neubildungen als Folge einer Speicherung von Plasmalipoproteinen durch Perizyten und Makrophagen in der Haut im Rahmen allgemeiner oder lokaler Störungen des Fettstoffwechsels. **Xanthelasmen:** meist bilaterale und symmetrische, gelbe, flache, weiche Papeln und Plaques an den Augenlidern; **Xanthome:** umschriebene gelbliche Herde mit Speicherung von Lipoproteinen durch Hautmakrophagen

Gefäßerkrankungen I

Chronisches Ulcus cruris

Das chronische Ulcus cruris ist ein über sechs Wochen bestehender Hautdefekt mit fehlender Heilungstendenz, in 90 % ist er die Folge von Venenleiden (Varikosis, postthrombotisches Syndrom), in 6 % von arteriellen Erkrankungen und in 4 % von Mikrozirkulationsstörungen wie Diabetes mellitus und Vaskulitiden.

Formen und Klinik

Es lassen sich verschiedene Ulkusformen unterscheiden. Bei der **chronisch-venösen Insuffizienz** findet sich das Ulkus meist am Innenknöchel (Abb. 1). Typische weitere Hautveränderungen sind Purpura jaune d'ocre, Beinödeme und Dermatosklerose. Kleine, ausgestanzte, äußerst schmerzhafte Ulzera in direkter Nachbarschaft von weißlich-atrophischen Hautarealen werden als **ulzerierte Atrophie blanche** bezeichnet. Beim **postthrombotischen Ulkus** finden sich nicht selten mehrere Ulzera am gleichen Bein und auch die **Gamaschenulzera** im Knöchelbereich beruhen häufig auf Thrombosen. Das faszienüberschreitende Ulkus an Zehen und lateralen Fußkanten bei der **arteriellen Verschlusskrankheit** ist sehr schmerzhaft. **Vaskulitiden** haben oft multiple, schmerzhafte Ulzera mit petechialen Einblutungen zur Folge. Bei Polyneuropathien (z. B. durch Diabetes mellitus, Alkoholabusus, Vitamin-B_{12}- oder Folsäuremangel ausgelöst) sind vor allem die druckbelasteten Regionen des Vorfußes und der Ferse betroffen. Diese Ulzerationen entstehen aufgrund verminderter Schmerzempfindung sowie nach Bagatelltraumata am Fuß und werden als **Malum perforans** bezeichnet. Bei diabetischer Mikro- und Makroangiopathie kommt es zusätzlich zu Wundheilungsstörungen, im Endstadium gegebenenfalls zu Gangrän und Amputation.

Therapie

Wenn die intakte arterielle Durchblutung gesichert ist, wird die Stauung durch Kompression und Gehübungen bei Tag und Hochlagerung bei Nacht beseitigt. Bei der Lokalbehandlung sollte wegen der Gefahr kontaktallergischer Reaktionen auf sensibilisierende Inhaltsstoffe verzichtet werden. Essenziell sind die Beseitigung des venösen Rückstaus und die nachfolgende konsequente Kompressionsbehandlung. Die Behandlung des Ulcus cruris erfolgt stadiengerecht nach den Prinzipien der feuchten Wundbehandlung.

Zunächst, in der **Wundreinigungsphase**, werden z. B. mit Alginatverbänden und Kürretage fest haftende Fibrinbeläge und Nekrosen beseitigt. Anschließend wird in der **Granulationsphase** z. B. mit Hydrokolloidverbänden ein Auffüllen des Wundgrunds mit Granulationsgewebe beschleunigt. Erreicht das Granulationsgewebe Epithelniveau **(Epithelisierungsphase)**, kann eine Spalthaut/Meshgraft-Hauttransplantation angestrebt werden. Bei einem Meshgraft (Maschentransplantat) wird der gewonnene Spalthautlappen durch eine Messerwalze und Auseinanderziehen in ein rautenförmiges Hautgitter verwandelt. So lassen sich Defekte decken, die bis zu dreimal größer als die entnommene Spalthaut sind. Aus den Zwischenräumen kann Wundsekret ausfließen.

Arterielle Krankheiten

▶ **Arterielle Verschlusskrankheit (AVK):** vollständiger oder teilweiser Verschluss der Arterien, der zu Ischämie, Gangrän und trophischen Störungen führt. Man unterscheidet vier Stadien. Die Haut ist trocken, schuppig, manchmal auch atrophisch glatt und glänzend. Oft finden sich Nageldystrophien und Nagelmykosen.

▶ **Thrombangiitis obliterans (v. Winiwarter-Buerger):** segmentäre, schubweise verlaufende chronische Entzündung kleiner und mittelgroßer Extremitätenarterien, oft mit Begleitphlebitis und sekundärer Thrombosierung. Fast ausschließlich bei jüngeren Männern mit Nikotinabusus. Betroffen sind 2 % aller AVK-Patienten. Die Therapie besteht in Nikotinkarenz, Pentoxifyllin und ggf. Amputation.

Vaskulitiden

Vaskulitiden sind entzündliche Veränderungen der Blutgefäße ohne einheitliche Klassifikation. Plötzlich treten nicht wegdrückbare Hämorrhagien, Purpura und Erytheme teils mit knotiger/papulöser Veränderung auf. Es kommt zu Allgemeinsymptomen und Schmerzen. Als Ursachen kommen unter anderem Medikamente, Infektionen, Autoimmunerkrankungen und Malignome infrage. Unterschieden werden kutane Vaskulitiden (z. B. Vasculitis allergica) und systemische Vaskulitiden, welche mit einer Hautbeteiligung einhergehen können (z. B. Panarteriitis nodosa).

Vasculitis allergica (leukozytoklastische Vaskulitis)

Grundeffloreszenz ist die entzündlich veränderte Petechie, der histopathologisch eine leukozytoklastische Vaskulitis und pathogenetisch eine Immunkomplexreaktion (Typ III) an kleinen und mittleren Gefäßen zugrunde liegt. In der Gefäßwand sind Immunglobuline (IgG, IgM) und Komplementkomponenten abgelagert. Eine allergische Vaskulitis kann durch Bakterien und Viren, Medikamente wie Antibiotika, Antiphlogistika, Thiazide und Fremdproteine (z. B. Immunseren) induziert werden und auch im Rahmen von Grunderkrankungen wie Kollagenosen und M. Hodgkin auftreten.

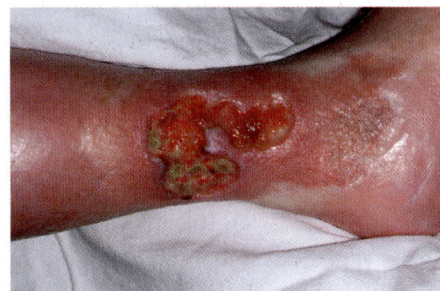

Abb. 1: Ulcus cruris venosum. [13]

Gefäßerkrankungen

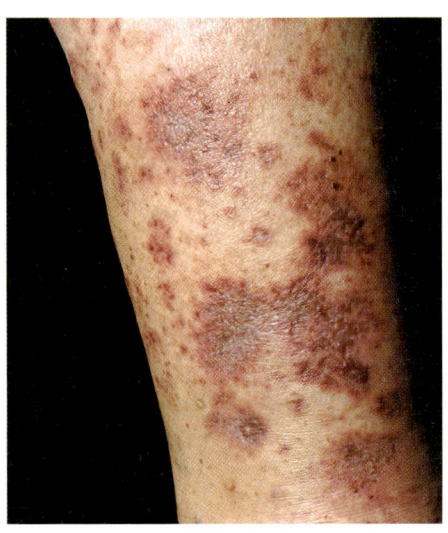

Abb. 2: Vaskulitis allergica superficialis. [5]

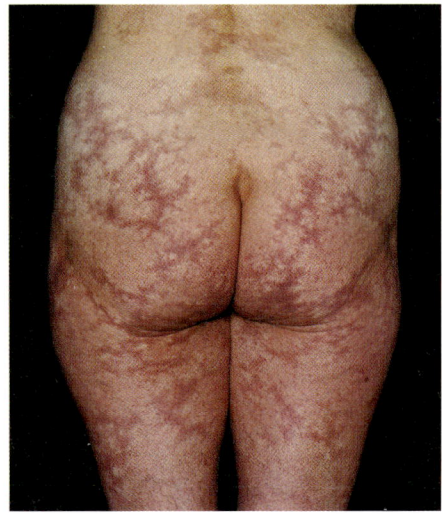

Abb. 3: Livedo racemosa. [5]

Klinik
Die oft symmetrischen, kleinfleckigen, nicht wegdrückbaren Einblutungen sind bevorzugt an den Unterschenkelstreckseiten lokalisiert (Abb. 2). Es werden ein hämorrhagischer, ein papulonekrotischer und ein polymorph-nodulärer Typ unterschieden. Meist handelt es sich um eine akute einmalige Manifestation, ein schubweiser Verlauf ist aber auch möglich. Allgemeinerscheinungen wie Fieber, Abgeschlagenheit, Kopfschmerzen, Arthralgien kommen vor, ebenso eine systemische Beteiligung von Magen-Darm-Trakt und Nieren.

Sonderformen
▶ **Purpura Schoenlein-Henoch:** Vasculitis allergica vom hämorrhagischen Typ, die meist 14 Tage nach Streptokokkeninfektion bei 4–11 Jahre alten Kindern auftritt. Aber auch Erwachsene können erkranken. Evtl. treten auch Nephropathie, abdominelle Schmerzen, Gelenkschmerzen und Karditis auf. In der direkten Immunfluoreszenz lassen sich IgA-Immunkomplexe in Gefäßwänden nachweisen.
▶ **Urtikariavaskulitis:** unter dem klinischen Bild einer Urtikaria verlaufende Vaskulitis. Als Ursachen kommen auch Grundkrankheiten (Kollagenosen, Hepatopathien, maligne Tumoren) infrage.

Therapie
Disponierende Faktoren wie verdächtige Medikamente und bakterielle Foci werden weggelassen bzw. saniert. Zusätzlich kommen Steroide, bei schweren Verläufen auch Immunsuppressiva zum Einsatz. Weiterhin sind Bettruhe und Kompressionsverbände indiziert.

Livedo racemosa
Kutane Vaskulitis der kleinen und mittleren dermalen Gefäße bei entsprechender Disposition und zusätzlichen Noxen (Nikotin, orale Kontrazeptiva). Kann auch durch Gefäßverschlüsse bedingt sein. Sie tritt primär oder sekundär bei einer Grunderkrankung (z. B. Polyarthritis) auf. Vor allem an den Extremitäten finden sich blitzfigurenartige, bläuliche Streifen (Abb. 3). Der Verlauf ist chronisch. Besserung tritt ein bei Nikotinkarenz und unter Therapie mit Antiphlogistika. Das sogenannte **Sneddon-Syndrom** ist eine besondere Form der Livedo racemosa mit Beteiligung kleiner Hirngefäße.

Panarteriitis nodosa
Granulomatöse und nekrotisierende Vaskulitis der kleinen und mittleren Arterien mit meist systemischem, lebensbedrohlichem Befall. In bis zu einem Drittel der Fälle kommt es zu Hautveränderungen, selten zu einem isolierten Hautbefall. Betrifft vor allem Menschen im 4./5. Lebensjahrzehnt. Die Ätiologie ist unbekannt, teilweise handelt es sich um Immunkomplexvaskulitiden.

Klinik und Therapie
Besonders an der unteren Extremität treten schmerzhafte, livide, derbe, kutane oder subkutane Knoten sowie Urtikaria, multiforme Erytheme, petechiale Einblutungen, Ulzerationen und Gangrän auf. Allgemeinsymptome sind Fieber, Gewichtsverlust, Blutdruckanstieg, Tachykardie, Blutbildveränderungen, Senkungsbeschleunigung und der Mitbefall von Nieren und Gelenken. Therapiert wird mit Steroiden und Immunsuppressiva in initial hoher Dosierung.

Zusammenfassung
✖ **Ulcus cruris:** Polyätiologischer Hautdefekt am Unterschenkel, der bis in die Dermis oder Subkutis hineinreicht, häufigste Wundheilungsstörung
✖ **Arterienerkrankungen:** chronische Lumeneinengung peripherer arterieller Gefäße bei AVK und dadurch Versorgungsengpässe der abhängigen Gebiete
✖ **Vaskulitiden:** entzündliche Veränderungen der Blutgefäße unterschiedlichster Genese; z. B. allergische Vaskulitis, Immunkomplextyp

Gefäßerkrankungen II

Venen und Venenkrankheiten

Der Rückstrom des Blutes verläuft an der unteren Extremität über das tiefe, subfasziale und das oberflächliche, epifasziale Venensystem. Die oberflächlichen Venen des Saphenasystems zeigen eine ausgeprägte Variabilität in ihrem Verlauf, ihrem Durchmesser und der Zahl der Vv. perforantes oder communicantes, die sie mit den tiefen Venen verbinden. Die Taschenklappen verhindern einen Blutrückfluss und damit eine Gefäßerweiterung. Im Stehen und Sitzen ist die hämodynamische Belastung des Venensystems besonders groß.
Ursachen eines Beinödems können die hydrostatische Belastung (stehende Berufe bei genetischer Disposition), Venenwandschädigung, Klappeninsuffizienz, venöser Hochdruck, Endothelschäden, Abflussstauung bei Störungen des Lymphabflusses und arterielle Insuffizienz sein. **Risikofaktoren** sind Schwangerschaften, orale Kontrazeptiva, stehende Tätigkeit, frühere Thrombosen, Nikotinabusus, Übergewicht und positive Familienanamnese. Als **Symptome bei Venenkrankheiten** stellen sich Spannungs-, Druck- oder Schweregefühl und nächtliche Wadenkrämpfe ein.

Angiologische Diagnostik

Zur Untersuchung gehören die Messung der Fußpulse, des Blutdrucks, des Beinumfangs und die Bestimmung der Gelenkbeweglichkeit. Wegen der hohen Aussagekraft des Doppler-Ultraschalls spielen die unten dargestellten Venenfunktionstests heutzutage eine untergeordnete Rolle. Beim Doppler-Ultraschall zeigt sich durch Änderung des Schallreflexionsmusters eine Strömungsumkehr bei Venenklappeninsuffizienz der tiefen Beinvenen. Auch insuffiziente Perforansvenen können nachgewiesen werden.

Prüfung der Klappensuffizienz der oberflächlichen Venen

Beim **Klopftest** wird gefühlt, ob sich eine durch Beklopfen ausgelöste Druckwelle nach distal fortpflanzt, was bei Klappeninsuffizienz der Fall ist.

Prüfung der Klappensuffizienz der tiefen Venen und Perforansvenen

Beim **Trendelenburg-Test** wird das hochgehaltene Bein des liegenden Patienten ausgestrichen. Nun wird in Höhe der Mündungsstelle der V. saphena magna am Oberschenkel gestaut und die Füllung der oberflächlichen Venen am stehenden Patienten beobachtet:

▶ Das Venensystem füllt sich sehr langsam von distal: Vv. perforantes intakt
▶ Schnelle Füllung: insuffiziente Vv. perforantes
▶ Nach Öffnen des Stauschlauchs kommt es zu einer Füllung der oberflächlichen Venen von proximal: Klappeninsuffizienz des oberflächlichen Venensystems
▶ Bleibt die Füllung von proximal aus, sind die Klappen der oberflächlichen Venen intakt.

Beim **Perthes-Test** wird dem stehenden Patienten ein Stauschlauch unterhalb des Knies angelegt, mit dem sich der Patient bewegen soll. Entleeren sich die oberflächlichen Venen, ist das tiefe Venensystem durchlässig. Ist es jedoch abflussbehindert oder verschlossen, füllen sich die oberflächlichen Venen prall und unter Schmerzen.

Varikose/Varizen

Erweiterung des oberflächlichen Venensystems (Krampfadern), des Abstromgebiets der V. saphena magna oder parva und der Vv. perforantes. Sie entsteht **primär**, also anlagebedingt, aufgrund einer allgemeinen Bindegewebsschwäche, und **sekundär** als Folge einer Insuffizienz der tiefen Venen, oft durch eine Thrombose oder Thrombophlebitis mit Schädigung der Venenklappen. Das Blut fließt über die Vv. perforantes und die oberflächlichen Venen ab, die damit überfordert sind, die Klappen werden stark geweitet und es kommt zur chronisch-venösen Insuffizienz.

Klinik, Formen und Diagnostik

Nach langem Stehen stellen sich oft Schwere- und Spannungsgefühl, Schwellneigung, Juckreiz, Wadenkrämpfe und Schmerzen ein.

▶ **Essenzielle Teleangiektasien** und **Besenreiser** sind Erweiterungen kleinster Hautvenen ohne hämodynamische Bedeutung.
▶ **Stammvarikose** und Perforansinsuffizienz der V. saphena magna u./o. parva führen zu bis daumendicken Erweiterungen der Venen und können bei langem Bestand zu Phlebitiden und zur chronisch-venösen Insuffizienz mit oder ohne Ulkus führen.
▶ Die **Seitenastvarikose** ist die Erweiterung der Saphenaäste.

Therapie

Elementarer Bestandteil einer Varikosetherapie ist eine konsequente Kompressionsbehandlung mit elastischen Binden oder Strümpfen. Kleinere Varizen werden verödet. Verschiedene Medikamente (z. B. Aethoxysklerol®, Varigloban®) führen zu einer Reizung der Venenwand mit Verkleben der Intima. Komplikationen sind Unverträglichkeitsreaktionen und die versehentliche paravenöse und intraarterielle Injektion mit Nekrosebildung und Gefäßverschluss. Kaliberstarke Varizen werden chirurgisch entfernt („gestrippt"), die Vene wird in toto mit einer Sonde herausgezogen. Insuffiziente Vv. perforantes werden subfaszial ligiert.

Thrombophlebitis

Die Entzündung der oberflächlichen Venen mit evtl. sekundärer Thrombusbildung tritt häufig bei Varikosis, nach Bagatelltrauma, am Arm nach Injektion oder Infusion auf.
Klinik: Plötzlich zeigt sich ein geschwollener, verhärteter Strang mit Berührungsschmerz, Rötung und Überwärmung. Bei schweren Verlaufsformen kommen Allgemeinsymptome hinzu. Werden tiefe Venen in die Entzündung einbezogen, kann es zur tiefen Thrombose kommen.
Therapie: Mobilisierung mit Kompressionsverband, Antiphlogistika (z. B. ASS); lokal Heparin, Ichthyol®, Stichinzision, bei Thrombophlebitis der V. saphena magna, Low-dose-Heparinisierung.
Die **Phlebitis migrans saltans** („springende Thrombophlebitis") ist eine seltene Form, die v. a. bei neoplastischen

und infektiösen Erkrankungen auftritt und mit allergisch-hyperergischen Venenwandreaktionen einhergeht.

Chronisch-venöse Insuffizienz

Überbegriff für chronische venöse Abflussbehinderung der unteren Extremität und die hieraus resultierenden Schäden, die als Folge einer Thrombose (postthrombotisches Syndrom), bei hämodynamisch relevanter Varikosis oder Klappeninsuffizienz entstehen.

Klinik und Therapie

Klinisch werden nach Widmer drei Stadien unterschieden. Je nach Stadium führt die chronische Rückflussstörung zu Schwellung, Schweregefühl der Beine v. a. bei längerem Sitzen und Stehen und zu Schmerzen, Krämpfen und Jucken.

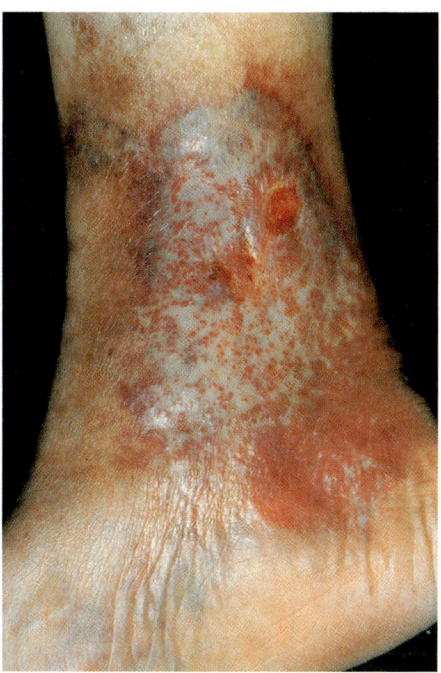

Abb. 4: Atrophie blanche (mit Exulzerationen). [5]

▶ Stadium I:
- Abendliche, belastungsabhängige Knöchelödeme, die sich in der Horizontalen zurückbilden
- **Corona phlebectatica:** Erweiterung der Venen des Plantarrands

▶ Stadium II:
- **Purpura jaune d'ocre** (Stauungspigment): flächenhafte ockergelbe Hyperpigmentierungen an der unteren Extremität durch Erythrozytenextravasate infolge erhöhten hydrostatischen Drucks
- **Dermatosklerose** (Hypodermitis): straffe Verhärtung der Haut durch Bindegewebsvermehrung bei chronischer Stauung
- **Atrophie blanche:** weißlich glänzende, vernarbende Hautatrophie, bei Ulzeration sehr schmerzhaft (Abb. 4)
- **Stauungsekzem:** Folge der Entzündungen und oft der Kontaktallergie gegen Externa

▶ Stadium III:
- Ulcus cruris venosum oder Narbe nach abgeheiltem Ulkus

Komplikationen der chronisch-venösen Insuffizienz sind bakterielle Infektionen und Kontaktallergien. Therapeutisch wird der venöse Rückstrom durch Kompressionsverband oder -strümpfe gebessert, wichtig ist die Pflege der Unterschenkelhaut.

Zusammenfassung

✘ **Venenerkrankungen:** Varikose (Krampfadern); Thrombophlebitis (Entzündung oberflächlicher Venen); Phlebothrombose (tiefe Beinvenenthrombose)

✘ Durch den erhöhten Venendruck kommt es zur chronisch-venösen Insuffizienz.

Andrologie

Die Andrologie ist die Lehre von der Physiologie und Pathologie der männlichen Sexualorgane. Sie umfasst Störungen der Zeugungsfähigkeit (**Impotentia generandi**) sowie Störungen der Beischlaffähigkeit (**Impotentia coeundi**). Sie hat sich in deutschsprachigen Ländern im Zusammenhang mit den Geschlechtskrankheiten innerhalb der Dermatologie entwickelt, erfordert aber heute die interdisziplinäre Kooperation mit Urologen (operative Andrologie), Endokrinologen, Psychologen etc.

Ursachen männlicher Fertilitätsstörungen

Bei einem Drittel der infertilen Männer kann keine klare Ursache gefunden werden, einige mögliche Ursachen werden hier genannt:

Hypogonadismus

▶ **Angeboren:** Zu einem primären Hodenschaden können Chromosomendefekte wie Aberrationen des X- (z. B. Klinefelter) oder Y-Chromosoms, Spermatozoendefekte wie das Immotile-Cilia-Syndrom mit nicht ausreichender fibrillärer Beweglichkeit und der Hodenhochstand führen. Bei 4–6 % der Jungen besteht ein Maldescensus testis (Kryptorchismus). Der Hodenhochstand sollte bis zum Ende des ersten Lebensjahres behoben werden, da das Risiko einer irreversiblen Schädigung sowie einer späteren Entartung des Hodengewebes mit der Zeit zunimmt.

▶ **Erworben:** Die Tubulusinsuffizienz ist ein häufiger Endzustand vieler, oft unklarer Prozesse. Das Keimepithel ist sehr empfindlich. Als Ursachen für die Schädigung kommen infrage: Medikamente, Varikozele, Mumpsorchitis oder andere Virusinfekte, Operationen, Traumata, Zytostatika, Radiatio, Umweltschadstoffe, Traumata, Durchblutungsstörungen, Wärmeschäden, Hodenkarzinom.

Sekundärer Hodenschaden

Sekundäre Hodenschädigungen werden durch Störungen der übergeordneten hormonellen Regulationszentren im Hypothalamus oder Hypophysenvorderlappen verursacht. Ein Beispiel ist das **Kallmann-Syndrom**, eine genetisch bedingte Assoziation von hypogonadotropem Hypogonadismus und Anosmie.

Extratestikuläre Störungen

Zu den extratestikulären Ursachen einer Infertilität gehören Störungen im Verlauf der ableitenden Samenwege, Störungen der akzessorischen Geschlechtsdrüsen und Varikozelen (▮ Abb. 1).

Immunologische Faktoren

Autoantikörper führen zur Spermatozoenagglutination.

Funktionelle Faktoren

Weitere Ursachen einer Infertilität können Penisfehlbildungen wie Hypospadie und Erkrankungen wie Induratio penis plastica sein.

Andrologische Diagnostik

Schwerpunkte der Diagnostik der Impotentia generandi sind die ausführliche Anamnese, die Klinik und die Spermauntersuchung (Spermiogramm).

Anamnese

Bei der andrologischen Anamnese liegen Schwerpunkte auf der Sozial- und Familienanamnese (Libido? Stressfaktoren? Kinderlosigkeit, Erbkrankheiten in der Familie?), auf Medikamenten und Genussmitteln und auf dem Umgang mit möglichen toxischen Stoffen und weiterhin auf der allgemeinen Krankheitsgeschichte (chirurgische Eingriffe im Hodenbereich? Traumata? Mumps? Geschlechtskrankheiten?).

Klinik

Neben der Begutachtung des Habitus (Fett- und Muskelverteilung Gynäkomastie, klinische Hinweise auf Androgenmangel oder z. B. Klinefelter) sollte der gesamte Urogenitalbereich des Mannes untersucht werden: Hoden (Volumen? Lage?), Nebenhoden (Spermatozele?), Penis (Phimose? Hypospadie?), Prostata und Samenleiter (Hinweise auf Prostatitis?).

Apparative Diagnostik

Weiterhin werden die Urogenitalorgane mit Doppler-Sonografie und Sonografie untersucht.

Spermiogramm

Das Ejakulat wird nach einer sexuellen Karenz von 2–5 Tagen untersucht. Es besteht aus Spermatozoen, Rundzellen (Vorstufen der Spermiogenese, Entzündungszellen, Epithelien) und dem Seminalplasma der Nebenhoden und akzessorischen Geschlechtsdrüsen. Normalwerte und Terminologie siehe ▮ Tab. 1, 2.

Hormonanalysen

Durch Bestimmung der Basissekretion von FSH, LH, Prolaktin, Testosteron und verschiedene Funktionstests (z. B. GnRH-Test) wird die endokrine Funktion von Hypothalamus, Hypophysenvorderlappen und Hoden überprüft. Es gibt verschiedene Formen von Hypogonadismus (Hodeninsuffizienz), z. B. hypergonadotroper Hypogonadismus (primärer Hodenschaden), hypogonadotroper Hypogonadismus (hypothalamisch-hypophysär bedingt, ▮ Abb. 2), normogonadotroper Hypogonadismus (idiopathische Hodeninsuffizienz).

Chromosomenuntersuchung

Bei ca. 2 % der infertilen Männer findet man Chromosomenaberrationen.

Hodenbiopsie

Bei bestimmten Indikationsstellungen (z. B. fraglicher Verschluss/Stenose ableitender Samenwege) wird bds. eine

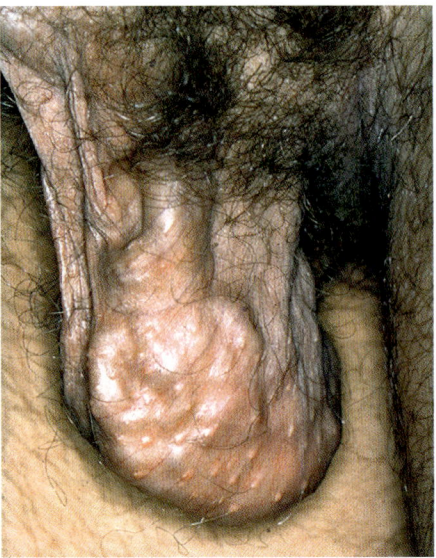

▮ Abb. 1: Varikozele. [1]

Volumen	≥ 2,0 ml
pH	> 7,2
Viskosität	Verflüssigung innerhalb von 30 min
Spermienkonzentration	≥ 20 Mio./ml
Spermiengesamtzahl	≥ 40 Mio.
Spermienbeweglichkeit	≥ 50 % Globalbeweglichkeit
Spermienmorphologie	≥ 15 % normale Morphologie
Spermienvitalität	≥ 75 % vital
Leukozyten	< 1 Mio./ml
Fruktose	≥ 30 µmol/ml Ejakulat

Tab. 1: Normalwerte eines Spermiogramms, Normospermie (nach WHO).

Oligozoospermie	≤ 20 Mio. Spermien/ml
Asthenozoospermie	Globalmotilität < 50 %
Teratozoospermie	< 15 % normal geformte Spermien
Azoospermie	Keine Spermien im Ejakulat
Aspermie (Asemie)	Kein Ejakulat nach Orgasmus

Tab. 2: Nomenklatur der Ejakulatparameter.

Gewebeprobe zur histologischen Untersuchung entnommen.

Immunologische Diagnostik
Spermiengebundene Antikörper können z. B. mit dem MAR-Test nachgewiesen werden.

Therapie der männlichen Fertilitätsstörungen
Operative Therapie
Ist beim Maldescensus testis die zunächst durchgeführte Hormontherapie mit HCG erfolglos, wird eine operative Orchidopexie durchgeführt. Die operative Behandlung einer Varikozele besteht in der Sklerosierung oder Ligatur der insuffizienten Venen. Bei angeborenen oder erworbenen Verschlüssen der Nebenhodenkanälchen oder der Samenleiter kann eine mikrochirurgische Epididymovasostomie durchgeführt werden. Phimosen werden durch Zirkumzision beseitigt.

Medikamentöse Therapie
Unter den Bedingungen der evidenzbasierten Medizin ist bisher bei keinem Medikament eine Steigerung der Schwangerschaftsrate nachgewiesen worden. Indikationen zur Hormontherapie sind z. B. der hypogonadotrope Hypogonadismus (pulsatile GnRH-Therapie, alternativ HCG-/HMG-Therapie). Androgene werden bei nachgewiesener inkretorischer Hodeninsuffizienz zur Verbesserung des Allgemeinzustands und der Leistungsfähigkeit und zur Osteoporoseverhütung substituiert. Bei Nachweis entzündlicher Veränderungen sollten eine möglichst frühzeitige Erregerdiagnostik durchgeführt und eine gezielte Antibiotikatherapie begonnen werden.

Insemination
Die instrumentelle Übertragung von Sperma prä- und intrazervikal oder intrauterin ist v. a. bei Motilitätsstörungen und Penetrationsstörungen der Spermien indiziert. Eine exakte Abstimmung mit dem Ovulationshemmer und die Spermaaufbereitung sind möglich.

Intrazytoplasmatische Spermatozoeninjektion (ICSI)
Ein einzelnes Spermatozoon wird in das Zytoplasma einer Oozyte injiziert. Die ICSI ist indiziert bei hochgradiger Oligozoospermie und bei Störungen der Akrosomenreaktion.

In-vitro-Fertilisierung
Die Eizellen (Follikelpunktion) werden außerhalb des Körpers mit motilen Spermatozoen fertilisiert (In-vitro-Inkubation), nach Befruchtung erfolgt der Embryotransfer in den Uterus.

Spermakonservierung
Sperma kann in flüssigem Stickstoff bei −196 °C über Jahre gelagert und nach dem Auftauen zur Insemination verwendet werden.

Immunologische Therapie
Bei nachgewiesenen Autoantikörpern zeigt eine immunsuppressive Therapie keine evidenzbasierten Erfolge, hier wird heute die Insemination oder ICSI favorisiert.

Psychotherapie
Infertilität kann, wenn man die erektile Dysfunktion zu den Ursachen hinzuzählt, psychisch bedingt sein, Infertilität kann aber auch zu psychischen Störungen führen.

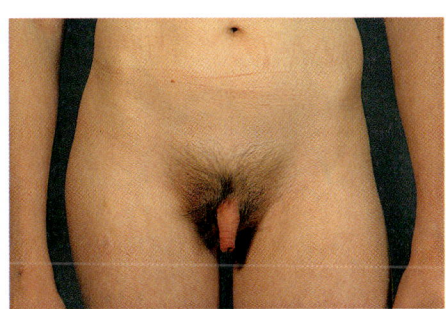

Abb. 2: Hypogonadotroper Hypogonadismus, ausgebliebene Pubertätsentwicklung (z. B. kein Bartwuchs). [5]

Zusammenfassung
* **Andrologie:** Lehre von der Physiologie und Pathologie der männlichen Sexualorgane.
* **Impotentia generandi:** Störungen den Zeugungsfähigkeit; **Impotentia coeundi:** Störungen der Beischlaffähigkeit
* Zu den **Ursachen männlicher Infertilität** gehören primäre und sekundäre Hodenschäden, extratestikuläre und immunologische Störungen.
* In der **Diagnostik** sind neben der Klinik eine ausführliche Anamnese und die Spermauntersuchung (Spermiogramm) besonders wichtig.
* Die **Therapie** sollte möglichst kausal wirken (operativ und medikamentös), außerdem gibt es reproduktionsmedizinische Verfahren.

Fallbeispiele

140 Fall 1: Erythrodermie
142 Fall 2: Flächige Gesichtsrötung
144 Fall 3: Erythematosquamöses Exanthem am Rumpf
146 Fall 4: Hautfarbener Herd im Gesicht
148 Fall 5: Dunkel pigmentierte Läsion

C Fallbeispiele

Fall 1: Erythrodermie

Sie werden im Notdienst zu einem 75-jährigen Patienten in ein Altersheim gerufen. Sie finden den Patienten mit einer generalisierten, leicht schuppenden Rötung der Haut vor. Er fühlt sich schlapp, hat Fieber und Schüttelfrost. Bei der körperlichen Untersuchung stellen Sie außerdem eine generalisierte Lymphknotenschwellung fest.

Frage 1: Welche Differentialdiagnosen der Erythrodermie müssen bedacht werden?
Frage 2: Was sind die notwendigen therapeutischen Maßnahmen?
Frage 3: Welche Komplikationen können den Verlauf erschweren?

Antwort 1: Die Erythrodermie kann sich idiopathisch entwickeln, durch die generalisierte Ausbreitung einer Dermatose oder durch eine systemische Erkrankung: Arzneimittelreaktionen, Ekzeme (Kontaktekzem, seborrhoisches, atopisches Ekzem), Psoriasis, Lymphome, Pityriasis rubra pilaris, Pemphigus foliaceus, Lichen ruber planus, Scabies norvegica, Ichthyosen.

Antwort 2: Zunächst müssen die stationäre Aufnahme und die engmaschige Überwachung veranlasst, dann nach Diagnosestellung gezielte therapeutische Maßnahmen eingeleitet werden:

- Wenn möglich, **Absetzen** von infrage kommenden Medikamenten bei Verdacht auf Arzneimittelexanthem
- Intensive **lokale** Therapie: z. B. mit Steroiden, feuchten Wickeln und Bädern bei Ekzemen
- Ggf. **Licht**therapie: z. B. PUVA oder UVB bei Psoriasis
- **Systemische** Therapie: z. B. Steroide, Retinoide oder Infliximab bei Pityriasis rubra pilaris

Antwort 3: Schwere Wärme-, Protein-, Elektrolyt- und Flüssigkeitsverluste; Herz-Kreislauf-Belastung durch Weitung aller peripheren Gefäße; Infektanfälligkeit

Szenario 1

Der Patient gibt an, „noch nie was mit der Haut zu tun gehabt zu haben". Er kann sich an keinen einzigen „Hautausschlag" in seinem 75-jährigen Leben erinnern, auch sind ihm keine Allergien bekannt. Aber er hat andere Sorgen, denn er leidet an Herzinsuffizienz und Gicht und hatte außerdem vor zwei Wochen einen komplizierten Harnwegsinfekt, der mit Tabletten behandelt wurde. Letzte Woche habe er ein fleckiges Erythem am Oberschenkel bemerkt, das sich nun aber über die gesamte Körperoberfläche ausgebreitet hat. Das Exanthem habe zunächst geschmerzt, jetzt besteht starker Juckreiz.

Frage 4: Welche weiteren anamnestischen Informationen und Untersuchungen sind notwendig?
Frage 5: Welche Diagnose ist aufgrund der Befunde am wahrscheinlichsten?
Frage 6: Gibt es weitere diagnostische Möglichkeiten, um die Diagnose abzusichern?

Szenario 2

Nach längerem, eindringlichem Nachfragen gibt der Patient an, schon vor mehreren Monaten unscharf begrenzte, ödematöse Ekzeme an den Oberarminnenseiten bemerkt zu haben. In der letzten Zeit hat sich die stark juckende Hautveränderung immer weiter ausgebreitet, nun ist die gesamte Hautoberfläche befallen. An Handflächen und Fußsohlen haben sich Hyperkeratosen und Nagelveränderungen entwickelt.

Frage 7: Wie kommt man der Diagnose näher? Welche Untersuchungen sind sinnvoll?
Frage 8: Was ist nun Ihre Verdachtsdiagnose und wieso?
Frage 9: Wie ist die Prognose des Patienten?
Frage 10: Wie wird die weitere Therapie aussehen?

Szenario 3

Bei der eingehenden körperlichen Untersuchung fallen Ihnen Nagelveränderungen auf (Abb. 1):

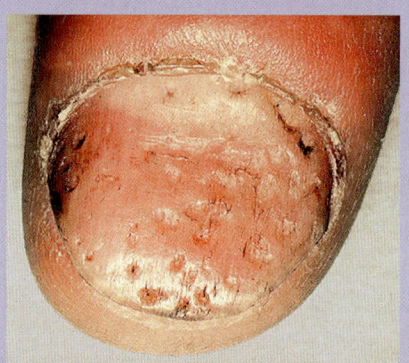

Abb. 1: Nagelveränderungen. [1]

Frage 11: Um was für Nagelveränderungen handelt es sich und was fragen Sie den Patienten nun ganz gezielt?
Frage 12: Durch welchen Mechanismus ist diese heftige Hautreaktion ausgelöst worden?
Frage 13: Welche Nagelveränderungen sind charakteristisch für diese Krankheit?
Frage 14: Wie würden Sie nun weiterbehandeln?

Fall 1: Erythrodermie

Szenario 1

Antwort 4: Genaue Medikamentenanamnese: Welche Medikamente wurden wann eingenommen? Kamen in letzter Zeit neue hinzu? Frühere Unverträglichkeitsreaktionen?
Evtl. mikrobiologische Abstriche erosiver Hautveränderungen; evtl. im Zweifel Probenentnahme (immer vor Steroidtherapie). Die Ergebnisse bei diesem Patienten sind:

- Mikrobiologische Abstriche negativ
- PE: lymphohistiozytäre und granulozytäre Infiltrate in perivaskulärer Anordnung, Einzelnekrosen basaler Keratinozyten

Antwort 5: Generalisiertes Arzneimittelexanthem

Antwort 6: Grundsätzlich kann versucht werden, das ursächliche Medikament im Hauttest herauszufinden, was aber nur relativ selten gelingt. Wenn die Hauterscheinungen abgeklungen sind, kann man theoretisch mit einem Reprovokationstest eine allergische Arzneimittelreaktion bestätigen, dies findet in der Praxis jedoch so gut wie nie statt.
Es muss bedacht werden, dass es auch zu Unverträglichkeitsreaktionen auf Medikamente kommen kann, die schon länger eingenommen werden. Oft werden solche Arzneimittelreaktionen durch gleichzeitig bestehende fieberhafte Infekte getriggert. Deshalb bleibt die erneute Einnahme des Medikaments im krankheitsfreien Zustand oft folgenlos.

Szenario 2

Antwort 7: Probeexzision und histopathologische Untersuchung der Haut; Lymphknoten-Sonografie; ggf. diagnostische Lymphknoten-Exstirpation; Blutuntersuchung: Routineparameter der Serumchemie, Differentialblutbild, FACS-Analyse, Molekularbiologie.

- **Histopathologie:** In der Dermis liegen lymphozytäre Infiltrate mit atypischen pleomorphen Lymphozyten. Die atypischen Lymphozyten wandern in die Epidermis ein (Epidermotropismus) und bilden intraepidermal kleine Mikroabszesse aus (Pautrier-Mikroabszesse; ■ Abb. 2)

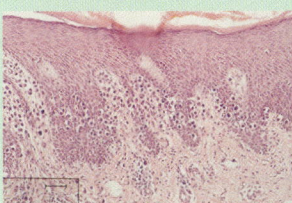

■ Abb. 2: Probeexzision. [2]

- **Lymphknoten-Sonografie:** Es finden sich vergrößerte, glatt begrenzte, hyperperfundierte und echoarme Lymphknoten, die perlschnurartig angeordnet ist.
- **Histologie eines Lymphknotens:** Maligne T-Lymphozyten auch hier nachweisbar, die Lymphknotenarchitektur ist fast aufgehoben.
- **Labor:** Differentialblutbild: > 5 % der atypischen T-Zellen sowie eine Leukozytose mit relativer Lymphozytose; BSG ↑↑, IgE-Serumspiegel ↑
- **FACS-Analyse:** erhöhter CD4/CD8-Quotienten >10
- **Molekularbiologie:** In der entnommenen Hautprobe und im Blut zeigt sich eine klonale T-Lymphozytenvermehrung.

Antwort 8: Die Verdachtsdiagnose lautet Sézary-Syndrom, die leukämische Verlaufsform eines kutanen T-Zell-Lymphoms. Typisch ist die beschriebene Klinik mit Erythrodermie, Pruritus, palmoplantaren Hyperkeratosen und Onychodystrophien und weiterhin die atypischen T-Zellen, auch als „Sézary-Zellen" bezeichnet.

Antwort 9: Die Prognose ist deutlich schlechter als bei Mycosis fungoides, letaler Verlauf innerhalb weniger Jahre. Die 5-JÜR liegt bei 10–15 %.

Antwort 10: PUVA-Therapie, Polychemotherapie (z. B. Methotrexat), extrakorporale Fotopherese, gegen den Juckreiz Antihistaminika, Steroide systemisch und lokal, zusätzlich pflegende Externa.

Szenario 3

Antwort 11: Es sind sogenannte Tüpfelnägel zu erkennen. Der Patient wird jetzt konkret nach vorbestehenden Hauterkrankungen befragt.
Er gibt an, seit seiner Jugend an Psoriasis zu leiden, die sich allerdings in den letzten Jahren dramatisch verschlechtert hat. Er wurde zuletzt von seinem Hausarzt mit oralen Steroiden behandelt, weil dieser sich nicht mehr anders zu helfen wusste. Die Psoriasis sei tatsächlich besser geworden, also beschloss der Patient, eigenständig alle Medikamente sofort abzusetzen. Daraufhin flammten die Hautveränderungen wieder auf und breiteten sich auf das gesamte Integument aus. Juckreiz besteht nicht.

Antwort 12: Rebound-Phänomen nach Absetzen einer oralen Steroidtherapie.

Antwort 13: Tüpfel- oder Grübchennägel, kleine Nageleinziehungen durch Störungen der Nagelmatrix, wie sie hier zu sehen sind. Außerdem Ölflecke, gelbbräunliche Flecken in der Mitte und Onycholyse am Rand des Nagelbetts, die durch parakeratotische Veränderungen entstehen. Subunguale Hyperkeratosen, mit Bildung von Keratin unter dem Nagelrand. Beim Krümelnagel vollständige Nageldystrophie

Antwort 14: Lokale Therapie: Steroide, Vitamin-D-Präparate (cave! keine großflächige Anwendung), Bäder, Pflegeintensivierung

Lichttherapie: Bade-PUVA oder Lichttherapie mit Engband-UVB, Wellenlänge 311 nm. Eine Lichttherapie kann kombiniert werden mit der lokalen Auftragung von Teer (z. B. als „Goeckerman-Therapie": 3 × täglich Teer + 1 × täglich UVB über 21 Tage, hohe Remissionsrate).

Systemische Therapie: Fumarsäureester, Methotrexat, Retinoide, Ciclosporin sowie neuere Antikörper, die gezielt in die Pathophysiologie der Erkrankung eingreifen (z. B.: Infliximab – TNFα-Antikörper)

> Generell gilt (bis auf vereinzelte Ausnahmen): keine systemischen Steroide für Psoriasis wegen des Rebound-Effekts!

Fall 2: Flächige Gesichtsrötung

Eine 24-jährige Frau kommt aufgrund einer symmetrischen, flächigen, leicht schuppenden Gesichtsrötung zu Ihnen. Dieses Erythem besteht nun schon seit zwei Wochen und nimmt eher an Intensität und Ausdehnung zu.

Frage 1: Welche Differentialdiagnosen ziehen Sie in Betracht?

Antwort 1: Erysipel, Tinea, (foto)kontaktallergisches Ekzem, irritativ-toxisches Ekzem, seborrhoisches Ekzem, atopisches Ekzem, Dermatomyositis, Lupus erythematodes.

Szenario 1

Sie untersuchen Ihre Patientin nun näher. Die gesamte Gesichtshaut mit Lippen, Lidern und Ohren sowie der Hals sind betroffen (Abb. 1). Die Haut ist nicht nur gerötet, sondern auch geschwollen. Teils sieht man Papeln und Bläschen, teils Krusten. Die Hautveränderung juckt stark und es sind Kratzeffekte zu sehen. An den Ellenbeugen, Handgelenken, Kniebeugen und Fußrücken ist die Haut lichenifiziert und schuppt.

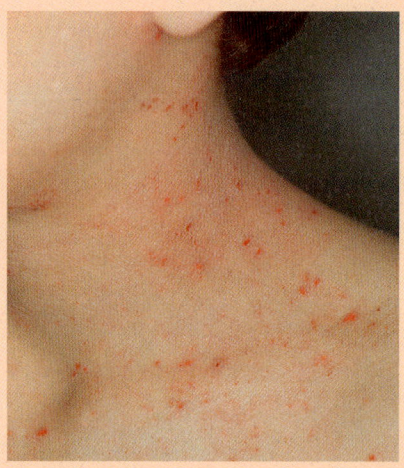

Abb. 1 [18]

Frage 2: Was ist Ihre Verdachtsdiagnose und wonach fragen Sie gezielt in Ihrer Anamnese?
Frage 3: Wie gehen Sie weiter vor?

Szenario 2

Die flächige Gesichtsrötung der Patientin betrifft v. a. den Nasenrücken und die angrenzenden Wangen (Abb. 2). Das Erythem ist unscharf begrenzt und leicht geschwollen. Bisher war die Patientin topfit, es sind keine internistischen oder dermatologischen Vorerkrankungen bekannt. Nur ihre Knie tun ihr in letzter Zeit öfter weh, worüber sie sich aber nie Gedanken gemacht hat, denn Rheuma liege bei ihr in der Familie.

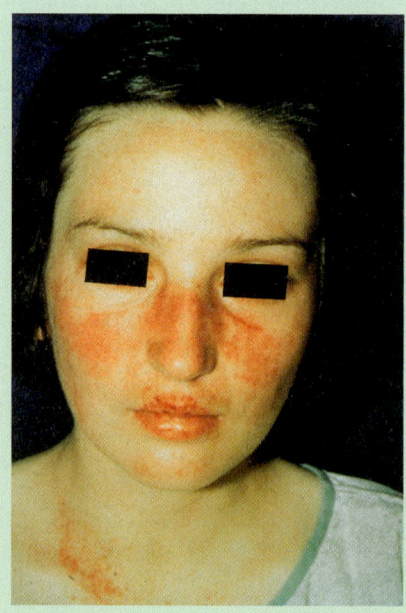

Abb. 2 [6]

Frage 4: Wie verfahren Sie weiter?
Frage 5: Was ist Ihre Verdachtsdiagnose und welche diagnostischen Kriterien wenden Sie an?
Frage 6: Was sind weitere Hautveränderungen dieses Krankheitstyps?

Szenario 3

Bei der Untersuchung fallen Ihnen neben der Gesichtsrötung auch Ödeme und Papulovesikel auf (Abb. 3). Die Anamnese nach früheren, internistischen und dermatologischen Erkrankungen und Medikamenten ist unergiebig. Auch die atopische Eigen- und Familienanamnese ist unauffällig. Es sind keine Allergien bekannt. Die Patientin verwendet seit einem Jahr die gleiche Feuchtigkeitscreme und wechselnde Kosmetika.

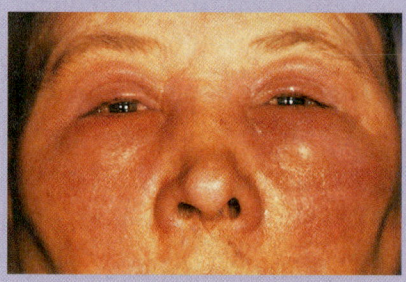

Abb. 3 [6]

Gegen Mitesser verwendet sie seit ein paar Wochen auch Teebaumöl.

Frage 8: An welcher Erkrankung leidet die Patientin Ihrer Meinung nach?
Frage 9: Welche Therapie schlagen Sie vor?
Frage 10: Welche diagnostischen Schritte sollten im weiteren Verlauf durchgeführt werden?

Szenario 1

Antwort 2: Atopisches Ekzem; gezielte Eigen- und Familienatopieanamnese. In der Anamnese ergibt sich, dass die Patientin selbst an allergischer Rhinokonjunktivitis und atopischem Ekzem leidet und ihr Bruder in der Kindheit Asthma hatte. Die Patientin war in letzter Zeit stark belastet und großem Stress ausgesetzt. Sie macht auch den Eindruck, nicht viel über ihre Krankheit und die möglichen Ursachen und Präventionsmöglichkeiten zu wissen.

Antwort 3: Um den akuten Schub in Griff zu bekommen, Lokaltherapie mit Steroiden (Vorsicht im Augenbereich), evtl. in Kombination mit feuchten Umschlägen. Weiterhin Lichttherapie und eine wirksame Behandlung des Juckreizes mit Antihistaminika, evtl. stationäre Aufnahme. Außerdem Aufklärung über die Krankheit („Eine Heilung ist nicht möglich, aber Krankheitsausbrüche lassen sich mit guter Hautpflege mindern.") und die Notwendigkeit von regelmäßiger Hautpflege. Besonders wichtig ist die häufige Hydrierung der Haut mit feuchtigkeitsspendenden Externa z. B. mit Zusatz von Urea o. Ä. Ggf. im Verlauf Erlernen von Entspannungsmaßnahmen zur besseren Stressbewältigung.

Szenario 2

Antwort 4: Differentialdiagnostisch ist u. a. an eine systemische Erkrankung zu denken (Hautveränderungen + Gelenksymptome), z. B. an eine systemische Bindegewebserkrankung. Diese Erkrankungen gehen mit typischen Autoantikörperprofilen einher, für ihre Diagnose existieren darüber hinaus spezifische, von Fachgesellschaften publizierte und validierte Diagnosekriterien.
Initial sollten antinukleäre Antikörpertiter (ANA) bestimmt und – bei positivem Ergebnis – die spezifischen ANA identifiziert werden (z. B. Anti-ds-DNA, Anti-Ro- und -La, Anti-U1-RNP, Anti-Jo1 und Anti-Scl 70). Weiterhin sollten Komplement C3, C4, zirkulierende Immunkomplexe und das Routinelabor mit Serumchemie, Differentialblutbild und Entzündungsparametern bestimmt werden. Positive Anti-ds-DNA-Antikörper sind sehr charakteristisch für den systemischen Lupus erythematodes.
Entscheidend für die Diagnose ist außerdem die dermatohistopathologische Untersuchung einer Hautbiopsie. Standard-Hämatoxylin-Eosin-Färbung zeigt eine Interface-Dermatitis mit vakuolärer Basalzelldegeneration, sterbenden, geschrumpften eosinophilen Zellen („Civatte-Körperchen") und einem lymphozytenreichen entzündlichen Infiltrat perivaskulär, periadnexal und in der Basalmembranzone. Die direkte Immunfluoreszenz zeigt granuläre Autoantikörperablagerungen entlang der Basalmembranzone (IgG, IgM, IgA und Komplement C3). Die indirekte Immunfluoreszenz weist im Patientenserum zirkulierende Autoantikörper nach.

Antwort 5: Verdachtsdiagnose: systemischer Lupus erythematodes (SLE); diagnostische Kriterien: ARA-Kriterien, von den elf Kriterien müssen vier gleichzeitig oder seriell erfüllt sein, um die Diagnose SLE zu erfüllen.

Antwort 6: Die sehr polymorphen Hautveränderungen finden sich beim systemischen Lupus erythematodes in 75 % der Fälle. Neben dem Schmetterlingserythem können u. a. auftreten: diffuse Alopezie, Exantheme, CDLE-Läsionen, verschiedene Vaskulitiden, Enanthem mit Schleimhautulzera, Lichtempfindlichkeit, Raynaud-Phänomen, weiterhin fleckige, keratotische Rötungen, Teleangiektasien und Hämorrhagien im Bereich des Nagelfalzes und der Interphalangealgelenke.

Szenario 3

Antwort 8: Mit großer Wahrscheinlichkeit leidet die Patientin an einem allergischen Kontaktekzem, hervorgerufen durch eine Typ-IV-Sensibilisierung gegen das Teebaumöl.

Antwort 9: Expositionsvermeidung (Allergenkarenz), Pflege mit einfachen Salben oder Cremes (je nach Hauttyp) verstärkt die schützende Lipidbarriere. Temporär aufgetragene steroidhaltige Externa können die Abheilung der akuten Erkrankung unterstützen.

Antwort 10: In der Umgebung nach Kontaktstoffen (Kosmetika, Berufsstoffe) fahnden. Diese können dann im symptomfreien Intervall mit dem Epikutantest getestet werden. **Ergebnis:** positive Typ-IV-Immunreaktion auf Teebaumöl.

Fall 3: Erythematosquamöses Exanthem am Rumpf

Eine 16-Jährige kommt mit ihrer Mutter in Ihre dermatologische Praxis. Das Mädchen berichtet von einem schuppenden, rötlichen Ausschlag, der vor allem den Rumpf betrifft. Der Allgemeinzustand ist nicht beeinträchtigt, der Ausschlag juckt kaum und schmerzt nicht. Die körperliche Untersuchung und der Lymphknotenstatus sind abgesehen von dem Exanthem unauffällig.

Frage 1: Das Mädchen und ihre Mutter sind das erste Mal in Ihrer Praxis. Worauf legen Sie neben der genauen Erfragung der jetzigen Symptome besonderen Wert in der Anamnese?
Frage 2: Welche Differentialdiagnosen müssen Sie bedenken?

Antwort 1:
- Familienanamnese: Hautkrankheiten, v. a. Psoriasis, Atopie? Bei infektiösen Krankheiten: ähnliche Symptomatik in der Familie?
- Frühere/weitere Erkrankungen: vorangegangene Hauterkrankungen? Atopiesymptome? Medikamenten- und Nahrungsmittelallergien? Innere Erkrankungen? Medikamentenanamnese?
- Soziale Anamnese: besondere Umweltfaktoren? Umgang mit Chemikalien? Sonnenbestrahlung? Reisen in tropische/subtropische Regionen (Infektionsgefahr)?

Antwort 2: Pityriasis rosea, seborrhoisches Ekzem, Psoriasis vulgaris und guttata, nummuläres Ekzem, SCLE, Arzneimittel- oder Virusexanthem, Tinea, Lues 2.

Szenario 1

Die Patientin berichtet über einen einzelnen, münzgroßen, erythematosquamösen Herd, den sie vor gut zehn Tagen das erste Mal am Bauch entdeckt hat. Gestern begann nun die Aussaat vieler kleiner rötlicher Herde. Bei der genaueren Untersuchung stellen Sie fest, dass die ovalen und geröteten Makulä symmetrisch und kleinfleckig entlang den Hautspaltlinien angeordnet sind und Rumpf und proximale Extremitäten betreffen. Das Gesicht ist ausgespart. Eine nach innen gerichtete, randständige Schuppenkrause befindet sich auf einigen Papeln. Die Schuppung ist kleieförmig (■ Abb. 1). Die ausführliche Erstanamnese, die Sie erheben, ist unergiebig.

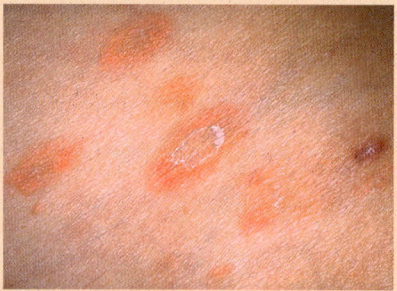

■ Abb. 1 [1]

Frage 3: Nehmen Sie die oben genannten Angaben aus Untersuchung und Anamnese und die Abb. 1 zur Hilfe. Welche Verdachtsdiagnose stellen Sie?
Frage 4: Was wissen Sie über Epidemiologie und Pathogenese dieser Erkrankung?
Frage 5: Wie ist die Prognose für diese Erkrankung und welche Therapie schlagen Sie vor?

Szenario 2

Sie beginnen zunächst mit der Untersuchung: Es sind Rumpf und Extremitätenstreckseiten betroffen. Es finden sich viele kleine, entzündliche, rund-ovale Hautläsionen (■ Abb. 2). Die Herde sind rot und mit Schuppen bedeckt.
Anamnestisch erfahren Sie, dass der Ausschlag ganz akut eingesetzt hat. Die Patientin war nie ernsthaft krank. Letzten Monat hatte sie aber eine eitrige Angina, die sie etwas geschwächt hat. Durch gezieltes Befragen nach Hauterkrankungen in der Familie erfahren Sie, dass der Vater in seiner Jugend wohl an Schuppenflechte gelitten hat.

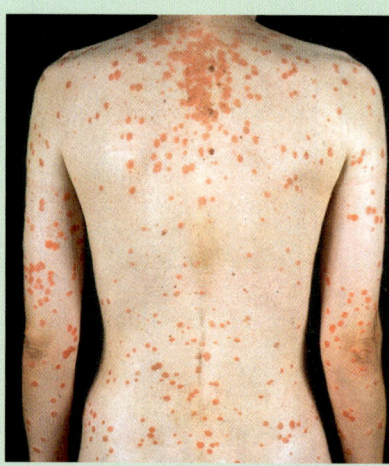

■ Abb. 2 [1]

Frage 6: Wie lautet ihre Verdachtsdiagnose und wieso?
Frage 7: Wie schätzen Sie die Prognose der Erkrankung ein?

Szenario 3

Die ausführliche Anamnese, die Sie erheben, ergibt keine weiteren Aufschlüsse. Bei der genauen körperlichen Inspektion stellen Sie allerdings fest, dass neben der vorderen und hinteren Schweißrinne des Oberkörpers auch Kapillitium und Gesicht befallen sind. Die Extremitäten sind frei. Das Erythem ist unscharf und unregelmäßig begrenzt, die Schuppung ist gelblich, fettig und fein lamellär (■ Abb. 3).

Frage 8: Wie lautet ihre Verdachtsdiagnose und wieso?
Frage 9: Was fällt Ihnen zur Pathogenese ein?
Frage 10: Kennen Sie eine andere Erkrankung, die mit einem ähnlichen Mechanismus assoziiert ist?
Frage 11: Welche anderen Formen dieser Erkrankung kennen Sie?
Frage 12: Welche Therapie würden Sie vorschlagen?

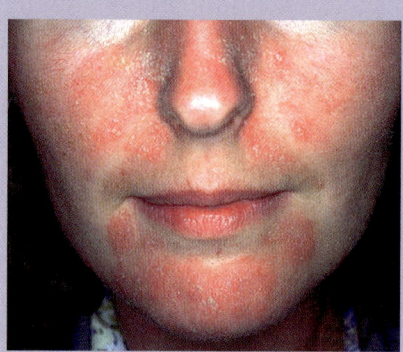

■ Abb. 3 [1]

Fall 3: Erythematosquamöses Exanthem am Rumpf

Szenario 1

Antwort 3: Verdachtsdiagnose: Pityriasis rosea (Röschenflechte; Pityriasis: kleieförmige Schuppung)

Antwort 4: Pityriasis rosea ist eine akut-entzündliche Dermatose. Die Morbidität beträgt 1 %, Frauen sind häufiger betroffen. Das Hauptmanifestationsalter liegt zwischen 10 und 35 Jahren. Man nimmt an, dass diese Erkrankung durch humane Herpesviren verursacht wird (HHV-6 oder -7).

Antwort 5: Die Erkrankung ist harmlos, es ist keine spezielle Therapie notwendig. Der Verlauf ist selbstlimitierend, sie heilt spontan und narbenfrei nach 6–8 Wochen ab. Es können Ölbäder und blande Hautpflegemittel zur Stillung eines evtl. Juckreizes verordnet werden.

> Die Pityriasis rosea beginnt immer mit einem einzigen, medaillonartigen, erythrosquamösen Herd. Dieser wird auch „Primärmedaillon", „Herald patch" oder „Tache mère" genannt.

Szenario 2

Antwort 6: Psoriasis guttata, diese Form kommt häufig bei Jugendlichen vor und wird durch Infekte (z. B. Streptokokkenangina) getriggert. Außerdem passt die positive Familiengeschichte gut.

Antwort 7: Die Psoriasis guttata kann entweder nach einigen Wochen spontan abheilen oder in eine chronisch verlaufende Psoriasis vom Plaquetyp übergehen.
Sie repräsentiert einen Typ von Psoriasis, der häufig bei Kindern und Jugendlichen auftritt. Die Behandlung gestaltet sich wie folgt:

- Wegen der starken Assoziation mit vorangegangenen Atemwegsinfekten sollte immer eine Rachenkultur angelegt und bei positivem Befund gezielt antibiotisch behandelt werden.
- Fototherapie: Die Behandlung mit ultraviolettem Licht beschleunigt die Abheilung der Erkrankung. Ausreichend ist in den meisten Fällen eine kurze Therapie mit UVB.
- Lokale Therapie, z. B. mit lokalen Steroiden und Vitamin D-Analoga

Szenario 3

Antwort 8: Seborrhoische Dermatitis; die Patientin zeigt das typische Verteilungsmuster auf Hautarealen mit hoher Talgproduktion.

Antwort 9: Bei einer gegebenen Disposition wirken Seborrhö (Hyperfunktion der Talgdrüsen) und mikrobielle Faktoren wie die Besiedelung mit dem Hefepilz Pityrosporum ovale (Syn. Malassezia furfur) zusammen. Die pathogenetische Rolle der Zusammensetzungen der Hautfette und der Hautflora wird diskutiert.

Antwort 10: Die häufige und harmlose Pityriasis versicolor wird durch die Hefe Pityrosporum ovale (Syn. Malassezia furfur) ausgelöst, die v. a. die talg- und schweißdrüsenreichen Hautareale des Stamms betrifft. Die Melaninbildung und -verteilung ist unter dem Einfluss des Pilzes gestört. Die münzgroßen konfluierenden Flecken sind hyper- oder hypopigmentiert und schuppen kleieförmig. Die Patienten haben keine subjektiven Beschwerden.

Antwort 11: Man unterscheidet die Erwachsenenform und die Säuglingsform der seborrhoischen Dermatitis. Es gibt auch psoriasisähnliche Formen oder Mischformen und ein HIV-assoziiertes seborrhoisches Ekzem, das sich bei 70 % aller HIV-Infizierten findet.

Antwort 12:
- Lokal: antimykotische Cremes (Ketoconazol), bei starker Entzündung wie bei unserer Patientin kurzzeitig lokale Steroide.
- Am behaarten Kopf: antimykotische Haarwaschmittel und teer- und salicylsäurehaltige (zum Abschuppen) Kopftinkturen

Fall 4: Hautfarbener Herd im Gesicht

In der Sprechstunde stellt sich ein 65-jähriger Patient vor. Seine Frau zerrt ihn ins Behandlungszimmer und fängt sofort an zu schimpfen: „Ich bin ja so froh, dass ich ihn jetzt endlich mal so weit habe, mein Mann geht einfach nicht zum Arzt. Sie können sich das nicht vorstellen … Wenn ich nicht wäre …" Sie versuchen, die Frau zu beruhigen, was Ihnen auch für einen kurzen Moment gelingt, und wenden sich Ihrem eigentlichen Patienten zu. Schon als er im Türrahmen stand, war Ihnen ein hautfarbener, ca. 1,5 × 2 cm großer Knoten an der linken Wange aufgefallen.

Frage 1: Welche Differentialdiagnosen ziehen Sie in Betracht?
Frage 2: Welche anamnestischen Angaben und Untersuchungen hätten Sie gern?

Antwort 1: Basaliom, aktinische Keratose, Spinaliom, Keratoakanthom, dermaler Nävus, Histiozytom, Talgdrüsenhypertrophie, nicht pigmentiertes MM, nicht pigmentierte seborrhoische Keratose.
Antwort 2: Wie lange besteht die Veränderung? Wie sah eine etwaige Primärläsion aus? Bestehen an den sonnenexponierten Stellen Lichtschäden der Haut (z. B. keratinische Keratosen, vorzeitige Hautalterung etc.), was auf einen chronischen UV-Schaden der Haut hinweisen könnte? Berufsanamnese?
Bei unklarer Klinik und zur Abklärung: PE und Histologie.

Szenario 1

Der Patient gibt an, dieses Knötchen nun schon seit ca. zwei Jahren zu haben. Zunächst habe er ein stecknadelkopfgroßes, hautfarbenes, derbes Knötchen entdeckt, das sich dann aber langsam im Verlauf der Jahre immer weiter ausbreitete (■ Abb. 1). Der Patient hat eher sonnenempfindliche Haut (Hauttyp 2 nach Fitzpatrick) und bis zu seiner Pensionierung letzten Monat 50 Jahre lang als Gärtner gearbeitet.

Frage 3: Wie sieht die weitere Diagnostik aus?
Frage 4: Welche Ergebnisse erwarten Sie in der weiteren Diagnostik?
Frage 5: Wie lautet Ihre Verdachtsdiagnose und welchen Subtyp des Tumors hat der Patient?
Frage 6: Was für eine Therapie kommt infrage?
Frage 7: Wie schätzen Sie Dignität und Prognose des Tumors ein?

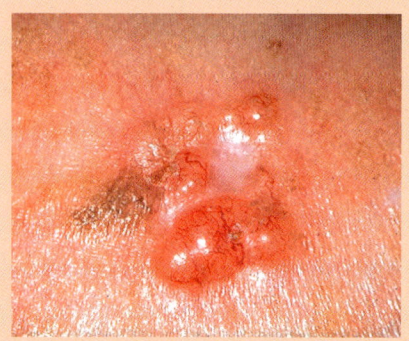

■ Abb. 1 [1]

Szenario 2

Der Patient gibt an, diese Läsion „seit Langem" zu haben. Bei der Untersuchung der Haut fallen Ihnen gleich mehrere gleichartige Läsionen auf, die der Patient selbst vorher gar nicht bemerkt hatte. Es handelt sich um trockene, raue, oval-runde Läsionen mit Hyperkeratose, die teils verrukös, teils hornartig anmuten.

Frage 9: Welche Verdachtsdiagnose haben Sie (■ Abb. 2) und welcher Entität ist diese zuzuordnen?
Frage 10: Wie erklären Sie dem Patienten den Behandlungsbedarf der Hautläsion?
Frage 11: Welche Therapiemöglichkeiten besprechen Sie mit ihm?

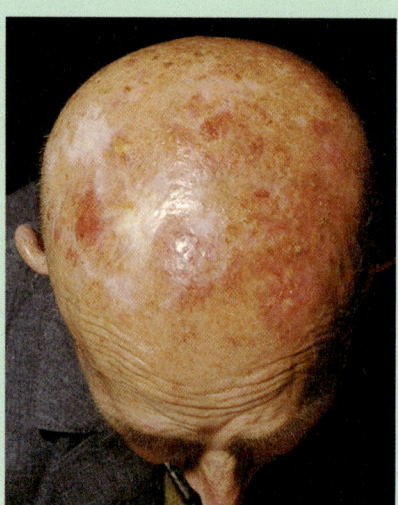

■ Abb. 2 [5]

Szenario 3

Aus den teilweise widersprüchlichen Angaben des Patienten und seiner immer wieder unterbrechenden und verbessernden Frau ergibt sich folgende Quintessenz: Der Tumor hat sich innerhalb von wenigen Wochen entwickelt, dann ca. einen Monat bestanden und bildet sich jetzt merklich zurück. Ein Trauma oder ein bestimmter Auslöser ist nicht eruierbar. Der Patient war bis zu seiner Frühpensionierung vor sieben Jahren als Sachbearbeiter bei der Stadt angestellt. Den Grund seiner Frühberentung möchte er nicht nennen: „Das geht Sie gar nichts an." Auf seine auffallende Bräune angesprochen, erzählt er stolz von seinem Solarium, dass er schon seit fast 15 Jahren zu Hause hat. So sah er trotz seiner Schreibtischarbeit immer wie gerade zurück aus dem Urlaub aus.

Frage 12: Wie lautet Ihre Verdachtsdiagnose (■ Abb. 3) und welcher Entität gehört sie an?
Frage 13: Welche diagnostischen Maßnahmen veranlassen Sie, um Ihre Verdachtsdiagnose zu sichern?
Frage 14: Welche Therapie empfehlen Sie?

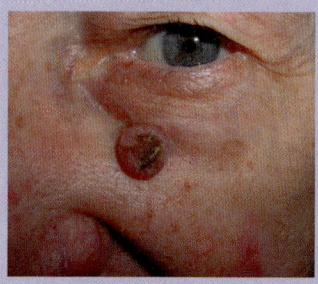

■ Abb. 3 [1]

Fall 4: Hautfarbener Herd im Gesicht

Szenario 1

Antwort 3: Klinische Untersuchung der Haut, Auflichtmikroskopie, histopathologische Sicherung.

Antwort 4:
- Auflichtmikroskopie: Teleangiektasien, perlschnurartiger Randwall, Zentrum unregelmäßig und atrophisch, aus aggregierten Einzelknötchen zusammengesetzt, Oberfläche glatt, gespannt, matt glänzend, derb, perlmuttfarben-durchscheinend
- Histologie: atrophische Epidermis, Nester basaler neoplastischer Keratinozyten, hyperchromatische Zellkerne, charakteristische palisadenartige Zellverbände

Antwort 5: Abb. 1 zeigt einen derben, aus einzelnen, perlartig glänzenden Knötchen bestehenden Tumor, der von Teleangiektasien überzogen ist. Zentral besteht neben der Schuppung eine beginnende Ulzeration. Es ergibt sich aufgrund der Klinik der Verdacht auf ein solides, knotiges Basalzellkarzinom.

Antwort 6: Die Therapie ist die chirurgische Exzision im Gesunden mit histologischer Schnittrandkontrolle. Vor allem im Gesicht können gewebesparende Chirurgietechniken (sog. mikrografische Verfahren) angewandt werden. In nicht operablen Fällen kommt eine Strahlentherapie zum Einsatz. Bei superfiziellen Basaliomen z. B. Kryotherapie und Kürettage, Imiquimod (Heilungsrate > 80 %), topisches 5-Fluorouracil. Prävention: Sonnenschutz.

Antwort 7: Das Basalzellkarzinom wächst lokal destruierend, metastasiert jedoch fast nie und wird deshalb als semimaligner Tumor bezeichnet. Die Prognose ist insgesamt gut, aber abhängig von der Lokalisation (z. B. Tumor im Augeninnenwinkel). Die Heilungsrate ist auch abhängig von der Behandlungsmodalität.

Szenario 2

Antwort 9: Man erkennt multiple, raue Papeln mit anhaftender Schuppung, die an multiple aktinische Keratosen denken lassen. Eine aktinische Keratose ist ein Carcinoma in situ.

Antwort 10: Aktinische Keratosen können sich zwar zurückbilden, bleiben aber meistens jahrelang bestehen. Man nimmt an, dass eine von zehn aktinischen Keratosen ohne Therapie in ein Plattenepithelkarzinom übergeht. Deshalb ist eine Behandlung indiziert.

Antwort 11:
- Vereisung mit flüssigem Stickstoff (Kryotherapie)
- Lokale Anwendung von 5-Fluorouracil (bei ausgedehntem Befall)
- Lokale Anwendung von Imiquimod
- Lokale Anwendung von Diclofenac 3 % in Hyaluronsäure
- Entfernung mittels Kürettage
- Fotodynamische Therapie

Szenario 3

Antwort 12: Es handelt sich um einen knotigen Tumor mit zentralem keratotischem Hornpfropf. Die Verdachtsdiagnose lautet Keratoakanthom. Keratoakanthome sind hochdifferenzierte Plattenepithelkarzinome, die sich gelegentlich zurückbilden können.

Antwort 13: Exzisionsbiopsie, die einen vollständigen histologischen Querschnitt erlaubt. Die Histologie entspricht einem hochdifferenzierten Plattenepithelkarzinom. Die Epithelproliferationen mit exophytischem zentralem Hornpfropf enthalten atypische Zellen, Hornperlen und multiple Dyskeratosen.

Antwort 14: Therapie mittels Exzision mit ausreichendem (3–5 mm) Sicherheitsabstand in Lokalanästhesie. Konservative Therapien kommen nur in Ausnahmefällen zum Einsatz, z. B. bei multiplen Läsionen mit ausgedehntem Hautbefall oder Inoperabilität (z. B. mit systemischen Retinoiden oder intraläsionalen Zytostatika wie Methotrexat, 5-FU, Bleomycin).

Fall 5: Dunkel pigmentierte Läsion

Eine 42-jährige Frau kommt in die Poliklinik der dermatologischen Klinik. Sie ist beunruhigt durch eine dunkel pigmentierte Hautveränderung zwischen den Schulterblättern. Wie lange diese schon existiert, kann sie nicht sagen. Sie ist das erste Mal vor ein paar Wochen von ihrem Lebensgefährten darauf hingewiesen worden und hat sie seitdem regelmäßig im Spiegel betrachtet. Die Läsion hat in den letzten Wochen zwar langsam, aber doch stetig an Größe zugenommen.

Frage 1: Welche Differentialdiagnosen müssen Sie bei makulösen und nodulären dunklen Hautveränderungen bedenken?

Antwort 1: Seborrhoische Keratosen, BCC (pigmentiert), Histiozytom (pigmentiert), thrombosiertes Hämangiom, Angiokeratom, NZN, Naevus bleu und malignes Melanom müssen u. a. als Differentialdiagnosen bedacht werden.

Szenario 1

Bei der Inspektion finden Sie eine dunkel pigmentierte, scharf begrenzte Makula mit speckiger, papillomatöser, von Kratern durchsetzter Oberfläche (Abb. 1). Auf Nachfragen gibt die Patientin an, sie habe letzte Woche daran gekratzt, wobei sich ein Teil der Oberfläche gelöst habe.

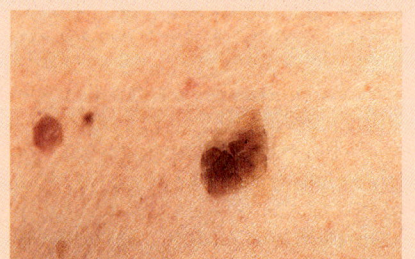

Abb. 1 [16]

Frage 2: Wie lautet Ihre Verdachtsdiagnose?
Frage 3: Was können Sie Ihrer Patientin über Ursache, Verlauf und bevorzugte Lokalisationen des Tumors sagen?

Szenario 2

Bei der Inspektion findet sich ein ca. 1,5 × 2 cm großer dunkel pigmentierter Fleck mit uneinheitlicher Pigmentation und irregulären Rändern (Abb. 2).

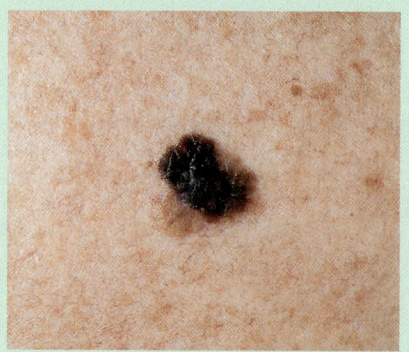

Abb. 2 [9]

Frage 4: Wie gehen Sie weiter vor?
Frage 5: Wie deuten Sie das Ergebnis der Untersuchungen?
Frage 6: Wie ist die Prognose?

Szenario 3

Die Inspektion erbringt folgenden Befund: dunkelbraunschwarzer Knoten, der etwa einen Durchmesser von 1,5 cm hat (Abb. 3).

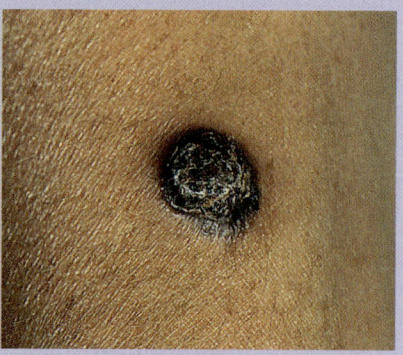

Abb. 3 [4]

Frage 7: Wie gehen Sie weiter vor?
Frage 8: Welche Diagnose stellen Sie mit den Ergebnissen? Welcher weitere therapeutische Schritt steht nun an? Welche Untersuchung können Sie damit koppeln und wie funktioniert diese Untersuchung?
Frage 9: Wie verfahren Sie weiter?
Frage 10: Welche weiteren Therapiemöglichkeiten schlagen Sie Ihrer Patientin vor?
Frage 11: Wie sieht die Prognose für Ihre Patientin aus?

Fall 5: Dunkel pigmentierte Läsion

Szenario 1

Antwort 2: Seborrhoische Keratose
Antwort 3: Seborrhoische Keratosen sind benigne epidermale Tumoren, denen eine lokalisierte Verhornungsstörung zugrunde liegt. Sie entwickeln sich in der zweiten Lebenshälfte und treten oft multipel auf. Sie können jucken und spontan abbröckeln. Seborrhoische Keratosen können am gesamten Integument auftreten, besonders an Rumpf und Gesicht. An der Leisten- und Schleimhaut treten sie nicht auf.

Szenario 2

Antwort 4: Auflichtmikroskopie mit Anwendung der ABCD-Regel: A (Asymmetrie): ungeordnet, chaotische Struktur; B (Begrenzung): Begrenzung ist unregelmäßig, scharf und unscharf; C (Colorit): Farbänderung, Farbmischung; D (Durchmesser): > 5 mm.
Exzision mit Histopathologie, Ergebnis: intraepidermale melanozytäre Hyperplasie, Zellatypien (Variationen der Zellgröße, hyperchromatische Kerne, deutliche Nukleoli, Zunahme des Kern-Zytoplasma-Verhältnisses, Vermehrung atypischer Mitosen), kein Überschreiten der atypischen Zellen über die Basalmembran.
Antwort 5: Melanoma in situ eines superfiziell spreitenden malignen Melanoms (SSM).
Antwort 6: Die adäquate chirurgische Therapie mit histopathologisch tumorfreien Exzisionsrändern ist beim Melanoma in situ kurativ. Sicherheitsabstand beim Melanoma in situ: 0,5 cm.

Szenario 3

Antwort 7: Auflichtmikroskopie (s. Szenario 2, Anwenden der ABCD-Regel), dann Exzision.
Ergebnis der Histologie: In der Dermis bilden atypische Melanozyten einen Knoten, der die Epidermis nach oben verdrängt. In der Epidermis finden sich wenige der atypischen Melanozyten. Tumordicke: 2,2 mm.
Antwort 8: Noduläres malignes Melanom (NMM). Weiteres Vorgehen: Der Sicherheitsabstand wird vergrößert. Der einzuhaltende Sicherheitsabstand ist abhängig von der Tumordicke, in diesem Fall wären das 2 cm. In der gleichen Operation sollte überprüft werden, ob die dem Tumorgebiet nächstgelegene Lymphknotenstation (Sentinel-[= Wächter-] Lymphknoten) befallen ist. Diese Sentinel-Lymphknoten-Biopsie funktioniert wie folgt: In unmittelbarer Nähe zum Gebiet des Primärtumors wird eine markierte Lösung unter die Haut gespritzt. Diese wird nun über die Haut abtransportiert – genau wie etwaige Metastasen – und sammelt sich in der ersten Lymphknotenstation an. Der markierte Sentinel-Lymphknoten wird entfernt und histologisch untersucht. Ergebnis der Lymphknotenbiopsie: Nachweis von Tumorzellen.
Antwort 9: Um das Stadium des Tumors zu bestimmen, werden weitere Staging-Untersuchungen durchgeführt:

▶ Zur Entdeckung von Fernmetastasen: Ergebnisse aus körperlicher Untersuchung und bildgebenden Verfahren, Ultraschall, Röntgen, Sono, CT, MRI, PET
▶ Marker im Serum: S-100 (v. a. bei Fernmetastasierung), MIA-Protein, bei TU-Progression oft LDH (unspezifischer Metastasenmarker)

Ergebnisse: alles unauffällig.
Antwort 10: Lymphadenektomie der betroffenen LK-Station, adjuvante Immuntherapie (Interferon-α).
Antwort 11: Die Prognose hängt vom Stadium ab, der Patient befindet sich mit Lymphknotenbefall aber fehlender Fernmetastasierung in Stadium 3. Für Stadium 3 liegt die 5-JÜR bei > 19 % (siehe ■ Tab. 2, S. 99).

D Anhang

Anhang

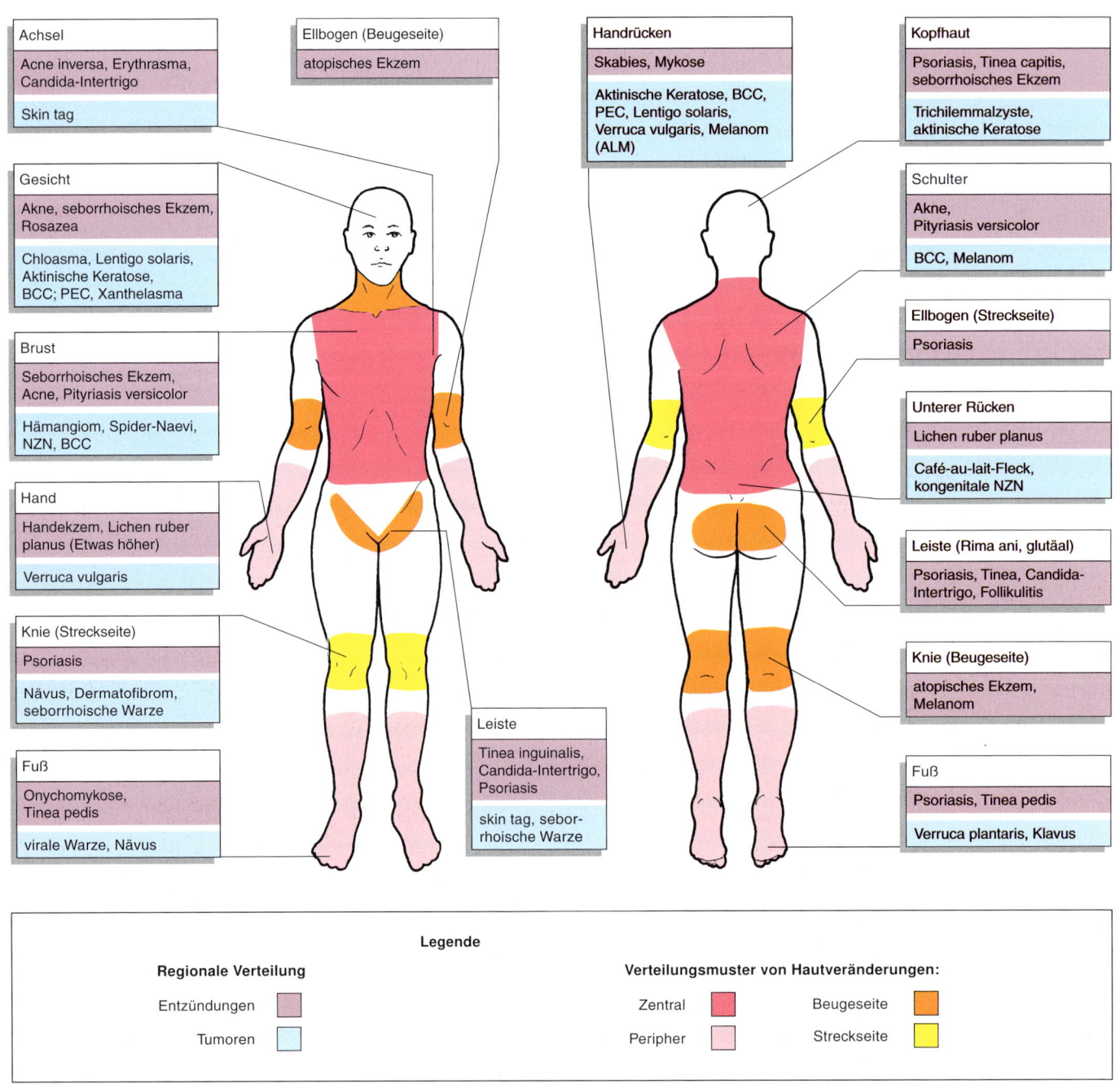

Abb. 1: Topografische Verteilung der Dermatosen.

Allergie	Spezifische Änderung der Immunitätslage im Sinne einer krank machenden Überempfindlichkeit, meist gegen exogene, unschädliche Stoffe (Allergene). Man unterscheidet nach Coombs und Gell vier Allergietypen, die sich in den verschiedensten Formen in nahezu allen Organen manifestieren können, am häufigsten betroffen sind Haut und Schleimhäute.
Akanthose	Verdickung der Epidermis durch Hyperplasie und Hypertrophie des Stratum spinosum (z. B. bei Psoriasis)
Akantholyse	Auflösung der Verbindung der Epithelzellen untereinander mit intraepithelialer Spaltbildung (z. B. bei Pemphigus, Herpesinfektion)
Atopie	Vererbbare Neigung zur Vermittlung von Allergien, assoziiert mit erhöhter IgE-Bildung. Zum atopischen Formenkreis gehören das atopische Ekzem, das allergische Asthma bronchiale und die allergische Rhinokonjunktivitis
Dermografismus	Lokale Gefäßreaktion auf eine unbestimmte mechanische Reizung der Haut, normale Reaktion: Rötung durch Vasodilatation; beim atopischen Ekzem weißer Dermografismus durch Vasokonstriktion; bei der Urticaria factitia urtikarieller Dermografismus.
Ekzem	Nicht infektiöse, entzündliche Epidermodermitis mit Juckreiz; Einteilung nach dem Verlauf: akutes Ekzem (Erythem, Ödem, Bläschen, Erosionen und Krusten), chronisches Ekzem (Schuppung, Lichenifikation, Hyperkeratosen, Rhagaden); typisches dermatohistologisches Erscheinungsbild: Spongiose, Akanthose, Parakeratose, lymphozytäre Infiltration
Enanthem	Schleimhautausschlag als flächenhafte oder fleckige Effloreszenz
Epikutantest	Hauttestung zum Nachweis einer allergischen Kontaktsensibilisierung
Erythem	Flächenhafte Rötung der Haut
Erythrodermie	Rötung der gesamten Hautoberfläche
Epidermolyse	Spalt- und Blasenbildung im Bereich der dermoepidermalen Grenzzone
Exanthem	Schubweises Auftreten gleichartiger entzündlicher Effloreszenzen auf großen Hautbereichen, Erscheinungen müssen einen zeitlichen Ablauf mit Anfang, Höhepunkt und Ende zeigen (z. B. bei Arzneimittelunverträglichkeit, Syphilis, Scharlach).
Impetiginisation	Impetigoähnliche, honiggelbe Krustenbildung, die durch sekundäre, bakterielle Infektion einer Dermatose entsteht
Integument	Decke, Hülle, äußere Haut
Intrakutantest	Hauttestung durch intrakutane Applikation von Antigenen zum Nachweis einer Soforttypallergie
Köbner-Phänomen	Syn. isomorpher Reizeffekt, durch mechanische Hautreizung werden neue Krankheitsherde einer vorbestehenden Dermatose ausgelöst
Lichenifikation	(„Flechtenbildung"), Verdickung der Haut mit überdeutlicher und vergröberter Felderzeichnung. Starker Juckreiz, der zu vielfältigen Kratzeffekten führt (z. B. beim atopischen Ekzem)
Mazeration	Auf- bzw. Erweichen der Haut durch längeren Kontakt mit Flüssigkeit, z. B. bei starker Schweißbildung
Milien	Stecknadelkopfgroße, weißliche, oberflächliche, halbkugelige Zysten, vor allem im Gesicht
Mutilationen	Verstümmelungen an den Akren
Nikolski-Phänomene	Nikolski-Phänomen 1: Blasenbildung durch seitlichen Druck auf unverändert erscheinende Haut; Nikolski-Phänomen 2: Verschieblichkeit der Blasen innerhalb der Epidermis
Pannikulitis	Entzündung des Unterhautfettgewebes
Phakomatose	Oberbegriff für neurokutane Syndrome mit ektodermalen und/oder mesenchymalen Tumoren sowie kongenitalen Gefäßveränderungen an Haut, Augen, ZNS (Angiophakomatosen)
Petechien	Stecknadelkopfgroße Einblutungen
Plaque	Flächige oder flach erhabene, plattenartige Hautveränderung
Poikilodermie	Buntscheckige Hautveränderungen mit diffuser Atrophie, De- und Hyperpigmentierungen, disseminierten Teleangiektasien, Erythemen und Schuppung
Prick-Test	Hauttestung durch Auftragen einer Allergenlösung und anschließendes Einbringen in die Epidermis mit einer Prick-Testnadel zum Nachweis von Soforttypallergien
Pseudoallergie	Unverträglichkeitsreaktionen, die in ihrer klinischen Ausprägungen den klassischen Allergien sehr ähneln. Es können aber keine immunologischen Veränderungen nachgewiesen werden
Purpura	Kleinfleckige Einblutungen
PUVA-Behandlung	Fotochemotherapie, UVA-Belichtung ca. 2 h nach örtlicher oder systemischer Applikation eines Fotosensibilisators (z. B. Psoralen)
Pyodermie	Infektion der oberflächlichen oder tiefen Hautschichten und der Hautanhangsgebilde, verursacht meist durch Staphylo- oder Streptokokken
Spongiose	Interzelluläres Ödem, das die Zellen auseinander drängt (z. B. in der Epidermis beim Ekzem)
Synechien	Verwachsung
Teleangiektasien	Bleibende Erweiterung kleiner oberflächlicher Hautgefäße
Tzanck-Test	Schnelltest in der Diagnostik bullöser Dermatosen. Vom Blasengrund wird nach vorsichtigem Eröffnen einer frischen Blase Gewebsmaterial entnommen. Pemphigus vulgaris: akantholytische Epidermiszellen („Tzanck-Zellen"), Virusgenese: ballonierend degenerierende Zellen
Vaskulitis	Syn. Angiitis; entzündliche Reaktion, die von der Blutgefäßwand ausgeht und hauptsächlich diese betrifft. Häufigste Form: Vasculitis allergica
Zyste	Ein- oder mehrkammeriger, durch eine Gewebskapsel abgeschlossener Hohlraum mit dünn- oder dickflüssigem Inhalt

Tab. 1: Wichtige dermatologische Begriffe und ihre Bedeutungen.

Anhang

TEN, SJS	Großflächige, schmerzhafte Desquamationen
Pemphigus vulgaris	Unregelmäßig geformte, oberflächliche Erosionen
Vernarbendes Schleimhautpemphigoid	Tiefe Schleimhautdefekte mit narbiger und z. T. synechialer Abheilung
SLE	Akut auftretende flache Ulzera
Lichen ruber mucosae	Netzartige, weißliche Zeichnung der Wangenschleimhaut, teils erosiv, hochentzündliche Areale
PSS	Verkürztes, sklerosiertes Zungenbändchen
Lues I	Primäraffekt, Ulcus durum
Lues II	Plaques muqueuses (weißliche Beläge)
Lues III	Gummen (knotiges Infiltrat, das ulzeriert und ein zähes Sekret abgibt)

▌ Tab. 2: Mundschleimhautveränderungen bei Hautkrankheiten.

Psoriasis	Tüpfelnägel, Ölflecke, subunguale Hyperkeratosen, Onycholysen, Krümelnagel, fehlende Kutikula
Lichen ruber	Längsriefelung, Aufsplitterungen der Nagelplatte, Vernarbungen des Nagelbetts
Epidermolysis bullosa congenita	Onychodystrophie, Anonychie
M. Darier	Leukonychia longitudinalis striata (längs verlaufende weißliche Streifen)
Alopecia areata	Tüpfelnägel, Atrophie
Sézary-Syndrom	Onychodystrophie

▌ Tab. 3: Dermatosen mit charakteristischen Nagelveränderungen.

Quellenverzeichnis

[1] Altmeyer, P./Dirschka, T./Hartwig, R.: Klinikleitfaden Dermatologie. Urban & Fischer, 2. Auflage 2002.
[2] Jung, E.G./Moll, I.: Duale Reihe Dermatologie. Thieme, 5. Auflage 2003.
[3] Lippert, H.: Lehrbuch Anatomie. Urban & Fischer, 6. Auflage 2002.
[4] Gawkrodger, D.J.: ICT Dermatology. Churchill Livingstone, 3. Auflage 2002.
[5] Rassner, G.: Dermatologie. Urban & Fischer, 7. Auflage 2002.
[6] Peus, D./Meves, A.: Dermatologie in Frage und Antwort. Urban & Fischer, 2. Auflage 2004.
[7] Renz-Polster, H./Krautzig, S./Braun, J.: Basislehrbuch Innere Medizin. Urban & Fischer, 3. Auflage 2004.
[8] Fritsch, P.: Dermatologie Venerologie. Springer, 2. Auflage 2004.
[9] White, G./Cox, N.: Diseases of the skin. Mosby, 1. Auflage 2000.
[10] Böcker, W./Denk, H./Heitz, P.U.: Pathologie. Urban & Fischer, 3. Auflage 2004.
[11] Gawkrodger, D.: Dermatologie. Ein Kurzlehrbuch in Farbe. Gustav Fischer Verlag, 1. Auflage 1995.
[12] Classen, M./Diehl, V./Kochsiek, K.: Innere Medizin. Urban & Fischer, 5. Auflage 2003.
[13] Meves, A.: Intensivkurs Dermatologie. Urban & Fischer, 1. Auflage 2006.
[14] Wilkinson, J./Shaw, S.: Dermatologie IN FOCUS. Urban & Fischer, 1. Auflage 2006.
[15] Cohen, B. A. (Hrsg.): Pädiatrische Dermatologie. Urban & Fischer, 2. Auflage 2007.
[16] Elewski, B. E./Hughey, L. C./Parsons, M. E.: Dermatologische Differentialdiagnose. Urban & Fischer, 1. Auflage 2007.
[17] Furter, S./Jasch, K.: Crashkurs Dermatologie. Urban & Fischer, 1. Auflage 2007.
[18] [13] Meves, A./Borgo, S./Vavricka, M.: 80 Fälle Dermatologie. Urban & Fischer, 1. Auflage 2007.

E Register

Register

A

Ablagerungskrankheiten 130
Abschürfung *siehe* Erosion 11
Abt-Letterer-Siwe-Erkrankung 110
Acanthosis nigricans benigna 128
Acanthosis nigricans maligna 128
Acne aestivalis 79
Acrodermatitis chronica atrophicans Herxheimer 28
Acrokeratosis Bazex 128
Addison-Krankheit 126
AIDS 36
AIDS-assoziiertes Kaposi-Sarkom 107
Akantholyse 3
Akanthose 3
Akne 112
– Therapie 19
Akrogerie (Gottron) 87
Akrolentiginöses malignes Melanom (ALM) 101
Akrozyanose 81
Aktinische Keratose 96
Aktinisches Retikuloid 78
Akutes toxisches Kontaktekzem 81
Albinismus 118
Alibert-Bazin 108
Alkaliresistenztest 12
Allergen 8
Allergie 8, 62
Allergologisch-immunologische Diagnostik 12
Allgemeinuntersuchung 12
Alopezie 114
Aminosäurestoffwechsel
– Störungen 130
Ampicillin-Exanthem 66
Amyloidose 130
Anagenphase (Haar) 6
Analekzem 121
Analfissur 121
Anamnese 12
Anaphylaktoide Reaktion 62
Anaphylaxie 62
Andrologie 136
Andrologische Diagnostik 136
Angiokeratom 91
Angiologische Diagnostik 134
Angiom, seniles 90
Angiomatosen, neurokutane 86
Angioödem 62
Angiosarkom
– idiopathisches 106
– lymphödemassoziiertes 106
Anthrax 29
Antibiotika 18, 20
Antigen 8
Antihistaminika 20
Antimikrobielle Substanzen 18
Antimykotika 18, 21
Antiphospholipid-Syndrom 73
Antipsoriatika 19
Aphthen 120
Apokrine Drüsen 7
Arsenkeratose 96
Arterielle Verschlusskrankheit (AVK) 132
Arzneimittelexanthem, fixes 66
Arzneimittelinduzierter systemischer Lupus erythematodes 73
Arzneimittelreaktionen 64
– Muster 67
Atherom 88
Atopische Dermatitis 58
Atopisches Ekzem 58
Atrophie 3, 11
Atrophie blanche 135
Ausschleichen 17
Ausspitzphänomen 46
Autoimmunerkrankungen, blasenbildende 68
Autoimmunität 8
Azathioprin 20

B

B-Zell-Lymphome 109
Ballonierende Degeneration 3
Balneotherapie 19
Basalzelle 3
Basalzellkarzinom 102
Beau-Linien 116
Becker-Nävus 92
Behçet-Erkrankung 120
Berloque-Dermatitis 78
Besenreiser 134
Bilharziose 45
Biologicals 20
Biopsie 12
Blaschko-Linien 2
Blase *siehe* Bulla 10
Blasenbildende Autoimmunerkrankungen
– Differentialdiagnose 71
Blauer Nävus 93
Blutgefäßproliferationen 90
Boeck-Krankheit 129
Booster-Effekt 8
Borrelien 43
Bowen-Krankheit 96, 116
Brocq-Kürette 12
Bulla 10
Bullöses Pemphigoid 69, 128
Buruli-Ulkus 31
Buschke-Fischer 84

C

C1-Inhibitor-Mangel 62
Café-au-Lait-Fleck 92
Calcineurin-Inhibitoren 18
Calcinosis cutis 74, 126
Candida-Paronychie 38
Candidose 38
Chancroid 122
Cheilitis 120
Chicken pox 35
Chloasma uterinum 118
Chloroquin 20
Chronisch-mukokutane Candidose 38
Chronisch-venöse Insuffizienz 135
Chronische aktinische Dermatitis 78
Chronischer familiärer benigner Pemphigus 83
Chronisch kutaner Lupus erythematodes (CDLE) 72
Cicatrix 11
Ciclosporin 20
Cimicosis 42
Combustio 80
Compound-Nävus 94
Condylomata acuminata 33
Condylomata plana 33
Congelatio 80
Corium 4
Cornu cutaneum 96
Corona phlebectatica 135
Creme 16
Cronisch-venöse Insuffizienz 132
Crusta 11
Cushing-Syndrom 126
Cutis marmorata 81
Cyclophosphamid 20

D

Darier-Krankheit 83
Darmabrasion 21
Darmerkrankungen 127
Dellwarzen 32
Demodex folliculorum 43
Dermale Fasern 4
Dermale Matrix 4
Dermaler Nävus 94
Dermatitis, periorale 113
Dermatitis herpetiformis Duhring 70
Dermatofibrosarcoma protuberans (DFSP) 106
Dermatom 2
Dermatomyositis 75, 128
Dermatophyteninfektionen 40
Dermatosen, papulöse lichenoide 52
Dermatosklerose 135
Dermis 4
Dermoepidermale Junktionszone 4
Dermografismus 12
Diabetes mellitus 126
Diffuses Myxödem 130
Direkte Immunfluoreszenz (DIF) 14
Diskoider Lupus erythematodes 72
distale Arthritis 49
Dorsalzyste, mukoide 116
Dyshidrotisches Ekzem 55
Dyskeratose 3
Dyskeratosis follicularis 83

E

Ecthyma 26
Eczema herpeticatum 34
Effloreszenz 10
Effluvium 114
Ehlers-Danlos-Syndrom 87
Eisenmangel 126
Ekkrine Schweißdrüsen 7
Ektoparasitizide 19
Ektothrixinfektion 40
Ekzem 54
– atopisches 58
– dyshidrotisches 55
– nummuläres 54
– seborrhoisches 54
Endothrixinfektion 40
Enzephalomyelitis, progressive 29
Eosinophile Fasziitis 75
Eosinophiles Granulom 110
Epheliden 92
Epidermaler Nävus 92
Epidermis 2, 4
Epidermodysplasia verruciformis 33
Epidermolysen, hereditäre 84
Epidermolysis
– acuta toxica 64
– bullosa acquisita 71
– – hereditaria dystrophica 85
– – junctionalis (EBJ) 85
– – simplex (EBS) 85
– – – generalisata (Typ Köbner) 85
– – – localisata (Typ Weber-Cockayne) 85
Epidermotropismus 3
Epikutantest 14
Erbgrind 41
Erfrierung 80
Erntekrätze 43
Erosion 11
Erregernachweis 12
Erysipel 25
Erysipelas carcinomatosum 128
Erysipeloid 29
Erythema
– ab igne 80
– e calore 80
– exsudativum multiforme (EEM) 64

Register

– induratum 31
– necroticans migrans 128
– nodosum 66
Erythematosquamöse Hauterkrankungen 50
Erythematosquamöses Exanthem 144, 145
Erythrasma 24
Erythrodermie 51, 140
Erythrokeratodermie 84
Erythroplasie Queyrat 96
Erythropoetische Protoporphyrie 79
Exantheme, polymorphe 66
Excoriatio 11
Exkochleation 21
Exostose 116
Exsikkationsekzem 57
Extrakorporale Fotopherese 77
Extratestikuläre Störungen 136
Exzision 21
Eythema gyratum repens 128

F

Faltenzunge 120
FAMMM-Syndrom 98
Fasziitis, nekrotisierende 25
Favus 41
Feigwarzen 33
Felderhaut 2
Fertilitätsstörungen, männliche 136
Feuchtwarzen 33
Feuermal 90
Fibroblasten 4
Fibrom, weiches 89
Filzläuse 42
Flachwarzen 32
Flöhe 42
Follikuläre Pyodermien 27
Follikularkeratosen 82
Follikulitis 27
Fotoallergische Reaktionen 78
Fotochemotherapie mit Psoralen (PUVA) 77
Fotodermatosen 78
Fotodynamische Diagnostik und Therapie 77
Fotopatchtest 77
Fotopherese, extrakorporale 77
Fotoprovokation 77
Fototoxische Reaktionen 78
Frühsommermeningoenzephalitis (FSME) 43
Funktionelle Gefäßkrankheiten 81
Furunkel 27
Fußsohlenwarzen 32

G

Gefäßerkrankungen 132, 134
Gefäßkrankheiten, funktionelle 81
Genitale Candidose 38
Geschwulst *siehe* Ulkus 11
Gesichtsrötung 142
Gicht 130
Glasspateldruck 12
Glomustumoren 90
Glukagonom-Syndrom 128
Glukokortikoide 17, 20
Gonorrhö 123
Gorlin-Goltz-Syndrom 102
Graft versus Host Disease (GvHD) 127
Granuloma
– inguinale 122
– pyogenicum 90
Gräserdermatitis 78
Grübchennägel 48
Grützbeutel 88
Gürtelrose 35

H

Haar 6
Haarbalgmilbe 43
Haarbulbus 6
Haarfollikel 6
Haarschaft 6
– Veränderungen 115
Haarwurzel 6
Haarzunge, schwarze 120
Haarzyklus 6
Hailey-Hailey-Krankheit 83
Half-and-half nails 116, 128
Hallopeau-Siemens 85
Halonävus 95
Hämangiom, infantiles 90
Hämorrhoiden 121
Hand-Schüller-Christian-Erkrankung 110
Harnstoff 19
Hautbefund 12
Hautbiopsie 12
Hautdrüsen 7
Hautflora 24
Hautfunktionstest 12
Hautschäden
– chemische 81
– thermische 80
Hauttuberkulose 30
Hauttypen 76
Hefeinfektionen 38
Herpes-simplex-Virus 34
Herpesviren (HSV) 34
Herpes zoster 35
– generalisatus 128
Herpetische Gingivostomatitis 34
Herpetische Vulvovaginitis 34
Hippel-Lindau-Syndrom 86
Hirnsklerose, tuberöse 86
Hirsutismus 115
Histiocytosis X 110
Histiozyten 4
Histiozytom 89
Histiozytose 110
HIV-Infektion 36
Hodenbiopsie 136
Hodenschaden 136
Hodgkin-Krankheit 110
Hormonstörungen 126
Hornschuppen 3
Hornzelle 3
Humane Papilloma-Viren (HPV) 32
Hypergranulose 3
Hyperkeratose 3
Hyperkortisolismus 126
Hypermelanose 118
Hyperparathyreoidismus 126
Hyperpigmentierung 118
Hyperplasie, pseudo-epitheliomatöse 105
Hypersensitivitätsreaktion 8
Hyperthyreose 126
Hypertrichose 115
Hypertrichosis lanuginosa acquisita 128
Hypertrophe Narben 89
Hypodermitis 135
Hypogonadismus 136
Hypomelanose 118
Hypopigmentierung 118
Hypothyreose 126

I

Ichthyose 128
Ichthyosen 82
Idiopathische Lichtdermatosen 79
Idiopathisches Angiosarkom 106
Imiquimod 19
Immunantwort 8
Immunfluoreszenz 14
Immunmodulatoren 20
Immunologie 8
Immunologische Tests 14
Immunreaktion
– pathogene 9
– Typen 9
Immunsuppressiva 20
Impetigo contagiosa 24
Impftuberkulose 31
In-situ-Karzinom 96
In-vitro-Fertilisierung 137
Indirekte Immunfluoreszenz (IIF) 15
Insektengiftallergie 62
Insemination 137
Intertriginöse Candidose 38
Intervalltherapie 17
Intoleranzreaktionen 64

Intrakutantest 14
Intrazytoplasmatische Spermatozoeninjektion (ICSI) 137
Ionisierende Strahlen 81

J

Juckreiz *siehe* Pruritus 128
Junktionsnävus 94

K

Kala-Azar 44
Kälteschaden, chronischer 80
Kalzinose 130
Kaposi-Sarkom 106
Karbunkel 27
Kardiovaskuläre Erkrankungen 127
Katagenphase (Haar) 6
Kauterisation 81
Keimzentrumslymphom 109
Keloide 89
Keratinisierungsstörungen 82, 84
Keratinozyten 3
Keratoakanthom 105
Keratodermie 84
Keratolysis sulcata plantaris 24
Keratose, aktinische 96
Keratosis
– follicularis 53
– palmoplantaris diffusa circumscripta 84
– – papulosa (maculosa) 84
– – transgrediens 84
– pilaris 53, 83
Kerion Celsi 40
Kerzentropfphänomen 46
Kleiderläuse 42
Klippel-Trenaunay-Syndrom 87
Knopfsonde 12
Knoten *siehe* Nodus 10
Koenen-Tumoren 116
Koilonychie 116
Koilozyten 3
Kollagenosen 72, 74
Kompressionsverband 17
Kongenitale erythropoetische Porphyrie 79
Kongenitaler Nävuszellnävus 94
Kontaktekzem 56
– toxisches 56
Kopfläuse 42
Körnerzelle 3
Krallenhand 74
Krampfadern 134
Krätze 42
Kratzen (Untersuchung) 12
Krümelnagel 48
Kruste *siehe* Crusta 11
Kryotherapie 21
Kürettage 21

Kutane Leishmaniose der Alten Welt 44
Kutane paraneoplastische Syndrome (KPS) 128
Kutane Schistosomiasis 45
Kutis 2

L

Landkartenzunge 120
Langer-Spaltlinien 2
Langerhans-Zell-Histiozytose 110
Langerhans-Zellen 3, 8
Lanugohaare 6
Larva currens 45
Larva migrans 45
Laser 21
Laugenverätzung 81
Lausbefall 42
Lebererkrankungen 128
Lederhaut 4
Leiomyosarkom 106
Leishmaniose 44
Leistenhaut 2
Lentigines 92
Lentigo-maligna-Melanom (LMM) 100
Lepra 31, 44
Lepromin-(Mitsuda-)Reaktion 44
Leukoplakie 97
Lichen myxoedematosus 131
Lichen nitidus 53
Lichen pilaris 53
Lichen ruber planus 52
Lichen sclerosus et atrophicus (LSA) 52
Lichen scrofulosorum 31
Lichen simplex chronicus 53
Lichen Vidal 53
Lichtdermatosen, idiopathische 79
Lichtdiagnostik 12, 77
Lichtschutzmittel 77
Lichttherapie 77
Lichttreppe 77
Light-Hardening 77, 79
Lineare IgA-Dermatose 71
Lingua geographica 120
Lingua nigra 120
Lingua plicata 120
Lipidspeicherkrankheiten 131
Lipidstoffwechselstörungen 131
Listeria monocytogenes 43
Listeriose 43
Livedo racemosa 133
Livedo reticularis 81
Lokaltherapie 16
Lösung 16
Lotio 16
Lues 124
Lukozytoklastische Vaskulitis 132
Lupenuntersuchung 12

Lupus erythematodes (LE) 72
Lyell-Syndrom, medikamentöses 65
Lyme-Arthritis 29
Lyme-Borreliose 28, 43
Lymphadenosis cutis benigna 28
Lymphödemassoziiertes Angiosarkom 106
Lymphogranuloma venereum 122
Lymphom 108, 110
Lymphomatoide Papulose 109

M

M. Bowen 116
M. Hailey-Hailey 83
M. Osler 91
Makula 10
Mal de Meleda 84
Malignes Melanom 98, 100
Mallorca-Akne 79
Malum perforans 132
Mangelerscheinungen 126
Marginalzonenlymphom 109
Marisken 121
Mastozytose 110
Matrixstörungen 116
Meißner-Tastkörperchen 5
Melanodermitis toxica 118
Melanom,
– malignes 98, 100
– subunguales 116
Melanozyten 3, 4
Melasma 118
Melkersson-Rosenthal-Syndrom 120
Mendes da Costa 84
Meningopolyneuritis Garin-Bujadoux-Bannwarth 28
Merkel-Zellen 4, 5
Merkel-Zellkarzinom 97
Mesenchymale maligne Tumoren 106
Metallablagerungen 130
Methotrexat 20
Mikrografische Chirurgie 21
Mikrostomie 74
Milben 42
Miliartuberkulose, akute 31
Milien 88
Milzbrand 29
Mixed connective tissue disease (MCTD) 73
Molluscum contagiosum 32
Mongolenfleck 93
Morbus Bowen 96
Morbus Darier 83
Morbus Hodgkin 110
Morbus Paget 97
Morbus Reiter 51
Morbus Addison 126
Morbus Behçet 120

Morbus Boeck 129
Morbus Cushing 126
Mucinosis erythematosa reticularis 130
Mucinosis follicularis 130
Mukoide Dorsalzyste 116
Mukokutane Leishmaniose der Neuen Welt 44
Mundschleimhaut
– Veränderungen 120
Mundwinkelrhagade 120
Muzinose 130
Mycophenolatmofetil 20
Mycosis fungoides (MF) 108
Myiasis 45
Mykobakterielle Infektionen 30
Mykobakterien, atypische 31
Mykosen der Haut 38
Myxödem, diffuses 130
Myxoedema prätibiale 130

N

Naevus
– araneus 91
– bleu 93
– flammeus 90
– fuscocoeruleus 93
– sebaceus 92
– spilus 92
Nagel 6
– eingewachsener 117
Nagelläsionen 116
Nagelplatte
– Pigmentierungsanomalien 116
Nagelpsoriasis 48
Nagelveränderungen 116
Nahrungsmittelallergie 63
Narbe siehe Cicatrix 11
Nävus 92
– Ito 93
– Ota 93
Nävuszellnävus 94
– kongenitaler 94
Nebennierenrindeninsuffizienz 126
Nekrotisierende Fasziitis 25
Neonataler Lupus erythematodes 73
Nessel siehe Urtica 10
Nesselfieber 60
Neurodermitis 58
– circumscripta 53
Neurofibromatose 86
Neurokutane Angiomatosen 86
Nierenerkrankungen 128
Nikolski-Phänomen 12
Nitrazingelbtest 12
Nodus 10
Non-Langerhans-T-Zell-Histiozytose 110
Nummuläres Ekzem 54

O

Okklusivverband 17
Okulokutaner Albinismus (OCA) 118
Onychodystrophie 116
Onycholyse 48, 117
Onychomykose 41
Onychoschisis lamellosa 117
Operative Therapie 21
Orale Candidose 38
Orientbeule 44
Orthokeratose 3
Orthopoxviren 32
Osler-Krankheit 91
Osteochondrom, subunguales 116
Overlap-Syndrom 73

P

Paget-Krankheit 97
Palmoplantarkeratosen (PPK) 84
Palpation 12
Panaritium 26
Panarteriitis nodosa 133
Pannikulitis 72
Papille 6
Papillomatose 3
Papula 10
Papulonekrotisches Tuberkulid 31
Papulose, lymphomatoide 109
Papulöse lichenoide Dermatosen 52
Parakeratose 3, 128
Paraneoplastischer Pemphigus 128
Parapoxviren 32
Parapsoriasis en plaques 50
Parapsoriasisgruppe 50
Parasitäre Hautkrankheiten 42
Paronychie 26
PASI (Psoriasis Area and Severity Index) 46
Paste 17
Patchtest 14
Pautrier-Mikroabszess 3
Pediculosis
– capitis 42
– pubis 42
– vestimentorum 42
Pedikulose 42
Pemphigoid
– bullöses 128
– gestationis 70
Pemphigoidgruppe 69, 70
Pemphigusgruppe 68
Pemphigus vulgaris 68
Perianalvenenthrombose 121
Periorale Dermatitis 113
Periorifizielle Tbc 31
Perlèche 120

Register

Phakomatosen 86
Phänomen des blutigen Taus 46
Phänomen des letzten Häutchens 46
Phlebitis migrans saltans 134
Phlegmone 26
Piebaldismus 119
Pigmentstörungen 118
Pinkus-Haarscheiben 5
Pitted keratolysis 24
Pityriasis
– lichenoides 50
– rosea 50
– rubra pilaris 50
– versicolor 39
Plane juvenile Warzen 32
Plattenepithelkarzinom 104, 116
Pockenviren 32
Polymorphe Exantheme 66
Polymorphe Lichtdermatose 79
Porphyria cutanea tarda 79
Porphyrie 79
Post-radiationem-Angiosarkom 106
Postthrombotischer Ulkus 132
Poxvirus mollusci 32
Prick-Test 14
Primäreffloreszenz 10
Primär noduläres malignes Melanom (NMM) 100
Probeexzision (PE) 21
Progeria adultorum 87
Progeria (Hutchinson-Gilford) 87
– Syndrome 87
Progressive Enzephalomyelitis 29
Progressive systemische Sklerodermie (PSS) 74
Proktologie 120
Protoporphyrie, erythropoetische 79
Prurigo 53
Pruritus 128
Pseudoallergie 8
Pseudoepitheliomatöse Hyperplasie 105
Pseudoichthyosen 82
Pseudolymphom 110
Pseudoxanthoma elasticum 87
Psoriasis 46
– pustulosa 48
– vulgaris 48
Psoriatische Erythrodermie 49
Puder 16
Pulikose 42
Purpura jaune d'ocre 135
Purpura Schoenlein-Henoch 133
Pustula 10, 11
PUVA 77
Pyoderma gangraenosum 127
Pyodermie
– folliculäre 27
– nicht folliculäre 24

Q

Quaddel *siehe* Urtica 10, 60
Quaddelsucht 60
Queyrat 96
Quincke-Ödem *siehe* Angioödem 62

R

Radiodermatitis 81
Radiokeratose 96
RAST 12
Raynaud-Phänomen 81
Raynaud-Symptomatik 74
Rebound-Phänomen 17
Recklinghausen 86
Reiben (Untersuchung) 12
Reiter-Krankheit 51
Retinoide 20
Rhagade 11
Riesenkondylome Buschke-Löwenstein 33
Riesenpigmentnävus 94
Rosazea 113
Rückfallfieber 43

S

Salbe 16
Salicylsäure 19
Sarkoidose 129
Säureverätzung 81
Scharlach 27
Schleimhautpemphigoid 70
Schrunde *siehe* Rhagade 11
Schuppe *siehe* Squama 11
Schuppenflechte *siehe* Psoriasis 46
Schüttelmixtur 16
Schwarze Haarzunge 120
Schwarzer Tod 44
Schweinerotlauf des Menschen 29
Schweißdrüsen 7
Schwimmbadgranulom 31
Seborrhoische Keratose 88
Seborrhoisches Ekzem 54
Seitenastvarikose 134
Sekundäreffloreszenz 11
Sexually transmitted diseases (STD) 122
Sézary-Syndrom 109
Sharp-Syndrom 73
Shingles 35
Shulman-Syndrom 75
Skabies 42
Sklerodaktylie 74
Sklerodermie 74
– zirkumskripte 74
Skleromyxödem Arndt-Gottron 131
Sklerose des Zungenbändchens 74
Skrofuloderm 30
Sommersprossen 92
Sonnenallergie 79
Spermakonservierung 137
Spermiogramm 136
Spezifische Immuntherapie (SIT) 63
Spider-Nävus 91
Spindelzellnävus 95
Spongiose 3
Squama 11
Stachelzelle 3
Stammvarikose 134
Staphylococcal scaled skin syndrome (SSSS) 26
Staphylokokkentoxin 26
Stauungsekzem 55, 135
Stauungspigment 135
Stevens-Johnson-Syndrom (SJS) 64
Stewart-Treves-Syndrom 106
Stratum
– basale 2
– corneum 2
– granulosum 2
– lucidum 2
– papillare 4
– reticulare 4
– spinosum 2
Streptokokkengangrän 25
Streptokokkentoxin 26
Stufentherapie 17
Sturge-Weber-Syndrom 86
Subakut-kutaner Lupus erythematodes (SCLE) 72
Subkutis 5
Subunguale Hyperkeratose 48
Subunguales Melanom 116
Subunguales Osteochondrom 116
Subunguale Tumoren 116
Sulfone 20
Superfiziell spreitendes malignes Melanom (SSM) 100
Sweet-Syndrom 65
Swimmer's itch 45
Syphilis 124
Systemische medikamentöse Therapie 20
Systemischer Lupus erythematodes (SLE) 72

T

T-Lymphozyten 3, 4
Talgdrüsen 7, 112
Teerkeratose 96
Teerpräparate 19
Teleangiektasie 74, 91, 134
Telogenphase (Haar) 6
Terminalhaare 6
Terry-Nägel 116
Thermische Hautschäden 80
Thrombangiitis obliterans 132
Thrombophlebitis 134
Tiermilben 43
Tinea 40
– capitis 40
– corporis 40
– inguinalis 41
– palmoplantaris 40
– pedis 40
– unguium 41
Toleranz 8
Topische Glukokortikoide 17
Toxische epidermale Nekrolyse (TEN) 64
Toxisches Schocksyndrom (TSS) 26
Trichilemmalzyste 88
Trichomydosis axillaris 24
Trichophyton rubrum 40
Tripper 123
Trockenpinselung 16
Trombidiose 43
Tuberkulide 31
Tuberkulose (Tbc) 30
Tuberöse Hirnsklerose 86
Tumoren
– benigne 88
– bindegewebige 89
– Epidermis 88
– subunguale 116
Tüpfelnägel 48, 116
Tzanck-Test 12

U

Uhrglasnägel 116
Ulcus cruris
– chronisches 132
– venosum 135
Ulcus molle 122
Ulkus 11
– postthrombischer 132
Ultraschall 12
Unguis incarnatus 117
Unna-Thost 84
Urämie 128
Urethritis, nicht gonorrhoische 122
Urtica 10
Urtikaria 60
Urtikariadiagnostik 12
Urtikariavaskulitis 133
UV-Schaden
– akuter 76
– chronischer 76
UV-Strahlung 76
UVA-Fototherapie 77
UVA-Strahlen 12, 76
UVB-Bestrahlung 77
UVB-Strahlen 76

V

Varicella-Zoster-Virus (VZV) 35
Varikose 134
Varizellen 35
Varizen 134
Vasculitis allergica 132
Vater-Pacini-Lamellenkörperchen 5
Vellushaare 6
Venenkrankheiten 134
Venerologie 122, 124
Verätzung 81
Verband 17
Verbrennung 80
Verbrennungskrankheit 80
Verbrühung 80
Vergreisungssyndrome 87
Verrucae
– planae juveniles 32
– plantares 32
– vulgares 32
Verruca vulgaris 116
Verrucosis generalisata 33
Vesicula 10
Viruserkrankungen, exanthematische 32
Virustatika 19, 21
Viruswarzen
– vom Hauttyp 32
– vom Schleimhauttyp 33
Viszerale Leishmaniose 44
Vitaminmangel 126
Vitiligo 119
Vörner 84
Vulgäre Warzen 32

W

Wanzen 42
Wärmeschaden, chronischer 80
Weicher Schanker 122
Werner-Syndrom 87
White forelock 119
Windeldermatitis 57
Windpocken 35
Wood-Lampe 12
Wundverband 17

X

Xanthelasma 131
Xanthom 131
Xeroderma pigmentosum 87

Y

Yellow-Nail-Syndrom 116

Z

Zecken 28, 43
Zerkariendermatitis 45
Zervizitis, nicht gonorrhoische 122
Zinkmangel 126
Zirkumskripte Sklerodermie 74
Zona 35
Zungenveränderungen 120
Zupftest 114
Zysten 88

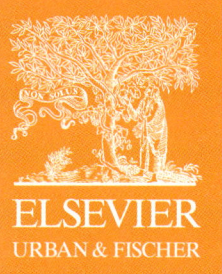

Dermatologie – Haut in Bildern

Bestellen Sie in Ihrer Buchhandlung oder unter www.elsevier.de bzw. bestellung@elsevier.de

Tel. (0 70 71) 93 53 14
Fax (0 70 71) 93 53 24

www.elsevier.de

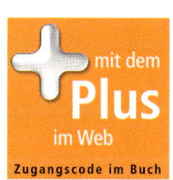

Alle Titel mit diesem Zeichen haben einen Code im Buch, der zusätzliche Inhalte im Internet freischaltet.

Rassner, Gernot
Dermatologie Lehrbuch und Atlas

9. Aufl. 2009. 528 Seiten, 425 farb. Abb., Geb.
ISBN 978-3-437-42763-3

Neben dem dermatologischen Wissen spielt bei der Diagnose von Hautkrankheiten das Sehen eine ganz entscheidende Rolle. In dieser Neuauflage sind beide Voraussetzungen optimal miteinander verbunden: Das Buch vereint ein umfassendes Lehrbuch mit den exzellenten Bildern eines Atlas.

Die Pluspunkte im Einzelnen:

- **Bewährtes Konzept:** Lehrbuch und Atlas in einem Buch mit kurz gefassten, präzisen verständlichen Lerntexten neben zahlreichen, hochwertigen Patientenfotos
- **Übersichtliche Lerntexte:** klar strukturierte Gliederung der Erkrankungen nach Krankheitsbild, Diagnostik, Differentialdiagnose, Ätiopathogenese und Therapie
- **Exzellente Abbildungen:** mehr als 400 großformatige Patientenfotos und histologische Bilder
- **Echte Patientenfälle:** nahezu jedes klinische Bild wird durch die Krankengeschichte des dargestellten Patienten erläutert

Jetzt neu in der 9. Auflage: Mit Anbindung an das Elsevier-Portal! Der Code im Buch schaltet zusätzliche Inhalte im Internet frei. Mit dem Zugang zum Elsevier-Portal können Sie

- Üben für die Praxis: **ca. 30 zusätzliche klinische Bilder** mit Legende und Bilderrätsel zu wichtigen Krankheitsbildern
- Üben für die Prüfung: **Original-IMPP-Prüfungsfragen** als Lernkontrolle zu jedem Kapitel

Hervorragend geeignet für Studenten, PJs, Dermatologen in der Weiterbildung und Ärzte anderer Fachrichtungen. Die Angebote auf **elsevier.de** werden aktualisiert und erweitert.*

* Stand Mai 2009, Angebot freibleibend

www.elsevier.de

Abonnieren Sie unseren Newsletter unter www.elsevier.de/newsletter

 Weitere Informationen finden Sie unter
www.elsevier.de/medizinstudium

Fachliteratur Medizinstudium
Wissen was dahinter steckt. Elsevier.